当代临床检验医学与检验技术

刘 玲 主编

吉林科学技术出版社

图书在版编目（CIP）数据

当代临床检验医学与检验技术 / 刘玲主编. -- 长春：
吉林科学技术出版社，2020.6
ISBN 978-7-5578-7086-7

Ⅰ．①当… Ⅱ．①刘… Ⅲ．①临床医学－医学检验
Ⅳ．①R446.1

中国版本图书馆CIP数据核字（2020）第074018号

当代临床检验医学与检验技术

DANGDAI LINCHUANG JIANYAN YIXUE YU JIANYAN JISHU

主　　编　刘　玲
出 版 人　宛　霞
责任编辑　王聪会　穆思蒙
幅面尺寸　185 mm×260 mm
字　　数　327千字
印　　张　16.75
印　　数　1-1500册
版　　次　2020年6月第1版
印　　次　2021年5月第2次印刷
出　　版　吉林科学技术出版社
发　　行　吉林科学技术出版社
地　　址　长春市福祉大路5788号出版大厦A座
邮　　编　130118
发行部电话/传真　0431-81629529　81629530　81629531
　　　　　　　　　　81629532　81629533　81629534
储运部电话　0431-86059116
编辑部电话　0431-81629517
印　　刷　保定市铭泰达印刷有限公司
书　　号　ISBN 978-7-5578-7086-7
定　　价　70.00元

主编简介

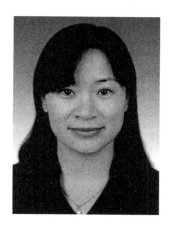

　　刘玲，女，1980年出生，毕业于济宁医学院临床医学检验专业，医学学士学位。

　　现任职于曲阜市妇幼保健计划生育服务中心检验科，曾于济宁医学院附属医院进修医学检验专业1年。从事检验科临床工作20余年，临床上，尤擅长性病的治疗。曾在国家级核心期刊发表相关论文5篇，参编著作1部。

前　言

随着医学的发展和科技的进步,检验医学有了快速的发展。许多新技术、新理念以及新的管理模式已融入医学检验实践当中,为适应检验医学事业变化及满足临床的需要,特编写了本书。

全书内容贯穿理论联系实际,坚持临床诊治与实践技术相结合,对当代检验医学各专业的理论、技术及应用进行叙述,其中包括临床基础检验、临床血液检验、临床生物化学检验、临床免疫检验、临床微生物检验,反映了当代检验医学现状和发展趋势。本书指导性强,内容全面,适用于医学检验及相关医务人员参考阅读。

本书因编写时间有限,遗漏或不足之处恐在所难免。对此恳请各位专家、医学界同仁批评指正,以便今后再版时修正完善。

目　录

第一章　临床基础检验

第一节　尿液检验

一、尿液检验的目的

尿液是一种易于获得的临床检验标本,是机体中具有重要意义的体液成分之一。尿液组成成分及含量的变化,不仅能反映泌尿系统及其周围组织器官病变,而且能反映血液、循环、内分泌、代谢系统及肝、胆功能,反映局部及全身疾病情况,还能为临床疾病诊断、治疗监测以及预后判断等提供重要信息。

1.泌尿系统疾病诊断和治疗监测

尿液检验是反映泌尿系统生理功能、病理活动的一面"镜子",如肾病时,尿液可能出现蛋白、细胞、管型等病理成分;泌尿系统发生炎症、结石、肿瘤、血管病变时,各种产物可直接进入尿液,引起尿液成分的变化。因此,尿液检验可为泌尿系统疾病的诊断、治疗和监测提供有价值的实验检查客观指标。

2.其他系统疾病诊断

尿液来自循环血液,任何系统疾病的病变影响血液成分改变时,均可引起尿液成分的变化。如糖尿病时尿糖增高,急性胰腺炎时尿淀粉酶增高,肝胆疾病时尿胆色素增高。尿液成分的改变又与机体代谢,神经精神活动有关,也受到饮食和内分泌多种因素影响,所以,尿液检验也可用于心血管、内分泌、消化、生殖,造血系统疾病等的诊断及鉴别诊断。

3.安全用药监测

临床上常用的药物如庆大霉素、磺胺药、抗肿瘤药等,对肾脏多有一定的毒性作用,常可引起肾脏的损害,如在用药前及用药过程中随时进行尿液检验,监测尿液改变,可及时采取措施,确保用药安全。

4.职业病辅助诊断

某些重金属,如铅、镉、铋、汞等,可引起对肾脏的损害,对经常接触重金属的职业人群,检验尿液中重金属排出量,以及发现其他异常成分,对职业病的诊断、预防及开展劳动保护,具有实用的价值。

5.健康状况评估

尿液检验是一种无创伤性检验,应用于健康人普查,易取得满意效果。可筛查出有无肾、肝胆疾病和糖尿病,有助于发现亚健康人群,进行早期诊断及疾病预防。

二、尿液的理学检查

1.气味

正常尿液的气味是由尿液中的酯类和挥发酸共同产生的。新鲜尿具有特殊微弱的芳香气味。尿液搁置过久,细菌污染繁殖,尿素分解,可出现氨臭味。尿液气味也可受到食物和某些药物的影响,如进食葱、蒜、韭菜、咖喱、过多饮酒,以及服用某些药物后尿液可出现各自相应的特殊气味。

2.尿量

尿量指 24 小时内排出体外的尿液总量,主要取决于肾小球的滤过率、肾小管重吸收和浓缩与稀释功能。此外尿量变化还与外界因素,如每日饮水量、食物种类、周围环境(气温、湿度)、排汗量、年龄、精神因素、活动量等相关。一般健康成人尿量为 $1 \sim 2L/24$ 小时,即 $1mL/(h \cdot kg$ 体重)。昼夜尿量之比为 $2 \sim 4 : 1$,小儿的尿量个体差异较大,按体重计算较成人多 $3 \sim 4$ 倍。

尿量改变的临床意义:

(1)多尿:指 24 小时尿量大于 2.5L。在正常情况下多尿可见于饮水过多或多饮浓茶、咖啡、精神紧张、失眠等情况;也可见于使用利尿剂或静脉输液过多时。病理性多尿常因肾小管重吸收障碍和浓缩功能减退,具体如下:

①内分泌疾病:如尿崩症、糖尿病等。尿崩症时,由于抗利尿激素分泌不足或肾小管上皮细胞对 ADH 的敏感度降低(肾源性尿崩症),从而使肾小管重吸收水分的能力降低,此种尿比密小于 1.010。而糖尿病尿量增多为渗透性利尿现象,即尿中含有大量葡萄糖和电解质,尿比密高。还发生于原发性醛固酮增多症、甲状腺功能亢进等。

②肾脏疾病:慢性肾炎、肾功能不全、慢性肾盂肾炎、多囊肾、肾髓质纤维化或萎缩、失钾性肾病,肾小管破坏致使尿浓缩功能减退,均可导致多尿。其特点为昼夜尿量的比例失常,夜尿增多,昼夜尿量比值 $<2 : 1$。

③精神因素:如癔症大量饮水后。

④药物:如噻嗪类、甘露醇、山梨醇等药物治疗后。

(2)少尿:24 小时尿量少于 0.4L 或每小时尿量持续少于 17mL 称为少尿,儿童 $<7.8mL/kg$。生理性少尿见于机体缺水或出汗过多时,在尚未出现脱水的临床症状和体征之前可首先出现尿量的减少。病理性尿量减少见于以下情况:

①肾前性少尿:有效血容量减少:多种原因引起的休克、重度失水、大出血、肾病综合征和肝肾综合征,大量水分渗入组织间隙和浆膜腔,血容量减少,肾血流减少;心脏排血功能下降:各种原因所致的心功能不全,严重的心律失常,心肺复苏后体循环功能不稳定。血压下降所致肾血流减少:肾血管病变:肾血管狭窄或炎症,肾病综合征,狼疮性肾炎,长期卧床不起所致的肾动脉栓塞血栓形成;高血压危象,妊娠高症等引起肾动脉持续痉挛,肾缺血导致急性肾衰。

②肾性少尿:肾小球病变:重症急性肾炎,急进性肾炎和慢性肾炎因严重感染,血压持续增高或肾毒性药物作用引起肾功能急剧恶化;肾小管病变:急性间质性肾炎包括药物性和感染性间质性肾炎;生物毒或重金属及化学毒所致的急性肾小管坏死;严重的肾盂肾炎并发肾乳头坏死。

③肾后性少尿:各种原因引起的机械性尿路梗阻:如结石,血凝块,坏死组织阻塞输尿管,膀胱进出口或后尿道;尿路的外压:如肿瘤、腹膜后淋巴癌、特发性腹膜后纤维化、前列腺肥大;其他:输尿管手术后,结核或溃疡愈合后瘢痕挛缩,肾严重下垂或游走肾所致的肾扭转,神经源性膀胱等。

3.尿色和尿透明度

非植物类生物排出的尿液的颜色叫尿色,正常尿液的色泽,主要由尿色素所致,其每日的排泄量大体是恒定的,故尿色的深浅随尿量而改变。正常尿呈草黄色,异常的尿色可因食物、药物、色素、血液等因素而变化。正常排出的新鲜尿液呈浅黄色,这是因为小便里含有一种黄的尿色素的缘故。但小便的颜色也可随着喝水多少而使尿液有深有淡。喝水多,尿多,尿里的尿色素所占的比例小,颜色就淡;喝水少,尿里的尿色素比例大,颜色就显得黄。大部分人体异常现象都可引起尿液的变化。尿透明度一般以尿浑浊度表示,可分为清晰透明、轻微浑浊(雾状)、浑浊(云雾状)、明显浑浊 4 个等级。

临床意义:

(1)无色尿:可能是糖尿病、慢性间质性肾炎、尿崩症的信号,如果不是饮水太多的缘故,应注意鉴别。

(2)白色尿:白色尿常见于脓性尿、乳糜尿和盐类尿。

脓性尿是由严重泌尿道化脓感染引起的,尿液呈乳白色。脓性尿常见于肾盂肾炎、膀胱炎、肾脓肿、尿道炎,或严重的肾结核。

(3)乳糜尿:是丝虫病的主要症状之一,尿色白如牛奶。由于肠道吸收的乳糜液(脂肪皂化后的液体),不能从正常的淋巴管引流到血循环中去,只能逆流至泌尿系统的淋巴管中,造成泌尿系统中淋巴管内压增高,曲张而破裂使乳糜液溢入尿液中,而出现乳糜尿。乳糜尿一般是阵发性的。乳糜尿中有红细胞时,叫做乳糜血尿。在患乳糜血尿患者的血和尿内,有时可找到微丝幼。

（4）黄色尿指尿呈黄色或深黄色。其原因有：食胡萝卜，服核黄素、呋喃唑酮、灭水滴灵、大黄等中西药过程中，可出现尿液变黄的情况，一旦停止服用，随即消失，无须多虑；常见的发热或有吐泻症状的患者因水分随汗液或粪便排出，尿就会浓缩减少，而尿色素没有改变，这样小便的颜色就显得很黄；另一种小便黄的像浓茶，则不是由于上述原因，而是肝脏或胆囊有了病变。原来，胆汁向外排的道路通常有两条：一条从尿里出来，一条从肠道里出来。当肝脏或胆囊有病，胆汁到肠道的路被切断，就只能从尿里排出来，尿液里也因胆汁的含量增加而呈深黄色了。肝炎的早期，还没有出现黄疸，我们常常可以看到小便的颜色像浓茶似的，这往往是肝炎的一个信号。此外，黄色混浊的脓尿则是泌尿器官化脓的表现。

（5）蓝色尿：可见于霍乱、斑疹伤寒，以及原发性高血钙症、维生素 D 中毒者。但这种颜色的尿多与服药有关，非疾病所致。如服用利尿剂氨苯喋啶，注射亚甲蓝针剂或服用亚甲蓝、靛卡红、木馏油、水杨酸之后均可出现。停药即可消失。

（6）绿色尿：见于尿内有绿脓杆菌滋生时，或胆红素尿放置过久，氧化成胆绿素时。淡绿色尿：见于大量服用消炎药后。暗绿色尿：原因同蓝色尿。

（7）黑色尿：黑色尿比较少见，常常发生于急性血管内溶血的患者，如恶性疟疾患者，医学上称黑尿热，是恶性疟疾最严重的并发症之一。这种患者的血浆中有大量的游离氧、血红蛋白与氧合血红蛋白，随尿排出而造成尿呈暗红或黑色。另有少数患者服用左旋多巴、甲酚、苯肼等后，也会引起排黑尿，停药后即会消失。

（8）红色尿：尿色变红，多半是尿中有红细胞，医学上称血尿。血尿的原因非常复杂：如果血尿伴有鼻出血、牙龈出血、皮肤出血，这可能是全身性出血疾病所引起，如血小板减少、过敏性紫癜、血友病，甚至白血病等，尿血不过是全身出血的一种表现；如果血尿伴有发烧、关节肿痛、皮肤损害、多脏器的损伤时，可能为结缔组织性疾病（如全身性红斑狼疮、结节性动脉炎等）；如果血尿伴有高血压、浮肿、蛋白尿时多为肾小球肾炎；如果血尿伴有腰腹部隐痛不适，尿急、尿频、尿痛者多为泌尿系统感染或结核；如果血尿伴有腰部胀痛或一侧腹部绞痛，以肾、输尿管结石的可能性最大，特别是痛得在床上辗转不安，多为输尿管结石；如果血尿伴有排尿不畅、费力、小便滴沥排出，在老年男性，多为前列腺肥大，在中年男性，则要考虑尿道狭窄、尿道结石或膀胱肿瘤；50 岁以上的人发生肉眼能见或显著的显微镜血尿，无论是男是女，都暗示泌尿系统存在着病变。尤其是突然发生的无痛性血尿，多数是肿瘤侵蚀尿液排出管道引起溃破出血的表现。

（9）尿三杯试验：用于粗略判断泌尿系血尿的来源，协助鉴别泌尿道出血的部位。方法是让患者在一次连续不断的排尿中，按前、中、后三段，把尿液分别留在三个杯中，然后显微镜检查，根据某个杯子出现的血液来判断出血的部位。第一杯血细胞增多，见于前尿道疾病或膀胱颈；有脓细胞，多为前尿道炎。第二杯血细胞增多,见于膀胱疾病。有脓细胞,见于前列腺炎和精囊炎。第三杯血细胞增多,病变部位多在膀胱三角区或后尿道。有脓细胞,见于尿道以上感染。若三杯均有混合的血液,且均匀一致,见于肾脏病变。

4.尿比重

是指在4摄氏度时尿液与同体积纯水重量之比。因尿中含有3～5%的固体物质,故尿比重长大于纯水。尿比重高低随尿中水分、盐类及有机物含量而异,在病理的情况下还受蛋白、尿糖及细胞成分等影响,如无水代谢失调,尿比重的测定可粗略反映肾小管的浓缩稀释功能。

(1)参考值:成人随机尿:1.003～1.030;晨尿大于1.020。新生儿:1.002～1.004。

(2)临床意义

①增高:尿量减少是比重可升高,见于急性肾炎、糖尿病、高热、休克或脱水患者,尿相对密度均升高,甚至可高达1.040以上。

②降低:尿液比重小于1.015时称为低张尿或低比重尿,若在1.010±0.003范围内,称为等渗尿或等张尿,提示肾脏浓缩稀释功能明显损害。见于慢性肾炎、肾功能不全患者尿比重多偏低,且多固定在1.010～1.012之间。尿崩症患者尿比重较低,一般多在1.006以下。

5.尿渗量

尿渗透量浓度又称尿渗透量、尿渗量,是指肾脏排泄尿内全部溶质的微粒总数量,如电解质、尿素、糖类、蛋白质等。尿渗透量测定比尿相对密度测定更能确切地反映肾脏的浓缩功能。肾脏是通过对尿液浓缩或稀释作用来达到调节体液渗透量的平衡。尿渗透量浓度反映肾脏对溶质和水相对排泄速度,不受溶质颗粒大小和性质的影响,只与溶质微粒的数量有关。

(1)参考值:正常人禁饮后尿渗量为600～1000mOsm/kg·H_2O,平均800mOsm/kg·H_2O;血浆渗量为275～305mOsm/kg·H_2O,平均300mOsm/kg·H_2O。尿/血浆渗量比值为3～4.5:1。

(2)临床意义

①降低主要见于肾浓缩功能严重受损的疾病,如慢性肾盂肾炎、多囊肾、慢性肾功能衰竭、尿崩症、尿路梗阻性肾病变、尿酸性肾病变、急性肾小管功能障碍和原发性肾小球病变等。

②升高:见于高热、脱水、心功能不全、急性肾炎、周围循环不良、腹泻、肾瘀血等。

三、尿常规检查

尿常规在临床上是不可忽视的一项初步检查,不少肾脏病变早期就可以出现蛋白尿或者尿沉渣中有形成分。其指标包括酸碱度(pH)、尿比重(SG)、尿胆原(URO)、隐血(BLO)、白细胞(WBC)、尿蛋白(PRO)、尿糖(GLU)、胆红素(BIL)、酮体(KET)、尿红细胞(RBC)等。

(一)尿酮体

尿酮体是尿液中乙酰乙酸、β-羟丁酸,及丙酮的总称。酮体是机体脂肪氧化代谢产生的中间代谢产物,当糖代谢发生障碍,脂肪分解增高,酮体产生速度超过机体组织利用速度时,可出现酮血症,酮体血浓度一旦超过肾阈值,就可产生酮尿。

1.英文缩写

KET

2.参考值

阴性

3.影响因素

(1)由于尿酮体中的丙酮和乙酰乙酸都具有挥发性,乙酰乙酸更易受热分解。因此尿液必须新鲜,及时送检,以免酮体的挥发或分解出现假阴性或结果偏低。

(2)含色素样本或含有大量左旋多巴代谢产物的样本易出现假阳性。

(3)注意干化学法与酮体酚法的灵敏度差异。同一病理标本两种方法可能出现截然不同的结果,在分析结果时应注意。

(4)不同病程酮体成分的变化会给检测结果带来差异。不同病因引起的酮症,酮体的成分可不同,即使同一患者的不同病程也可有差异。因此检测人员必须注意病情发展与临床医生共同分析结果的可靠性。

4.临床意义

尿酮体定性实验,常与糖尿病、妊娠、营养不良、慢性疾病有关。酮体阳性可能有以下情况:

(1)糖尿病患者,糖尿病酸中毒时会出现强阳性(+++以上),此时应引起注意,易发生中毒性昏迷,应及时采取治疗措施。但应注意糖尿病酮症者肾功能严重损伤而肾阈值增高时,尿酮体亦可减少,甚至完全消失。

(2)严重呕吐、腹泻、长期营养不良、饥饿、剧烈运动后。

(3)妊娠妇女因妊娠反应而剧烈呕吐、子痫、消化吸收障碍等。

(4)中毒如氯仿、乙醚麻醉后、磷中毒等,也可引起尿酮体阳性。当服用的药物有抑制细胞呼吸的作用时,可出现血糖正常、尿酮体阳性的现象。

(5)新生儿出现酮体强阳性,应怀疑为遗传性疾病。

（二）尿糖

尿糖检查,主要是作为糖尿病的筛检和病情判断的检测指标。但尿糖检测时,应同时检查血糖,以提高诊断准确性。

1.英文缩写

GLU

2.参考值

阴性

3.影响因素

(1)尿液中维生素 C 浓度≧2.8mmol/L,或酮体浓度＞4mmol/L,可使葡萄糖含量在 4～7mmol/L 的样本呈假阴性反应。原因是维生素 C 可与试剂带中的试剂发生竞争性抑制反应,使尿糖出现假阴性。

(2)尿比重升高时,可降低试剂带对糖的敏感性,使葡萄糖测试的反应性降低。

(3)由于试剂带是酶促反应,测定结果与反应时间和反应温度有关,因此应在规定的温度下按规定的时间与标准色板比色,否则影响结果的准确性。

(4)抗生素对尿糖有影响。抗生素对班氏法糖定性、糖定量测定有不同程度的影响。而对于化学法定性及酶法定量测定无影响。

(5)试剂带易失效,不可暴露于空气中及阳光下。

4.临床意义

尿糖测定结果为阳性,此时提示你可能患有糖尿病、甲亢、肾性糖尿等;如以后多次重复测定尿糖提示为阴性,则应考虑为一过性尿糖升高,此时可考虑是否有以下情况:静脉大量输入葡萄糖、进食大量碳水化合物、颅脑外伤、脑血管意外、急性心梗时可出现暂时性糖尿,一次性食入大量糖类食物,可能会在尿中检测出尿糖。偶然一次出现尿糖应进行复查,排除某些干扰,找内分泌科医生检查,确定是否患有糖尿病。

(1)病理性尿糖

①真性尿糖:是由于胰岛素分泌绝对或相对不足,血糖浓度超过肾糖阈值而从尿中排出所致。轻型患者常在餐后出现阳性。重者每次测定多为阳性。

②肾性尿糖:是由于肾小管对葡萄糖的重吸收功能减退,肾糖阈降低而引起的尿糖。如家族性尿糖、慢性肾炎、肾病综合征等。

③其他尿糖:生长激素、甲状腺素、皮质醇、胰高血糖素都可使血糖浓度上升而引起尿糖。如肢体肥大症、甲状腺功能亢进、嗜铬细胞瘤等。

(2)生理性尿糖为一过性尿糖,是暂时性的,排除生理性因素后恢复正常。

①饮食性尿糖:短时间内食用大量的糖所致。

②应急性尿糖:又称一过性尿糖,原因是颅脑外伤、脑血管意外、情绪激动等情

况下,延脑血糖中枢受刺激,导致肾上腺、胰高血糖素大量释放,因而可出现暂时性的高血糖和尿糖。

③妊娠性尿糖:以妊娠中末期多见,由于肾小球滤过增加,肾小管重吸收相对减少,另外妊娠末期和哺乳期间可因乳腺产生乳糖过多而致乳糖尿。

(三)尿蛋白定性

尿蛋白定性实验是尿常规检查中最重要的项目之一,是肾脏疾病的诊断、治疗观察、预后评价的重要常规指标之一,还可用于全身性疾病及其他疾病的过筛试验。尿蛋白定性试验常通过半定量方式或加号方式表示尿液中排出的蛋白质的多少,用于判断和了解肾脏功能是否出现问题及问题的严重程度,其结果可用阴性、微量、1～4个加号表示,也可用数值表示,加号越多或数值越高则尿蛋白越多。

1.英文缩写

PRO

2.参考值

阴性

3.影响因素

(1)尿液标本必须新鲜,变质的尿液会使尿 pH 发生变化,或尿液本身过酸、过碱都会影响实验结果。

(2)不同的尿蛋白测定方法对患者尿液内不同类型蛋白质检测的敏感性不同,测定结果也不相同。

(3)多种物质(多为药物)可使尿蛋白的不同检查方法呈假阴性和假阳性结果。尿中含蛋白的患者使用青霉素治疗时,干化学法测试易产生假阴性;尿中含有高浓度有机碘造影剂及尿酸盐时,磺柳酸法易呈假阳性。

(4)尿液存放时间过久而致细菌生长繁殖,或尿液受其他分泌物如阴道分泌物污染,或含有较多细胞成分时,也可出现假阳性反应。

4.临床意义

(1)病理性因素。尿蛋白定性如果出现阳性结果,应引起注意并应进一步检查或复查。持续的阳性结果特别是加号较多时提示可能患有急性肾炎、慢性肾炎、肾盂肾炎、肾结核、肾肿瘤及各种原因引起的肾病综合征、系统性红斑狼疮、糖尿病肾病、泌尿系炎症、肾移植术后的排异反应等。出现的蛋白尿还可能是某些病理反应造成的,如:高烧、高血压、膀胱炎、尿道炎、肿瘤、骨髓瘤、输血反应等。

(2)生理因素。可造成暂时性尿蛋白阳性,如妊娠、剧烈运动后、受寒、精神紧张、体位变化、青少年快速生长期等;如尿液内混入了阴道分泌物或精子,或被一些其他物质污染也可造成假阳性,应注意复查和观察。

(3)其他因素。偶然一次尿蛋白测定结果为阳性时应注意观察和复查,排除有关的生理因素,并请教内科医生或做其他进一步的检查以确定病因。

(四)尿亚硝酸盐定性实验

某些泌尿系统存在的细菌可以将尿中蛋白质代谢产物硝酸盐还原为亚硝酸盐,因此测定尿液中是否存在亚硝酸盐就可以快速间接的知道泌尿系细菌感染的情况,作为泌尿系感染的筛查试验。临床上尿路感染发生率很高,并且有时是无症状的感染,在女性患者中尤其如此。诊断尿路感染需做尿细菌培养,需较长时间和一定条件,而尿亚硝酸盐定性实验可以很快地得到结果,有助于该病辅助诊断。

1.英文缩写

NIT

2.参考值

阴性或弱阳性

3.影响因素

(1)高比重的尿液能降低亚硝酸盐试验的灵敏度,可出现假阴性。

(2)当体内缺少硝酸盐(少于 $13\mu mol/L$ 时,尽管尿液中所存在的细菌含有还原酶也将出现假阴性结果。当尿液在膀胱内停留时间不足 4 小时也可产生假阴性结果。

(3)粉红色斑点或粉红色反应为阳性结果,但颜色的强度与所存在的细菌数不成正比例关系。

(4)阴性结果并不表示尿液中无细菌存在。阴性结果可见于非硝酸盐转化型细菌的尿道感染。

(5)标本放置过久或污染均可以呈假阳性,故此试验阳性也不能就此肯定泌尿系感染。

4.临床意义

尿亚硝酸盐阳性结果常见于:由大肠杆菌(大肠埃希氏菌)引起的肾盂肾炎,(其阳性率占到总数的三分之二以上);由大肠埃希菌等肠杆菌科等细菌引起的有症状或无症状的尿路感染,膀胱炎,菌尿症等。尿亚硝酸盐试验阴性时并不表示没有细菌感染,只是由于某些不具备还原硝酸盐能力的细菌引起的泌尿系感染不能显示阳性,这类细菌有不动杆菌等非发酵菌,或尿液在膀胱中未能潴留 4 小时以上。

(五)尿胆红素定性实验

1.英文缩写

BIL

2.参考值

阴性或<1.0mg/dL

3.影响因素

(1)尿液标本必须新鲜,以免胆红素在阳光照射下成为胆绿素。标本不能及时测定时,须避光保存。

(2)维生素 C、亚硝酸盐、氯丙嗪等药物或尿液内含有大量亚硝酸盐时,可导致尿胆红素测定结果假阴性。

(3)一些药物的代谢产物在低 pH 值下可产生颜色,这易给胆红素阴性或阳性比色的判断带来干扰。

(4)试剂带在使用和保存过程中,不能接触酸碱物质和气体,也不能用手触摸模块。

4.临床意义

尿胆红素定性试验是用于肝病患者的尿液检验,正常人尿中胆红素定性应为阴性。当在肝实质性(肝细胞性)黄疸和阻塞性黄疸时,尿液中可出现胆红素,而在溶血性黄疸时,胆红素定性一般为阴性,应与血清胆红素、尿胆原、粪胆原、红细胞计数、网织红细胞计数等检查项目一起综合分析。

(六)尿胆原定性试验

尿胆原、尿胆素、尿胆红素三项实验通常被称为尿三胆实验,一般作为不同病因的黄疸的鉴别指标之一。尿胆素定性实验的临床应用价值基本同于尿胆原,因此现行的尿液分析仪测定方法中不含尿胆素定性实验。

1.英文缩写

UBG,URO

2.参考值

有以下几种表示方法:阴性(NEG)、正常含量(NORM)、<4.0EU/L。

3.影响因素

(1)标本必须新鲜避光,否则尿胆原可被氧化成尿胆素而呈假阴性结果。

(2)尿中含大量维生素 C 或使用广谱抗生素(抑制了肠道菌),使尿胆原减少可出现假阴性。

(3)尿胆原检测与尿胆红素一样,均可作为临床上黄疸鉴别的实验室指标,但也须与血清胆红素、粪胆原等检测指标一起综合分析。

(4)试纸条的反应随温度的升高而增强,反应的最适温度为 22℃～26℃。

(5)正常人尿胆原排泄量每天波动很大,夜间和上午量少,午后迅速增加,在午后 2～4 小时达到高峰;同时尿胆原的清除率与尿的 pH 相关,因此尿胆原的检测结果应综合分析。

4.临床意义

尿胆原定性试验多用于溶血性黄疸和阻塞性黄疸的鉴别诊断。阻塞性黄疸时尿胆原可为阴性,当尿胆原为阴性时还应该参考尿胆素测定结果,当二者都为阴性时可确定患者患有完全阻塞性黄疸。尿胆原增加则多见于溶血性黄疸和肝实质性(肝细胞性)黄疸。

(七)尿比重

尿比重测定主要用于了解肾脏的浓缩和稀释功能,同时还可用于某些疾病的辅助诊断和病情监测。正常人尿比重可因饮食和饮水、出汗和排尿等情况的不同而有较大的波动;在病理情况下,还受尿蛋白、尿糖及细胞成分、管型等病理成分的影响。

1.英文缩写

SG

2.参考值

晨尿或通常饮食条件下:1.015～1.025。

随机尿:成人,1.003～1.035;新生儿,1.002～1.004。

3.影响因素

(1)生理情况下:尿比重与饮水量、饮食性质有关,正常尿比重取决于尿中尿素、氯化钠的含量,前者主要反映食物中蛋白质的含量,后者则反映盐的含量。

(2)尿液标本必须新鲜,不能污染强碱、强酸等物质,这些物质的存在直接影响试剂带测定尿比重的准确性。

(3)盐类析出比重下降,应待盐类溶解后测比重;尿素分解比重下降。

(4)尿蛋白浓度增高时,蛋白分子本身对尿比重检测有影响。

(5)干化学法不宜用于新生儿尿比重检查,这可能由于新生儿尿比重太低,仅为1.002～1.004的缘故。

(6)由于干化学法所测尿比重结果间隔较大,不能反映较小的比重变化,因此只能用于过高或过低尿比重患者的筛选,对于病理性标本特别是系统观察的患者仍以折射法检测更为理想。

4.临床意义

(1)尿比重降低多见于以下情况:慢性肾小球肾炎、肾盂肾炎可导致远端肾小管浓缩功能障碍,使得尿比重常低于1.010;患尿崩症的患者尿液排出量很大,比重常低于1.003。

(2)尿比重升高多见于以下情况:急性肾小球肾炎、心力衰竭、发高烧、脱水、周围血液循环衰竭时,尿量减少,尿比重升高,最高有时可达1.040。此外某些病理情况下还可因尿中含有较多的蛋白质、葡萄糖、酮体和各种细胞而使得尿比重被动增加。

(八)尿酸碱度(尿液 pH)

1.英文缩写

pH

2.参考值

在正常饮食条件下,晨尿多偏弱酸性,多数尿标本 pH 5.5~6.5;随机尿 pH 4.5~8.0。

3.影响因素

(1)尿标本必须新鲜,否则放置过久细菌分解尿液成分可导致 pH 改变,或因尿中的碳酸氢盐分解产生的二氧化碳会自然扩散到空气中,使 pH 增高。

(2)测定过程中,试剂带浸尿时间过长,尿 pH 呈减低趋势。

(3)饮食影响:饮食以动物性为主,尿 pH 值降低;以植物性为主,尿 pH 增高(pH>6)。餐后胃液分泌增多,尿液酸分泌减少,pH 值增高,称为碱潮;夜间睡眠时,有轻度的呼吸性酸中毒、尿 pH 值降低。

(4)生理活动:剧烈运动、大汗、应激、饥饿时尿 pH 降低。

(5)服用药物:如服用碳酸氢盐和有机酸盐使尿 pH 增高,服用氯化铵、氯化钙、氯化钾、稀盐酸等使尿 pH 降低。

4.临床意义

尿液的酸碱度变化主要来源于人的饮食习惯和食物的成分。如果常食用荤素杂食,食物中的蛋白质分解后可产生硫酸盐或磷酸盐等酸性物质,经由肾脏排出后可使得尿液呈酸性;尿路结石时,以尿酸盐和胱氨酸所形成结石多见于酸性尿中,酸中毒及服用氯化铵等酸性药物时,尿液多呈酸性。如果以素食为主者,植物中的有机酸在体内氧化后产生的酸性物质就较少,所以尿中排出的酸性物质就少,碱基增加而使尿液呈碱性。而以草酸盐、磷酸盐、碳酸盐所形成的结石多出现于碱性尿中;膀胱炎、碱中毒、肾小管性酸中毒、泌尿道感染时尿液也多呈碱性;而放置时间过久的尿、脓血尿等均可使尿液呈碱性。

尿液酸碱度测定独立应用时往往无明显临床意义,一般常用来与其他项目结合综合判断患者病情变化和用于监测。

(1)尿 pH 降低酸中毒、慢性肾小球肾炎、痛风、糖尿病等排酸增加;呼吸性酸中毒,因二氧化碳潴留等,尿多呈酸性。

(2)尿 pH 升高频繁呕吐丢失胃酸、服用重碳酸盐、尿路感染、换气过度及丢失二氧化碳过多的呼吸性碱性中毒,尿呈碱性。尿 pH 一般与细胞外液 pH 淡化平行,但应注意以下特殊情况:

①低钾血症性碱中毒时,由于肾小管分泌 H^+ 增加,尿液酸性增强;反之高钾酸性中毒时,排 K^+ 增加,肾小管分泌 H^+ 减少,可呈碱性尿。

②变形杆菌性尿路感染时,由于尿素分解成氨,呈碱性尿。

③肾小管性酸中毒时,因肾小管形成 H^+ 排出 H^+ 及 H^+,Na^+ 交换能力下降,尽管体内为明显酸中毒,但尿 pH 呈相对偏于碱性,酸负荷试验即给患者酸负荷后,精确测定尿 pH 值,有助于肾小管性酸中毒的诊断及分型。

(九)尿潜血定性检查

当血管内溶血时,红细胞受到大量的破坏,可形成大分子游离血红蛋白(Hb)超过结合珠蛋白的结合能力,由肾小管滤出,当滤过的 Hb 量超过了肾小球重吸收的量时,Hb 就出现在尿中,尿潜血试验即可出现阳性反应。

1.英文缩写

BLD

2.参考值

阴性

3.影响因素

(1)高比重尿液可降低该试验的灵敏度。

(2)某些氧化物如次氯酸盐的污染可引起假阳性结果。

(3)与尿道感染有关的微生物中的过氧化物酶可致假阳性结果。

(4)因为不同型号的试纸条灵敏度不同,使用时必须注意批间差异。

(5)肌红蛋白尿或菌尿可引起假阳性。

(6)摄入大量维生素 C 时可干扰实验结果,引起有些试纸条出现假阴性结果。

4.临床意义

引起血管内溶血和尿潜血的病因见于:

(1)红细胞直接损伤:心瓣膜修复、严重烧伤、剧烈运动、行军、肌肉或其他血管组织严重损伤。

(2)微血管性贫血(溶血性尿毒症、肾皮质坏死)。

(3)动物所致溶血:蛇毒、蜘蛛毒、蜂毒等。

(4)感染:疟疾、黄热病、斑疹伤寒。

(5)免疫介导:血栓性血小板紫癜、血型不合的溶血性输血反应、阵发性寒冷性 Hb 尿、阵发性睡眠性 Hb 尿。

(6)服氧化剂药物:阿司匹林、硝基呋喃类等。

(7)所有引起血尿的病因均可出现尿潜血阳性:如急慢性肾盂肾炎、泌尿道外伤、急性膀胱炎、肾结石等。

(十)尿白细胞定性检查

1.英文缩写

WBC

2.参考值

阴性

3.影响因素

(1)干化学法检测尿内白细胞是基于粒细胞内含有酯酶,可与试剂带模块反应而显色,而淋巴细胞中酯酶含量很低,因此干化学法只能检测粒细胞,淋巴细胞不被检出。在肾移植患者发生排斥反应的尿液中,以淋巴细胞为主时,干化学法白细胞会出现阴性结果。此类患者应以显微镜检查法为主。

(2)尿液中葡萄糖浓度升高或高比重尿液或尿蛋白>5g/L,及尿中含有大量头孢菌素类、庆大霉素等药物时,可使结果偏低或出现假阴性。

(3)尿液内污染甲醛、尿中含高浓度胆红素或使用某些药物时,可产生假阳性反应。

(4)任何引起尿液颜色异常的结果均可影响试验颜色的反应。

(5)尿液标本必须新鲜,留尿2小时内完成测定,以免白细胞破坏,导致干化学法与镜检法人为的误差。

4.临床意义

(1)尿白细胞阳性可提示泌尿系统有化脓性炎症,如肾盂肾炎、膀胱炎、尿道炎或肾结核等。

(2)肾移植手术后1周内,尿中可出现较多的中性粒细胞,可引起白细胞阳性,随后可逐渐减少而恢复至正常。如出现排斥反应,尿中白细胞可为阳性。

四、尿液有形成分检查

尿液有形成分是指来自泌尿系统,并以可见形式渗出、排出、脱落和浓缩结晶所形成的物质的总称。通过离心方式得到的浓缩的尿有形成分称之为尿沉渣。尿液有形成分检查是一项经典的检验项目,它和理学检查、化学检查共同构成尿常规检查的全部内容,三者之间相辅相成、互相弥补和互相印证。但有形成分检查对于临床医生了解泌尿系统各个部位的变化,对泌尿系统疾病进行定位诊断、鉴别诊断和预后判断更具有应用价值。目前,尿沉渣检查常用的方法有传统的显微镜检查法和仪器检查法。

1.别名

尿镜检

2.参考值

白细胞(WBC):0~5个/高倍视野(离心镜检法)

红细胞(RBC):0~3个/高倍视野(离心镜检法)

透明管型:晨尿中偶见0~1个/低倍视野

3.影响因素

（1）尿沉渣检查的标本以清晨第一次尿液为佳，尿液非冷藏条件下2小时内完成测试。标本量不得少于10mL。

（2）在大于12mL的离心管中倒入混匀的尿液至10mL，离心5分钟，相对离心力400×g(回转半径15cm的水平离心机1500rpm)，离心后倾倒或吸去上清液，离心管底部残留的液体量应在0.2mL处，使之浓缩50倍。否则会直接影响细胞计数。

（3）妇女尿中可混有阴道分泌物，必要时应冲洗外阴后取中段尿再做尿沉渣检验。

4.临床意义

正常情况下，尿液中应该不含有或极少量的上述细胞和管型，此外还可能发现某些具有诊断价值的上皮细胞和结晶等。

（1）白细胞数量增加：正常尿液中可有少数白细胞，健康成人24小时排出的白细胞不超过200万个，偶然一次离心沉淀的尿内每高倍视野见到1~2个白细胞仍属正常。如超过5个/HPF即为增多，称为镜下脓尿。肾小球肾炎时，尿内白细胞可轻度增多。若发现多量白细胞，则表示泌尿系统有化脓性炎症，如肾盂肾炎、膀胱炎、尿道炎或肾结核等。

（2）红细胞数量增加：正常尿中红细胞甚少，显微镜下红细胞＞3个/HPF可称为镜下血尿。尿中红细胞增多，即为疾病征象，同时鉴别红细胞形态有助于判断血尿是肾源性还是非肾源性疾病。

①肾源性血尿常见于：急或慢性肾小球肾炎、肾盂肾炎、红斑狼疮性肾炎肾病综合征等。肾源性血尿时，多伴尿蛋白增多明显，而红细胞增多不明显，还常伴有管型。

②非肾源性血尿常见于：泌尿系统自身疾病，如泌尿系统各部位的炎症、肿瘤、结石、结核等。各种原因引起的出血性疾病，剧烈运动后、急行军等。女患者应避开月经期查尿，特别在月经来前或过后的几天中，都可能出现较多的红细胞，此为生理性，应注意排除。非肾性血尿的特点为尿红细胞增多，而尿蛋白不增多或增多不明显。

（3）肾小管上皮细胞：正常尿液中无肾小管上皮细胞，当尿液中出现较多时可能与急性肾小管坏死、肾移植排异反应和间质性肾炎有关。

（4）移行上皮增多：尿中出现大量移行上皮时，提示有相应部位的炎症或坏死性病变。

（5）鳞状上皮细胞增多：尿中大量出现或片状脱落，或伴白细胞，多见于尿道炎。

（6）管型：一种在肾小管内由蛋白质沉积后并包裹不同的细胞或者其他物质而形成的管状物，被称做管型，管型内可包裹红细胞、白细胞、血红蛋白、粗细颗粒、脂肪、上皮细胞等不同的成分。下列各类管型的出现与肾脏疾病有密切关系。

①透明管型：可偶见于成人浓缩尿、剧烈运动后等。病理情况下见于发热、麻醉、心力衰竭；但大量持续出现表示肾脏病变严重。

②颗粒管型：颗粒管型的出现和增多，提示肾脏有实质性病变。见于急性及慢性肾小球肾炎、肾盂肾炎、肾移植术后排异反应期等。

③红细胞管型：表示血尿来源于肾实质，提示肾小球疾病和肾单位内有出血，常见于急性肾小球肾炎、急进性肾小球性肾炎等。

④白细胞管型：常提示有肾实质细菌感染，如急性肾盂肾炎等。

⑤肾上皮细胞管型：见于急性肾小管坏死、肾淀粉样变、重金属中毒或化学药物中毒，也见于肾小球肾炎。

⑥蜡样管型：提示肾小管有严重病变，预后不良。肾小管长期阻塞或无尿所致，常见于尿毒症、肾功能不全晚期或肾淀粉变。

⑦脂肪管型：具有比透明管型和颗粒管型更为重要的价值，提示肾小管损伤，肾小管脂肪细胞发生脂肪变性。多见于肾病综合征、类脂质性肾病。

⑧宽大管型：肾功能极度衰竭、尿量极少时出现。

（7）结晶：各种化学药物和物质在尿液中的结晶出现有助于与临床医生进行诊断。

①酸性尿液中结晶：酸性尿液中，常见且一般与疾病无关的结晶有尿酸、尿酸盐和草酸钙等。与疾病相关的异常结晶有亮氨酸、酪氨酸、胱氨酸、胆红素及胆固醇结晶。

a.尿酸结晶：肉眼观察似红色细砂小颗粒，常沉于尿杯底层，显微镜下为黄色或暗红棕色的菱形、三棱形、长方形、斜方形、蔷薇花瓣形等不同形状的结晶体，尿液中出现尿酸结晶无临床意义，如伴有红细胞出现时，提示有膀胱或肾结石的可能，或机体尿酸代谢发生障碍。

b.草酸钙结晶：肉眼可见尿液混浊。显微镜下为无色方形闪烁发光的八面体，有两条对角线互相交叉，有时呈菱形，偶为饼形或哑铃形。尿液中出现无临床意义，如数量增多，并伴有尿路刺激症状及红细胞，则应考虑结石可能。

c.非晶体尿酸盐：主要为尿酸钠、尿酸钾和少量尿酸钙及尿酸镁组成。肉眼观察为黄红色沉淀物，显微镜下呈无色细小的颗粒状，加热或加碱均可使之溶解，一般无临床意义。

d.亮氨酸结晶：浅黄色小球状，具有辐射纹与同心纹，折光性很强。此晶体系蛋白质产物，不存在于正常尿液内。当体内组织急剧破坏时，肝脱氨基作用不全，尿液内可发现,常与酪氨酸结晶同时存在,见于急性磷、氯仿和四氯化碳中毒及急性肝坏死与肝硬化等。

e.酪氨酸结晶:为略显黑色的细针状晶体,常呈束状或羽毛样排列,其临床意义与亮氨酸结晶相同。

f.胱氨酸结晶:为无色的六角形片状结晶,折光性很强,系蛋白分解产物,正常尿内少见;在先天性氨基酸代谢异常,如胱氨酸病时可大量出现,有形成结石的可能性。

g.胆红素结晶:系黄红色成束的小针状或小片状结晶,溶于氢氧化钠溶液,遇硝酸可显绿色。见于阻塞性黄疸、急性肝坏死、肝硬化、肝癌、急性磷中毒等。

h.胆固醇结晶:呈无色缺角的方形薄片状结晶,大小不一,单个或叠层,浮于尿液表面成一薄膜,能溶于氯仿、乙醚和酒精,见于肾淀粉样变、肾盂、肾炎、膀胱炎、脓尿和乳糜尿内。

②碱性尿液中结晶:加醋酸常可溶解,如经常出现尿中时应注意有无形成结石和泌尿系感染的可能。

a.三价磷酸盐结晶:为无色透明闪光,呈三顶或棱柱形,有时可呈羊齿草叶形,为碱性尿内常见的结晶,又称铵镁磷酸盐结晶,加醋酸可溶解,如经常于尿液中检出,有形成磷酸盐结石的可能性。

b.磷酸钙结晶:呈无色薄而不定形的板状、片状、楔状和束柱状等。浮于尿液表面,在膀胱尿滞留、下肢麻痹、慢性膀胱炎、前列腺肥大及慢性肾盂肾炎的尿液中大量出现。

c.尿酸铵结晶:为黄褐色不透明,常呈刺球形或树根形,是尿酸与游离铵结合的产物,又称重尿酸铵结晶。常见于腐败分解的尿中,无临床意义。

d.非晶形磷酸盐:肉眼观察为白色沉淀物,显微镜下为淡灰黑的细颗粒,加酸可溶解,无临床意义。

③磺胺药物结晶:如因磺胺嘧啶、磺胺甲基异唑的乙酰化率较高,易在酸性尿液中形成结晶。形状为棕黄色不对称和麦秆束状或球形,或为无色透明呈长方形的六面体似玻璃块结晶。在新鲜尿液内出现大量结晶体且伴有红细胞时,有发生泌尿道结石、肾损伤甚至尿闭可能,应及时停药予以积极处理。

五、尿液其他检查

(一)尿含铁血黄素实验

这是用于诊断血管内溶血的定性实验,主要用于判断阵发性睡眠性血红蛋白尿症。

1.英文缩写

ROUS

2.参考值

阴性

3.影响因素

(1)所有试管、玻片、试剂均应防止铁污染,否则易出现假阳性。

(2)试剂要新鲜配制,否则易失效。如亚铁氢化钾与盐酸混合后即显蓝色,表示试剂已被高价铁离子污染,不宜再用。

(3)用首次晨尿标本检查,阳性率较高。

(4)溶血初期未形成含铁血黄素,本试验可为阴性,所以尿液含铁血黄素阴性,不能完全排除有血管内溶血。

(5)由于慢性血管内溶血含铁血黄素间断性出现,故定量测定尿铁水平可有助于诊断慢性血管内溶血。

4.临床意义

当血红蛋白通过肾滤过时,部分铁离子以含铁血黄素的形式沉积于上皮细胞,并随尿液排出。尿中含铁血黄素是不稳定的铁蛋白聚合体,其中的高价铁离子与亚铁氰化钾作用,在酸性环境下产生普鲁士蓝色的亚铁氰化铁沉淀。尿沉渣肾小管细胞内外可见直径 $1\sim3\mu m$ 的蓝色颗粒。Rous 试验阳性提示慢性血管内溶血,尿中有铁排出。无论有无血红蛋白尿,只要存在慢性血管内溶血如 PNH,本试验结果即呈阳性,并可持续数周。但在溶血初期,虽然有血红蛋白尿,上皮细胞内尚未形成可检出的含铁血黄素,此时本试验可呈阴性反应。

(二)尿液本-周氏蛋白

尿液中的本-周氏蛋白是一种免疫球蛋白的轻链或轻链的多聚体,也称为 γ 微球蛋白或凝溶蛋白,存在于多发性骨髓瘤患者的尿液中。因此该化验的主要目的是筛查多发性骨髓瘤。

1.英文缩写

Bence-Jones;B-J

2.参考值

阴性

3.影响因素

测定本-周氏蛋白只需按常规方法留取新鲜尿标本,且尿蛋白定性微阳性时测定此项才有意义。若尿蛋白定性为阴性时,本-周氏蛋白也同为阴性。

(1)本周蛋白具有特异的热凝固特性(在 40℃ 时混浊,60℃ 时凝固,100℃ 时又溶解),因此又称为凝溶蛋白。BJP 对疾病诊断缺乏特异性,应配合其他检查如 X 线、病理活检等试验才能确诊。

(2)摄入如氨基水杨酸、氯丙嗪、大剂量青霉素等药物可出现假阳性。碱性尿、严重尿道感染等可出现假阴性。

（3）尿标本污染或尿液中混入精液可导致假阳性。

4.临床意义

（1）阳性。多发性骨髓瘤患者产生大量本周蛋白，阳性率可达 35%～65%。本-周蛋白量反映了产生本周蛋白的单克隆细胞数，对观察骨髓瘤病程和判断化疗效果有意义。

（2）在巨球蛋白血症的患者中约 20% 的病例出现阳性。

（3）在其他病例中，如肾淀粉样变、慢性肾盂肾炎、恶性淋巴瘤、系统性红斑狼疮等疾病情况下也可出现阳性结果。也就是说该化验项目在除了用于多发性骨髓瘤外，还可用于其他疾病的辅助诊断。

（三）尿乳糜实验

尿中因含有淋巴液，用肉眼观察可见尿液如同牛奶样呈白色浑浊样，这样的尿液中可能含有乳糜微粒，如乳糜尿液中同时含有血液，则称为"乳糜血尿"，此时通过尿乳糜定性实验进行证实。

1.英文缩写

Chy

2.参考值

阴性

3.影响因素

（1）由于食物的影响，尿液内有时可有大量的磷酸盐结晶或尿酸盐结晶，易被误认为乳糜尿，应注意区分。

（2）脓尿有时易与乳糜尿混淆，应通过显微镜镜检来区分脓细胞与乳糜尿。

（3）萃取剂与尿液的混匀应彻底，否则可能出现假阴性。

4.临床意义

当出现乳糜尿时可能有如下情况：

（1）胸导管阻塞，使乳糜液不能通过腰部的淋巴管返回泌尿系统的淋巴管内，最后导致破裂形成乳糜尿。

（2）腹部广泛淋巴管阻塞，乳糜液不能进入乳糜池，也使乳糜液不能进入泌尿系淋巴管中而产生乳糜尿。以上情况多见于寄生虫病，特别是血丝虫病造成的淋巴管阻塞、结核或肿瘤造成的淋巴管阻塞，胸腹部手术或创伤伤及淋巴管、先天性淋巴管畸形等。

（3）淋巴系动力学改变：较粗淋巴管内的瓣膜结构破坏，失去生理功能，逆向流动的淋巴液在泌尿系淋巴管壁等薄弱处进入尿路，产生乳糜尿。

(四)尿液妊娠试验

1.别名

孕检试验

2.英文缩写

HCG

3.参考值

阴性

4.影响因素

(1)尿液检测结果可作为参考手段,必要时应该检测血液中 HCG 值。

(2)尿妊娠试验一定要采用晨尿,因为晨尿浓缩,激素水平较高。为了提高试验的阳性率,在前一夜还应尽量减少饮水量。

(3)测试纸无红色反应线出现,或仅在检测线位置出现一条反应线,表明实验失败或测试纸失效,需要用新测试纸重试。

5.临床意义

(1)正常妊娠 35～40 天后即可出现阳性反应,在怀孕 60～90 天时阳性程度最强,阳性率达 98% 以上。120 天后可能下降或呈阴性反应。

(2)除了正常妊娠外,宫外孕、不完全流产、绒癌、恶性葡萄胎、畸胎瘤等也可出现阳性。

(3)在保胎治疗中,尿中 HCG 不断下降表示保胎无效,反之如明显上升,说明保胎是成功的。

(4)先兆流产时如尿中 HCG 含量正常则可能不发生流产,即预后良好,否则发生流产的可能性大,治疗往往无效。

(五)尿苯丙酮酸定性

1.英文缩写

PK

2.参考值

阴性

3.影响因素

(1)应在新生儿出生 30～60 天内检查。需要留取新鲜尿液,实验前不要服用含酚类的药物。

(2)磷酸盐对本试验有干扰,应先将其改变成磷酸铵镁沉淀后除去。尿液 4mL 加磷酸盐沉淀剂 1mL,混匀,静置 3 分钟,如出现沉淀,可用滤纸过滤或离心除去。

(3)尿液标本要新鲜,因苯丙酮酸在室温下不稳定,故留取标本后应立即测定。

如不能及时检查应加少许硫酸防腐,并置于冰箱冷藏保存。检查前,让标本恢复到室温后再进行检查。

（4）除含有酚类药物（如水杨酸制剂）、氯丙嗪物质外,尿液标本中许多物质（如尿黑酸、乙酰乙酸、丙酮酸、氨基比林等）可与三氯化铁发生呈色反应,虽然显色不同,但仍可干扰本实验。因此,试验前应停用此类药物。

4.临床意义

阳性见于苯丙酮尿症。常用于新生儿苯丙酮酸尿症的筛查,这种病可导致新生儿发生先天性痴呆。

第二节　粪便检验

一、粪便的理学检查

1.量

正常成人大多每日排便一次,其量约为 100～300 克,随食物种类,食量及消化器官的功能状态而异。摄取细粮及肉食为主者,粪便细腻而量少;进食粗粮特别是多量蔬菜后,因纤维质多致粪便量增加。当胃、肠、胰腺有炎症或功能紊乱时,因炎性渗出,肠蠕动亢进使消化吸收不良,可使粪便量增加。

2.外观

粪便的外观包括颜色与性状。正常成人的粪便出时为黄褐色成形便,质软;婴儿粪便可呈黄色或金黄色糊状。久置后,粪便的胆色素被氧化可致颜色加深。病理情况下可见如下改变:

（1）黏液便:黏液便,正常粪便中的少量黏液,因与粪便均匀混合不易察觉,若有肉眼可见的黏液,说明其量增多。小肠炎时增多的黏液均匀地混于粪便之中;如为大肠炎,由于粪便已逐渐成形,黏液不易与粪便混匀;来自直肠的黏液则附着于粪便的表面。单纯黏液便的黏液透明、稍黏稠,脓性黏液则呈黄白色不透明,见于各类肠炎、细菌性痢疾、阿米巴痢疾、急性血吸虫病。

（2）糖便:便呈粥状且内容粗糙,见于消化不良、慢性胃炎、胃窦潴留。

（3）胨状便:呈粘胨状、膜状或扭带状,见于肠易激综合征,也可见于某些慢性菌痢患者。

（4）脓性及脓血便:说明肠道下段有病变。常见于痢疾、溃疡性结肠炎、局限性肠炎、结肠或直肠癌。脓或血的量取决于炎症的类型及其程度,在阿米巴痢疾以血为主,血中带脓,呈暗红色稀果酱样,此时要注意与食入大量咖啡,巧克力后的酱色粪便相鉴别。细菌性痢疾则以黏液及脓为主,脓中带血。

（5）鲜血便：直肠息肉、结肠癌、肛裂及痔疮等均都可见鲜红色血便。痔疮时常在排便之后有鲜血滴落，而其他疾病多见鲜血附着于粪便的表面。过多地食用西瓜、番茄、红辣椒等红色食品，粪便亦可呈红色，但很易与以上鲜血便鉴别。

（6）柏油样黑便：上消化道或小肠出血在肠腔内停留的时间较长，因红细胞破坏后，血红蛋白在肠道内与硫化物结合形成硫化亚铁，使粪便呈黑色，且大便表面附有黏液而发亮，类似柏油，故称柏油便。食道的炎症、肿瘤、溃疡、贲门撕裂综合征、胃的急慢性炎症、消化性溃疡、胃癌、药物的刺激、十二指肠溃疡、憩室、炎症等，都可引起出血而出现柏油样便。出血速度快、量较大时可伴呕血或因血液在肠道停留时间短而排出暗红色血便。另外，胆道与胰腺的出血，也可出现柏油样便。空、回肠，甚至右半结肠的出血，如果在肠道停留时间长，也可表现为黑便。服含有铋剂的药物及进食动物的血液，可出现黑便，临床上应注意与上消化道出血鉴别。

（7）稀糊状或稀汁样便：常因肠蠕动亢进或分泌物增多所致，见于各种感染或非感染性腹泻，尤其是急性胃肠炎。小儿肠炎时肠蠕动加速，粪便很快通过肠道，以致胆绿素来不及转变为粪便胆素而呈绿色稀糊样便。遇大量黄绿色的稀汁样便并含有膜状物时应考虑到伪膜性肠炎；艾滋病伴有发肠道隐孢子虫感染时也可排也大量稀汁样便；副溶血性弧菌食物中毒可出现洗肉水样便；出血性小肠炎可见红豆汤样便。

（8）米泔样便：呈淘米水样，内含黏液片块，量大，见于重症霍乱，副霍乱患者。

（9）白陶土样便：由于各种原因引起的胆管梗阻，进入肠内的胆汁减少或缺乏，以致粪便胆素生成相应的减少甚至无粪便胆素产生，使粪便呈灰白色，主要见于阻塞性黄疸。

（10）干结便：常由于习惯性便秘，粪便在结肠内停留过久，水分过度吸收而排出羊粪便样的硬球或粪便球积成的硬条状粪便，于老年排便无力时多见。

（11）细条状便：排便形状改变，排出细条或扁片状粪便，说明直肠狭窄，常提示有直肠肿物存在。

（12）乳凝块：婴儿粪便中见有黄白色乳凝块，亦可能见蛋花样便，提示脂肪或酪蛋白消化不完全，常见于消化不良，婴儿腹泻。

3.气味

正常粪便有臭味，主要因细菌作用的产物如吲哚、粪臭素、硫醇、硫化氢等引起的。肉食者臭味重，素食者臭味轻。粪便恶臭且呈碱性反应时，乃因未消化的蛋白质发生腐败所致；患者患慢性肠炎、胰腺疾病、消化道大出血，结肠或直肠癌溃烂时，粪便亦有腐败恶臭味；阿米巴性肠炎粪便呈鱼腥臭味，如脂肪及糖类消化或吸收不良时，由于脂肪酸分解及糖的发酵而使粪便呈酸臭味。

4.酸碱反应

正常人的粪便为中性、弱酸性或弱碱性。食肉多者呈碱性，高度腐败时为强碱性,食糖类及脂肪多时呈酸性,异常发酵时为强酸性。细菌性痢疾、血吸虫病粪便常呈碱性;阿米巴痢疾粪便常呈酸性。

5.寄生虫

肠道寄生虫病的诊断多依靠在粪便中找到虫卵、原虫滋养体和包囊,找到这些直接证据就可以明确诊断为相应的寄生虫病和寄生虫感染。蛔虫、蛲虫、带绦虫等较大虫体或其片段肉眼即可分辨,钩虫虫体须将粪便冲洗过筛方可看到。

6.结石

粪便中可见到胆石、胰石、粪石等,最重要且最多见的是胆石。常见于应用排石药物或碎石术之后,较大者肉眼可见到,较小者需用铜筛淘洗粪便后仔细查找才能见到。

二、粪便的化学检查

(一)粪胆素和粪胆原测定

1.参考值

阳性

2.影响因素

(1)待检粪便必须新鲜,否则会氧化成粪胆素。如粪便中含较多的脂肪胨,则应先用乙醚抽提脂肪后再做试验。

(2)制备粪便悬液时应充分混匀。

(3)口服广谱抗生素可影响胆红素转化为粪(尿)胆原的功能。

3.临床意义

(1)粪便中无胆红素,而有粪胆原和粪胆素。

(2)病理情况下,如阻塞性黄疸时,粪胆原减少或缺如,且随病情好转而好转或恢复正常;溶血性疾病(如溶血性黄疸或阵发性睡眠性血红蛋白尿症时),粪胆原增加;肝细胞性黄疸时,粪胆原可增加也可减少。

(3)粪胆原测定应结合粪胆红素及其衍生物、尿胆原、尿胆红素定性试验以及血胆红素的测定以利于鉴别诊断黄疸的性质。

(二)粪便苏丹Ⅲ染色检查

苏丹Ⅲ为一种脂肪染料,可将粪便中排出的中性脂肪染成珠红色,易于在显微镜下观察和辨认。

1.英文缩写

SUDAN　Ⅲ

2.参考值

阴性

3.临床意义

人们每天食入各类食物包括脂肪,正常食入的中性脂肪经胰脂肪酶消化分解后被吸收,如粪便中出现过多的中性脂肪则提示胰腺的正常消化功能可能减退,或肠蠕动亢进,特别是在慢性胰腺炎和胰头癌时多见。此外肝脏代偿功能失调、脂肪性痢疾、消化吸收不良综合征时也可出现阳性结果。

(三)粪便潜血检查

粪便潜血试验是用来检查粪便中隐藏的红细胞或血红蛋白的一项实验。这对检查消化道出血、消化道肿瘤的筛检和鉴别有重要的临床意义。

1.别名

隐血试验、匿血试验

2.英文缩写

OB

3.参考值

阴性

4.影响因素

(1)容器及玻片应避免血红蛋白污染。

(2)挑取粪便时,应尽量选择可疑部分。

(3)标本应及时送检,否则久置将使血红蛋白被肠道细菌分解,造成假阴性。此外,造成假阴性的情况还有触媒法试剂失效及大量维生素 C 存在等。

(4)以下物质可造成粪便隐血的假阳性:新鲜动物食品(如鱼、牛乳、鸡蛋、贝类、动物肉等)、蔬菜水果(如萝卜、大量绿叶菜、香蕉、葡萄等)、某些药物如铁剂、阿司匹林、糖皮质激素等,以及齿龈出血、鼻出血等。故应嘱受检者在检查前 3 天内禁食动物血、肉、肝脏及富含叶绿素食物、铁剂、中药,以免造成假阳性。

(5)应用免疫学方法检测可提高试验的特异性,并可避免食物因素引起的非特异性反应。

5.临床意义

(1)消化道癌症早期,有 20% 的患者可出现潜血试验阳性,晚期患者的潜血阳性率可达到 90% 以上,并且可呈持续性阳性,因此粪便潜血检查可作为消化道肿瘤筛选的首选指标。

(2)消化道出血、消化道溃疡患者粪便潜血试验多为阳性,或呈现间断性阳性。

(3)可导致粪便中出现较多红细胞的疾病,如痢疾、直肠息肉、痔疮出血等也会导致潜血试验阳性反应。

(4)其他引起隐血试验阳性的疾病还有:结肠炎、结肠息肉、结肠癌、各种紫癜、急性白血病、血友病、回归热、钩虫病、胃癌等。此外,某些药物亦可致胃黏膜损伤

（如服用阿司匹林、糖皮质激素等）。

三、粪便有形成分的检查

通常叫做粪便显微镜检查。粪便的检验对许多疾病，尤其是消化道系统疾病及寄生虫病的诊断和治疗有重要的临床意义，时临床上应用最广泛的"三大常规"检查之一。

通过显微镜检查可以发现粪便中的病理成分和了解胃肠道消化吸收功能。

1.细胞

（1）白细胞：正常粪便中不见或偶见，多在带黏液的标本中见到，主要是中性分叶核粒细胞。肠炎一般少于 15 个/HPF，分散存在，具体数量多少与炎症轻重及部位有关。小肠炎症时白细胞数量不多，均匀混于粪便内，且因细胞部分被消化而不易辨认。结肠炎症如细菌性痢疾时，可见在量白细胞或成堆出现的脓细胞，亦可见到含有异物的小吞噬细胞。在肠易激综合征、肠道寄生虫病（尤其是钩虫病胶阿米巴痢疾）时，粪便涂片还可见较多的嗜酸性粒细胞，可伴有夏拉莱登结晶。

（2）巨噬细胞（大吞噬细胞）：为一种吞噬较大异物的单核细胞，在细菌性痢疾和直肠炎症时均可见到。其胞体较中性粒细胞为大，或为其 3 倍或更大，呈圆形、卵圆形或不规则形，胞核 1～2 个大小不等，常偏于一侧。常含有吞噬的颗粒及细胞碎屑，有的可见含有红细胞、白细胞、细菌等，此类细胞多有不同程度的退化的变性现象。若其胞质有缓慢伸缩时，应特别注意与溶组织内阿米巴滋养体区别。

（3）肠黏膜上皮细胞：生理情况下，少量脱落的柱状上皮多被破坏，故正常粪便中见不到。结肠炎症时上皮细胞增多，呈卵圆形或短柱形状，两端钝圆，细胞较厚，结构模糊，夹杂于白细胞之间，伪膜性肠炎的肠黏膜小块中可见到成片存在的上皮细胞，其黏液陈状分泌物中亦可大量存在。

（4）肿瘤细胞：取乙状结肠癌、直肠癌患者的血性粪便及时涂片染色，可能见到成堆的具异形性的癌细胞。

2.食物残渣

（1）淀粉颗粒：一般为具有同心性纹或不规则放射线纹的大小不等的圆形、椭圆形或棱角状颗粒，无色，具有一定折光性。滴加碘液后呈黑蓝色，若部分水解为结糊精者则呈棕红色，腹泻者的粪便中常易见到，在慢性胰腺炎、胰腺功能不全、碳化合物消化不良时可在粪便中大量出现，并常伴有较多的脂肪小滴和肌肉纤维。

（2）脂肪：粪便中的脂肪有中性脂肪、游离脂肪酸和结合脂肪酸三种形式，中性脂肪即脂肪小滴，呈大小不一的圆形折光强的小球状。用苏丹Ⅲ染色后呈朱红色或橘色。大量存在时，提示胰腺功能不全，因缺乏脂肪酶而使脂肪水解不全所致，见于急、慢性胰腺炎，胰头癌，吸收不良综合征，小儿腹泻等。游离脂肪酸为片状、针束状结晶,加热溶化,其增多表示脂肪吸收障碍,可见于阻塞性黄疸。肠道中缺乏胆汁时,结合脂肪酸是脂肪酸与钙、镁等结合形成不溶性物质,呈黄色不规则块状或片状,加热不溶解,不被苏丹Ⅲ染色。

正常人食物中的脂肪经胰脂肪酶消化分解后大多被吸收,粪便中很少见到。如镜检脂肪小滴>6个/高倍视野,视为脂肪排泄过多,如大量出现称为脂肪泻,常见于腹泻患者,此外食物中脂肪过多、胆汁分泌失调、胰腺功能障碍也可见到。

(3)肌纤维:日常食用的肉类主要是动物的横纹肌,经蛋白酶消化分解后多消失。大量肉食后可见到少量肌纤维,但在一张盖片范围内(18mm×18mm)不应超过10个,为淡黄色条状,片状,带纤维的横纹,加入伊红可染色红色。在肠蠕动亢进、腹泻或蛋白质消化不良时可增多,当胰腺外分泌功能减退时,不但肌肉纤维增多,且其纵横纹均易见,甚至可见到细胞核,这是胰腺功能严重不全的佐证。

(4)胶原纤维和弹性纤维:为无色或微黄色束状边缘不清晰的线条状物,正常粪便中很少见到。有胃部疾患而缺乏胃蛋白酶时可较多出现。加入30%醋酸后,胶原纤维膨胀呈胶状而弹性纤维的丝状形态更为清晰。

(5)植物细胞及植物纤维:正常粪便中仅可见少量的形态多样化。植物细胞可呈圆形、长圆形、多角形、花边形等,无色或淡黄色、双层细胞壁,细胞内有叶绿体,须注意与虫卵鉴别。植物纤维为螺旋形或网格状结构。植物毛为细长、有强折光、一端呈尖形的管状物,中心有贯通两端的管腔。肠蠕动亢进、腹泻时此类成分增多,严重者肉眼即可观察到粪便中的若干植物纤维成分。

3.结晶

在正常粪便可见到少量磷酸盐、牙齿酸钙、碳酸钙结晶,均无病理意义。夏科-莱登结晶为无色透明的菱形结晶。两端尖长,大小不等,折光性强,常在阿米巴痢疾,钩虫病及过敏性肠炎粪便中出现,同时可见到嗜酸性粒细胞。血晶(氯化血红素)为棕黄色斜方形结晶,见于胃肠道出血后的粪便内,不溶于氢氧化钾溶液,遇硝酸呈蓝色。

4.细菌

(1)正常菌群与菌群失调:粪便中细菌极多,占干重1/3,多属正常菌群。在健康婴儿粪便中主要有双歧杆菌、拟杆菌、肠杆菌、肠球菌,少量芽孢菌、葡萄球菌等。常人粪便中以大肠埃希菌、厌氧菌和肠球菌为主要菌群,约占80%;产气杆菌、变形杆菌、铜绿假单胞菌等多为过路菌,不超过10%。此外尚可有少量芽孢菌和酵母菌。正常人粪便中的菌量和菌谱处于相对稳定状态,保持着细菌与宿主间的生态平衡。若正常菌群突然消失或比例失调,临床上称为肠道菌群失调症。其确证方法需通过培养及有关细菌学鉴定。但亦可作粪便涂片,行革兰氏染色后油镜观察以初步判断。正常粪便中球菌和杆菌的比例大致为1:10。长期使用广谱抗生素,免疫抑制剂及慢性消耗性疾病患者,粪便中球/杆菌比值变大。若比值显著增大,革兰氏阴性杆菌严重减少,甚至消失,而葡萄球菌或真菌等明显增多,常提示有肠道菌群紊乱或发生二重感染,此种类型菌群失调症称伪膜性肠炎,此时粪便多呈稀汁样且量大,涂片革兰氏染色常见培养证明为金黄色溶血性葡萄球菌,其次为假丝酵母菌。

(2)霍乱弧菌:霍乱弧菌肠毒素具有极强的致病力。作用于小肠黏膜引起的小肠液大量分泌,导致严重水电解质平衡紊乱而死亡。用粪便悬滴检查和涂片染色有助于初筛此菌。取米泔样粪便,生理盐水悬滴检查可见呈鱼群穿梭样运动活泼的弧菌,改用霍乱弧菌抗血清悬滴检查,即做制动试验时呈阳性反应,弧菌不再运动。粪便黏液部分涂片革兰氏染色及稀释苯酚复染后,油镜观察若见到革兰氏阴性红色鱼群样排列,呈现逗点状或香蕉样形态的弧菌,则需及时报告和进行培养与鉴定。

5.真菌

(1)普通酵母菌是一种环境中常见的真菌,可随环境污染而进入肠道,也可见于服用酵素维生素营养片后,胞体小,常呈椭圆形,两端略尖,微有折光性,常见于夏季已发酵的粪便中。其形态有时与微小内蜒阿米巴包囊或红细胞相混合,但加入稀醋酸后不消失,而红细胞则被溶解。

(2)人体酵母菌为一种寄生于人体中的真菌,呈圆形或卵圆形,直径 $5\sim15\mu m$,大小不一。内含一个大而透明的圆形体,称为液泡。此菌幼稚期液泡小,分散于胞质之中,成熟时液泡聚合成一个大球体,占细胞的大部分。在液泡周围的狭小的胞质带,有数颗反光性强的小点。此菌有时易与原虫包囊,尤其是人芽囊原虫和白细胞相混淆,可用蒸馏水代替生理盐水进行涂片,人体酵母菌迅速破坏消失而原虫包囊及白细胞则不被破坏。亦可用碘染色,液泡部分不着色,胞质内可见 $1\sim2$ 核。一般无临床意义,大量出现时可致轻微腹泻。

(3)假丝酵母菌:正常粪便中极少见,如见到首先应排除由容器污染或粪便在室温放置过久引起的污染,病理粪便中出现的假丝酵母菌以白色假丝酵母菌最为多见,常见于长期使用广谱抗生素、激素、免疫抑制剂以及放、化疗之后。粪便中可见卵圆形、薄壁、折光性强、可生芽的酵母样菌,革兰氏染色阳性,可见分支状假菌丝和厚壁孢子。

6.寄生虫卵

从粪便中检查寄生虫卵,是诊断肠道寄生虫感染的最常用的化验指标。粪便中常,见的寄生虫的卵有蛔虫卵、钩虫卵、鞭虫卵、蛲虫卵、华枝睾吸虫卵、血吸虫卵、姜片虫卵、带绦虫卵等。寄生虫卵的检验一般用生理盐水涂片法,除华支睾吸虫需用高倍镜辨认外,其他均可经低倍镜检出。在识别寄生虫卵时应注意虫卵大小、色泽、形态、卵壳的厚薄、内部结构特点，认真观察予以鉴别，观察 10 个低倍视野，以低倍镜所见虫卵的最低数和最高数报告。为了提高寄生虫卵的检出阳性率，还可采用离心沉淀法，静置沉淀集卵法，通过去除粪渣，洗涤沉淀后涂片镜检，此种集卵法适用于检出各种虫卵。

第三节　体液检验

一、痰液检查

痰液是气管、支气管和肺泡所产生的分泌物。健康人痰量很少，当呼吸道黏膜和肺泡受理化、过敏、感染等刺激时痰量增多。在病理状态下，不仅痰量增多，其性质也发生变化。痰液的检查目的为：①辅助诊断某些呼吸系统疾病，如支气管哮喘、支气管扩张症、慢性支气管炎等；②确诊某些呼吸系统疾病，如肺结核、肺癌、肺吸虫病等；③观察疗效和预后判断等。

（一）一般性状检查

1.量

（1）参考值：正常人一般不咳痰或仅有少量泡沫样痰或黏液样痰。

（2）临床意义：当呼吸道有病变时，痰量可增加（＞50mL），大量痰液提示肺内有慢性炎症或空腔性化脓性病变，如支气管扩张症、肺脓肿、肺结核等。在病程中如痰量逐渐减少，表示病情好转；反之表示病情有所发展。在肺脓肿或脓胸向支气管破溃时，痰量可突然增加并呈脓性，因此观察痰量可了解病情的变化。

2.颜色、气味、性状

（1）参考值：正常人可咯出少量痰，为无色或灰白色。

（2）临床意义

①颜色：病理情况下痰色有以下改变：

a.红色或棕红色：可由混有血液或血红蛋白所致，见于肺癌、肺结核、支气管扩张症、急性肺水肿等。鲜红血丝痰常见于早期肺结核或病灶播散时；粉红色泡沫样痰为急性肺水肿特征；铁锈色痰多由于血红蛋白变性所致，见于肺炎、肺梗塞等。

b.黄色或黄绿色：由于含有大量脓细胞所致，如慢性支气管炎、肺结核等。铜绿假单胞菌感染或干酪性肺炎时常呈黄绿色。

c.棕褐色：见于阿米巴脓肿。

d.烂桃样灰黄色：由于肺的坏死组织分解所致，见于肺吸虫病。

e.黑色：由于吸入大量尘埃或长期吸烟所致，见于煤矿工人、锅炉工人或大量吸烟者的痰液。

②气味:正常人痰液无特殊气味。血性痰液呈血腥味,见于肺结核、肺癌等;肺脓肿、支气管扩张症、晚期肺癌的痰液可呈恶臭味。

③性状:一般分为黏液性、浆液性、脓性、血性和混合性 5 种。

a.黏液性痰:粘稠、无色透明或略呈灰色,见于支气管炎、支气管哮喘、早期肺炎等。

b.浆液性痰:稀薄而有泡沫,由于肺部淤血,毛细血管内液体渗入肺泡所致,见于肺水肿等。

c.脓性痰:黄色或黄绿色、黄褐色的脓状,主要由大量脓细胞构成,可见于各种化脓性感染。大量脓痰静置后可分为三层,上层为泡沫黏液,中层为浆液,下层为脓及坏死组织,见于支气管扩张症、肺脓肿或脓胸向肺内破溃等。

d.血性痰:痰内带血丝或大量鲜红色带泡沫样血痰,为喉部以下的呼吸器官出血所致,见于肺结核、支气管扩张症、肺癌等。

e.混合性痰:由上述两种或三种痰混合而成,如黏液脓性、浆液黏液性痰等。见于肺脓肿、慢性支气管炎发作期。

(二)显微镜检验

1.参考值

正常人痰液有少量柱状上皮细胞及白细胞,无红细胞及心力衰竭细胞,无寄生虫卵及致病菌。

2.临床意义

痰液显微镜检查有助于提示呼吸系统某些特征性疾病的诊断。

(1)红细胞增多为血性痰,常见于肺或气管出血。

(2)白细胞增多见于呼吸道炎症。

(3)嗜酸性粒细胞增多见于过敏性支气管哮喘、肺吸虫病等。

(4)柱状上皮细胞见于急性支气管炎或支气管哮喘。

(5)心力衰竭细胞见于肺炎、心力衰竭、肺栓塞等。

(6)寄生虫卵痰液中有肺吸虫卵及蛔虫卵、钩虫卵,可分别诊断为肺吸虫病、蛔虫病、钩虫病。

(7)致病菌有肺炎双球菌可诊断为肺炎;有放线菌块可诊断为放线菌病。

二、脑脊液检查

脑脊液(CSF)为无色透明的液体,充满在各脑室、蛛网膜下隙和脊髓中央管内。脑脊液由脑室中的脉络丛产生,与血浆和淋巴液的性质相似,略带黏性。

正常成年人的脑脊液约 100～150 毫升,其比重为 1,呈弱碱性,不含红细胞,但每立方毫米约含 5 个淋巴细胞。在中枢神经系统内,脑脊液产生的速率为 0.3mL/min,

日分泌量在 400～500mL。侧脑室内的脉络丛组织是产生脑脊液的主要结构。脉络丛主要分布在侧脑室的底部和第三、第四脑室的顶部，其结构是一簇毛细血管网，其上覆盖一层室管膜上皮，形似微绒毛。此微绒毛犹如单向开放的膜，只向脑室腔和蛛网膜下隙分泌脑脊液。正常脑脊液具有一定的化学成分和压力，对维持颅压的相对稳定有重要作用。患中枢神经系统疾病时，常常要作腰椎穿刺吸取脑脊液检查，以协助诊断。脑脊液的性状和压力受多种因素的影响，若中枢神经系统发生病变，神经细胞的代谢紊乱，将使脑脊液的性状和成分发生改变；若脑脊液的循环路径受阻，颅内压力将增高。

1.压力检查

（1）颈静脉压迫试验：用手压迫双侧颈静脉，使颅内静脉系统充血而致颅内压力增高，增高了的压力传达到连接于腰椎穿刺针的压力玻管上，可引起液面的明显升高，放松压迫后液面迅速下降。当椎管有梗阻时，压迫后液面上升下降缓慢甚或不能。精确测定时，使用血压计气袋缠于颈部，分别充气至 2.7～5.3kPa（20～60mm 汞柱），压迫 30 秒后放松 30 秒，其间每 5 秒记录一次压力，并绘制成图。有颅内压力增高或疑有颅内肿物，出血者忌行。

结果判断：无梗阻时脑脊液压力应在颈部加压后 15 秒左右迅速升至最高点，去压后 15 秒左右又能迅速降至初压水平；或加压至 8kPa（60 毫米汞柱）时可升高至 4.9kPa（500mm 水柱）以上。部分梗阻时压力上升、下降均缓慢，或上升后不能下降至初压水平；完全梗阻时，则在颈部加压后，测压管脑脊液压力不升或上升极少。

（2）压腹试验：以拳头用力压迫病员上腹部或令其屏气，使下腔静脉及下胸段以下硬脊膜外静脉充血，引起上述水平以下脑脊液压力的迅速上升，可了解下胸段及腰骶部的脊髓蛛网膜下隙以及腰穿针和测压管有无梗阻。正常时压力升高约为初压的两倍，压迫停止后压力迅速下降至初压水平。若压力上升缓慢或不升谓之阳性，说明下胸段以下蛛网膜下隙梗阻。腰穿针和测压管不通畅亦可呈阳性，须予注意。

（3）双针联合穿刺试验：在疑有椎管内梗阻的上下部位如腰椎$_{2～3}$与腰$_5$骶$_1$两处同时进行穿刺，借梗阻平面上下两处脑脊液压力在颈静脉压迫试验中所显示的差别，可以粗测腰椎$_{2～5}$之间有无梗阻。

（4）单侧颈静脉压迫试验：压迫一侧颈静脉引起脑脊液压力上升，但压迫另侧颈静脉时压力无变化，称单侧颈静脉压迫试验阳性。提示该侧窦或颈内静脉有梗阻，如血栓形成等。

（5）终压放出脑脊液后所测得的压力，当低于原初压的 1/2 时常为异常。正常人放液 2～3 毫升后的脑压降低一般不超过 0.098～0.197kPa（10～20mm 水柱）或保持不变。若放液 3～5mL 后压力下降大于 0.5kPa(50mm 水柱),应考虑椎管内或枕骨大孔处已有不同程度的梗阻的部位愈低,这种现象愈明显;完全性梗阻时,终压有时可下降到零。若放出数毫升脑脊液后,脑压下降很少或很快恢复到初压水平,则提示有交通性脑积水或颅内压增高。

2.外观检查

正常脑脊液无色透明,新生儿脑脊液(因含有胆红素)、陈旧出血或蛋白含量过高时,脑脊液可呈黄色。新出血时进则呈红色或血性,须和穿刺误伤引起的出血鉴别,前者脑脊液血染浓度前后均匀一致,离心后上清液黄色或淡黄色,潜血试验阳性,红细胞形态边缘皱缩或破裂,而创伤性出血则反之。细菌性脑膜炎时,脑脊液可呈乳白色或绿色混浊,垂直静置后可出现薄膜样沉淀物,如结核性脑膜炎有由液面倒悬至试管底部的漏斗样蛛网状薄膜等,在薄膜样沉淀物中寻得细菌的阳性率一般较高。

临床意义:

(1)颜色

①红色:常见于蛛网膜下隙出血、脑出血、硬膜下血肿等。如腰椎穿刺时观察到流出的脑脊液先红后转无色,为穿刺损伤性出血。

②黄色:见于陈旧性蛛网膜下隙出血及脑出血、包囊性硬膜下血肿、化脓性脑膜炎、脑膜粘连、脑栓塞;椎管梗阻;脑、脊髓肿瘤及严重的结核性脑膜炎;各种原因引起的重症黄疸:心功能不全、含铁血黄素沉着症、胡萝卜素血症、早产儿等。

③乳白色:见于化脓性脑膜炎。

④微绿色:见于绿脓假单胞菌性脑膜炎、甲型链球菌性脑膜炎。

⑤褐色或黑色:见于中枢神经系统的黑色素瘤、黑色素肉瘤等。

(2)透明度

①微混:常见于乙型脑炎、脊髓灰质炎、脑脓肿(未破裂者)。

②混浊:常见于化脓性脑膜炎、结核性脑膜炎等。

③毛玻璃状:常见于结核性脑膜炎、病毒性脑膜炎等。

④凝块:见于化脓性脑膜炎、脑梅毒、脊髓灰质炎等。

⑤薄膜:常见于结核性脑膜炎等。

3.细胞学检查

成人正常白细胞数在 0.01×10^9 个/L 以下(早产儿及新生儿在 0.03×10^9 个/L 以内),但多核白细胞不应超过 5 个,主要为小、中淋巴细胞。当脑膜有刺激性或炎性病变时,脑脊液的白细胞计数即可增多。故中枢神经系统感染性病变时,有多核或单核细胞的不同程度的增高;各种脑部肿瘤特别是临近脑膜、脑室或恶性者,也有白细胞的增多。

使用特殊的脑脊液细胞离心沉淀器,将浓集于玻片上的细胞给以各种染色,还可细致观察到细胞的形态改变,大大提高了诊断效果,如嗜伊红细胞增高提示有中枢神经系统寄生虫病;内有含铁血黄素的吞噬细胞提示脑脊液中有陈旧出血等。此外,还可直接观察到肿瘤细胞和寄生虫卵等,以及对细胞进行免疫功能的研究。

(1)细胞计数:

①参考值:正常成人$(0\sim8)\times10^6/L$;儿童$(0\sim15)\times10^6/L$;新生儿$(0\sim30)\times10^6/L$。

②临床意义:a.细胞数明显增高$(>200\times10^6/L)$:常见于化脓性脑膜炎、流行性脑脊髓膜炎。b.中度增高$(<200\times10^6/L)$:常见于结核性脑膜炎。c.正常或轻度增高:常见于浆液性脑膜炎、病毒性脑炎、脑水肿等。

(2)细胞分类

①参考值:红细胞:无或少量;淋巴及单核细胞:少量。

间皮细胞:偶见;其他细胞:无。

②临床意义

a.红细胞增多:常见于脑出血、蛛网膜下隙出血、脑血栓、硬膜下血肿等。

b.淋巴细胞增多:见于结核性脑膜炎、霉菌性脑膜炎、病毒性脑膜炎、麻痹性痴呆、乙型脑炎后期、脊髓灰质炎、脑肿瘤、脑溢血、多发性神经炎。

c.嗜中性粒细胞增多:见于化脓性脑膜炎、流行性脑脊髓膜炎、流行性脑炎、脑出血、脑脓肿、结核性脑膜炎恶化期。

d.嗜酸性粒细胞增多:见于寄生虫性脑病等。

e.单核细胞增多:常见于浆液性脑膜炎。

f.吞噬细胞:常见于麻痹性痴呆、脑膜炎。

g.肿瘤细胞:见于脑、脊髓肿瘤。

h.白血病细胞:见于中枢神经系统白血病

3.生化检查

(1)蛋白:正常脑脊液蛋白含量在蛛网膜下隙为$150\sim400mg/L$,新生儿为$1g/L$,早产儿可高达$2g/L$。蛋白增高多与细胞增多同时发生,见于各种中枢神经系统感染。也可仅有蛋白增高而白细胞计数正常或略多,称为"蛋白-细胞分离",多见于颅内及脊髓肿瘤、椎管梗阻、急性感染性多发性神经炎、甲亢、糖尿病和铅、汞等金属中毒等。

临床意义:

①脑脊液蛋白明显增高(++以上):常见于化脓性脑膜炎、结核性脑膜炎、脊髓腔等中枢神经系统恶性肿瘤及其转移癌、脑出血、蛛网膜下隙出血及梗阻等。

②脑脊液蛋白轻度增高(+~++):常见于病毒性脑膜炎、霉菌性脑膜性、乙

型脑炎、脊髓灰质炎、脑膜血管梅毒、麻痹性痴呆、脑血栓形成等。

(2)糖:正常含量为450～750mg/L,约为血糖值的1/2～2/3左右。糖量降低见于细菌性或隐球菌性脑膜炎、恶性脑肿瘤等,系因糖的酵解加速之故。糖量增高见于血糖含量增高以及中枢系统病毒感染、脑外伤、后颅凹及Ⅲ脑室底部肿瘤和高热等,以上均与血脑屏障通透性增高有关。

临床意义:

①脑脊液葡萄糖增高:常见于饱餐或静脉注射葡萄糖后、血性脑脊液、糖尿病、脑干急性外伤或中毒、早产儿或新生儿等。

②脑脊液葡萄糖降低:常见于急性化脓性脑膜炎、结核性脑膜炎、霉菌性脑膜炎、神经梅毒、脑瘤、低血糖等。

(3)氯化物:正常含量为72～75g/L,较血液氯化物含量5.7～6.2g/L为高。在细菌性和霉菌性脑膜炎和血液氯化物含量有减少时减少,血液氯化物含量增高时增高。

(4)细菌学检查:对神经系统细菌性感染时十分必要,包括细菌、霉菌涂片和培养,必要进还需动物接种,以查明致病菌,供临床用药时参考。

临床意义:

①脑脊液中有细菌,可引起细菌性脑膜炎。如急性化脓性脑膜炎常由脑膜炎奈瑟菌、肺炎链球菌、溶血性链球菌、葡萄球菌等引起;病程较慢的脑膜炎常由结核杆菌、新型隐球菌等引起。

②脑脊液中若发现血吸虫卵或肺吸虫卵等,可诊断为脑型血吸虫病或脑型肺吸虫病等。

(5)免疫学检查:常用的有补体结合试验和免疫球蛋白的含量测定。前者对囊虫、肺吸虫、钩端螺旋体及病毒等感染有一定助诊价值,后者有:IgG、IgA、IgM、IgD、IgE以及其他免疫球蛋白,其中以IgG浓度最高,IgM不易查得。如IgG增高和查得IgM时,提示中枢神经系统有感染、脱髓鞘性疾病或血脑屏障通透性增加。

(6)蛋白质电泳检查:正常脑脊液蛋白电泳图条区与血清电泳图相似,主要分为前白蛋白、白蛋白、α_1、α_2、β_1、β_2与γ球蛋白等,因使用电泳的方法不同而含量差异很大,也与脑脊液蛋白含量有关。

脑脊液中蛋白量增高时,前白蛋白比例降低,甚至可消失:白蛋白来自血清,分子量较小,容易通过血脑屏障,脑脊液蛋白增高时,白蛋白也增高。α_1、α_2球蛋白增加主要见于中枢神经系统萎缩性与退行性病变。γ球蛋白增高而总蛋白量正常见于多发性硬化和神经梅毒,两者同时增高时则见于慢性炎症和脑实质恶性肿瘤,也与血脑屏障通透性增加有关,寡克隆区带是指在γ球蛋白区带中出现的一个不连续的、一般在外周血不能见到的区带,是神经系统内部能合成IgG的标志,在95%

多发性硬化患者中比 IgG 的增加发生早,有重要的助诊价值,但阳性也可见于急性感染性多发性神经炎、视神经炎、浆液性脑膜炎中。

①参考值:

前白蛋白:0.03～0.07;白蛋白:0.51～0.63;α_1-球蛋白:0.06～0.08;α_2-球蛋白:0.06～0.10;β-球蛋白:0.14～0.19;γ-球蛋白:0.06～0.10。

②临床意义:

a.前白蛋白增高:常见于舞蹈症、帕金森病、手足徐动症等;前白蛋白减少常见于脑膜炎。

b.白蛋白增高:常见于脑血管病,如脑梗死、脑出血等;白蛋白减少见于脑外伤急性期。

c.α_1-球蛋白增高:常见于脑膜炎、脑脊髓灰质炎等。

d.α_2-球蛋白增高:常见于脑肿瘤、转移癌、胶质瘤等。

e.β-球蛋白增高:常见于某些退行性变如帕金森病、外伤后偏瘫等。

f.γ-球蛋白增高:常见于脑胶质瘤、重症脑外伤、癫痫、视神经脊髓炎、多发性硬化症、脑部感染、周围神经炎等。

(7)酶学检查:正常人由于血脑屏障完整,脑脊液内酶浓度比血清内酶浓度低;当颅脑损伤,颅内肿瘤或脑缺氧时,血脑屏障破坏,细胞膜通透性也有改变,使脑脊液内酶量增加,且不受蛋白总量、糖含量及细胞数的影响;主要与脑细胞坏死程度和细胞膜的损害程度有关。常用的有谷草转氨酶、乳酸脱氢酶、磷酸己糖异构酶和溶菌酶等;其中,乳酸脱氢酶在恶性肿瘤和细菌性脑膜炎时要较良性肿瘤和病毒性脑膜炎增高明显,有一定的鉴别诊断价值,也能反映病情的严重程度。溶菌酶的变化与蛋白、糖、白细胞尤其中性粒细胞的关系密切,在化脓性,结核性和病毒性脑膜炎含量分别不同,且不受药物治疗影响,因此,对鉴别和判断脑膜炎的性质有较大价值。

三、浆膜腔积液检验

人体的胸腔、腹腔和心包腔、关节腔统称为浆膜腔。正常情况下,浆膜腔内仅含有少量的液体起润滑作用,一般采集不到。病理情况下,浆膜腔内有大量液体潴留而形成浆膜腔积液。因积液部位不同而分为胸腔积液、腹腔积液、心包腔积液、关节腔积液。根据产生的原因及性质不同,将浆膜腔积液分为渗出液和漏出液。

(一)胸腔、腹腔和心包腔积液检查

正常人一般在胸腹腔内不存在大量积液,只有在病理情况下才会有胸腹腔积液发生。浆膜腔积液检查主要目的是为了辨别积液的性质,这对某些疾病的诊断和治疗有重要意义。

1.理学检查

(1)量:正常胸腔、腹腔、心包腔内均有少量液体,但在病理情况下,液体增多,其增多的程度与病变部位和病情严重程度有关。

(2)颜色:正常胸腔液、腹腔液、心包腔液为清亮、淡黄色液体;病理情况下可出现不同的颜色变化。一般渗出液颜色深,漏出液颜色浅。

①红色:呈淡红色、暗红色或鲜红色,可有穿刺损伤、结核、肿瘤、内脏损伤、出血性疾病等所致。

②白色:呈脓性或乳白色,可由化脓性感染时大量白细胞和细菌、胸导管阻塞或破裂时的真性乳糜积液以及积液含有大量脂肪变性细胞时的假性乳糜积液所致。有恶臭气味的脓性积液多为厌氧菌引起的感染所致。

③绿色:由铜绿假单胞菌感染所致。

④棕色:多由阿米巴脓肿破溃进入胸腔或腹腔所致。

⑤黄色:可见于各种原因的黄疸。

⑥黑色:由曲霉菌感染所致。

⑦草黄色:多见于尿毒症所致的心包积液。

(3)透明度:正常胸腔液、腹腔液、心包腔液为清晰透明的液体。积液的透明度常与其所含的细胞、细菌、蛋白质等多少有关。渗出液因含有大量细菌、细胞而呈不同程度的浑浊,乳糜液因含大量脂肪也呈浑浊,而漏出液因其所含细胞、蛋白质少,且无细菌而清晰透明。

(4)凝块:正常胸腔液、腹腔液、心包腔液放置后不会出现凝块。漏出液一般不易形成凝块,渗出液可有凝块形成。

2.化学检查

浆膜腔积液的化学检查需将积液离心后取上清液进行,主要测定项目为葡萄糖和蛋白质定量,还有一些酶学检查。

临床意义:

(1)正常积液中,葡萄糖含量与血糖接近,漏出液糖含量较血糖稍低,渗出液糖含量多明显低于血糖。感染性渗出液葡萄糖减低最明显,主要见于化脓性积液,其次是结核性积液。

(2)渗出液蛋白质含量常高于 30g/L,漏出液蛋白质含量常小于 25g/L。

(3)乳酸脱氢酶。浆膜腔积液中的乳酸脱氢酶(LD)活性测定主要用于鉴别积液的性质。漏出液中 LD 活性与正常血清接近;当 LD 大于 200U/L,且积液 LD/血清 LD 比值大于 0.6,则为渗出液。化脓性积液 LD 活性增高最明显,且增高程度与感染程度正相关,其次为恶性积液,结核性积液略微增高。

(4)腺苷脱氨酶(ADA)。ADA 活性测定对结核性积液诊断和疗效观察有重要价值。结核性、风湿性积液 ADA 活性明显增高,且增高幅度最大;而恶性积液、狼疮性积液 ADA 活性较低。

漏出液是非炎性积液,是由于:①血浆渗透压降低,如肝硬化、肾病综合征、重度营养不良性贫血;②血管内压力增高,如慢性心功能不全;③淋巴管梗阻,如丝虫病肿瘤压迫等以上因素所致。渗出液是炎性积液,常见于细菌感染。

表 1-1 漏出液与渗出液的鉴别

项目	漏出液	渗出液
病因	非炎性	炎症性或肿瘤、化学或物理性刺激
颜色	淡黄色、浆液性	黄色、血性、脓性或乳糜性
透明度	清澈透明或微混	混浊
比密	<1.015	>1.018
凝固性	不易凝固	易凝固
PH	>7.4	<6.8
蛋白质定量(g/L)	<25	>30
积液/血清蛋白比值	<0.5	>0.5
葡萄糖(mmol/L)	与血糖相近	低于血糖水平
LD(U/L)	<200	>200
积液/血清 LD 比值	<0.6	>0.6
细胞总数($\times 10^6$/L)	<100	>500
有核细胞分类	以淋巴细胞为主,偶见间皮细胞,单个核细胞>50%	炎症早期以中性粒细胞为主,慢性期以淋巴细胞为主,恶性积液以淋巴细胞为主
肿瘤细胞	无	可有
细菌	无	可有

3.细胞计数

(1)红细胞计数:对渗出液和漏出液鉴别意义不大。恶性肿瘤引起的积液中血性者占 50%～85%。当积液中红细胞大于 100000×10^6/L,应考虑恶性肿瘤、肺栓塞、穿刺损伤等。

(2)白细胞计数:白细胞计数对鉴别漏出液和渗出液有一定参考价值,漏出液白细胞一般小于 100×10^6/L,而渗出液白细胞常大于 500×10^6/L。结核性和肿瘤性积液白细胞常大于 200×10^6/L,而化脓性积液白细胞常大于 1000×10^6/L。

（3）有核细胞分类：漏出液中细胞较少，以淋巴细胞和间皮细胞为主；渗出液中细胞种类较多。①中性粒细胞增多：常见于化脓性渗出液、结核性积液早期。②淋巴细胞增多：主要提示慢性炎症，如结核、肿瘤、结缔组织病所致的渗出液。③浆细胞增多：常见于多发性骨髓瘤浸润浆膜所致的积液。④嗜酸性粒细胞增多：常见于变态反应和寄生虫所致的渗出液。⑤间皮细胞增多：主要出现于漏出液中，提示浆膜受刺激或损伤。

（二）关节腔积液检查

由于关节炎或其他病理变化可以改变关节腔液的成分，因此，不同疾病的关节腔积液的变化各不相同。关节腔积液的检查，主要用于各种类型关节病变的诊断、治疗效果的观察及预后判断。

1.理学检查

（1）量：正常关节腔内液体极少，约 0.1～2.0mL，且很难采集。在关节有炎症、创伤、化脓性感染时，关节腔液量增多，积液的多少可初步反映关节局部刺激、炎症或感染的严重程度。

（2）颜色：正常关节液为淡黄色、草黄色或无色粘稠液体。病理情况下，呈现不同的颜色变化。①淡黄色：可因关节腔穿刺损伤时红细胞渗出或轻微炎症所致。②红色：关节腔积液呈不同程度的红色，见于各种原因引起的出血，如创伤、全身出血性疾病、关节置换术后等。③乳白色：见于结核性、慢性类风湿性关节炎。④脓性黄色：见于细菌感染性关节炎。⑤黑色：呈胡椒样黑色颗粒，见于褐黄病。⑥金黄色：积液内胆固醇含量增高所致。⑦绿色：见于铜绿假单胞菌感染所致的关节炎。

（3）透明度及粘稠度：正常关节液清晰透明，其浑浊主要与细胞成分、细菌、蛋白质增多有关，多见于炎性积液。炎性病变越重，浑浊越明显。正常关节液中，因含有丰富的透明质酸而具有高度的粘稠性。粘稠度减低见于关节炎、重度水肿、外伤引起的急性关节腔积液。粘稠度增高见于甲状腺功能减退、系统性红斑狼疮引起的黏液囊肿。

（4）凝块形成：正常关节腔液不发生凝固现象，当关节有炎症时，血浆中凝血因子渗出增多，可形成凝块。轻度凝块形成见于骨性关节炎、系统性红斑狼疮骨肿瘤等；中度凝块形成见于类风湿性关节炎；重度凝块形成见于结核性、化脓性关节炎。

2.关节腔液细胞计数和分类检查

（1）参考值：正常关节液，白细胞 $<100\times10^6$/L，无红细胞；分类计数以淋巴细胞或单核细胞为主。

（2）影响因素

①穿刺点应选择关节明显饱满处，避免因损伤关节周围的重要解剖结构而使

血液混入关节滑膜液。

②关节穿刺部位的周围无破损、感染,以免穿刺时将细菌带入关节腔内,或引起关节继发性感染以及关节培养标本被污染。

③严格掌握无菌操作技术,抽取标本应及时送检,以免关节液中的细胞被破坏而影响结果。

临床意义:

(1)关节腔液中白细胞数量超过 $200×10^6/L$ 时,属于非炎性,多见于外伤、系统性红斑狼疮、退行性关节炎、创伤性关节炎、剥脱性骨软骨炎、滑膜骨软骨瘤病等非炎性关节炎。

(2)白细胞计数为 $2000～75000×10^6/L$ 时,属于炎症性,常见于慢性关节炎、结缔组织病、皮肌炎、系统性红斑狼疮、强直性脊髓炎、痛风,其中中性粒细胞占 70%。

(3)白细胞计数常超过 $10000×10^6/L$ 时,属于感染性,常见于细菌感染及免疫功能缺陷,其中 90% 为中性粒细胞。

四、生殖系统分泌物检验

(一)精液常规检查

根据世界卫生组织所规定的正常精液标准,判断精液是否正常可以从以下几个方面进行分析:①精液量;②颜色;③酸碱度;④液化时间;⑤黏稠度;⑥精子计数;⑦精子形态;⑧精子活动力;⑨精子存活率;⑩白细胞。

精液常规检查包括一般性状检查和显微镜检查。

1.一般性状检查

(1)量:正常人一次排精 2～5mL。精液的排出量与排精间隔时间长短有关。精液量过多>8mL 时,可因腺垂体促性腺激素的分泌亢进,使雄激素的水平升高所致,也可见于禁欲时间过长者。精液量过多也可造成精子密度偏低导致不育。若禁欲 5～7d,精液量<1.5mL,则视为异常,常见于精囊腺和前列腺的病变,特别是结核性病变。精液量减至数滴甚至不排出,称为无精症,常见于生殖系统结核、非特异性炎症、睾丸发育不良、内分泌疾病等。

(2)颜色和透明度:正常刚射出的精液呈乳白色或灰白色,液化后呈半透明乳白色,久未排精者可呈淡黄色。鲜红色或暗红色的血精见于生殖系统炎症、结核和肿瘤,黄色脓样精液见于精囊炎或前列腺炎。

(3)黏稠度和液化:正常新鲜的精液排出后数秒呈黏稠胶冻状,在精液中纤溶酶的作用下 30 分钟后开始液化。如果黏稠度降低呈米汤样,可能是精子数量减少,见于生殖系统炎症,精液不凝固见于精囊阻塞或损伤;如果精液 1 小时后不液化,可能是由于炎症破坏纤溶酶所致,如前列腺炎,精子不液化可以抑制精子活动力而影响受孕。

(4)酸碱度(pH)正常精液呈弱碱性(pH 7.2～8.0),以利于中和酸性的阴道分泌物,pH 小于 7 或大于 8 都能影响精子的活动和代谢,不利于受孕。

2.显微镜检查

(1)精子存活率:排精后 30～60 分钟,正常精子存活率应为 80%～90%,精子存活率降低是导致不育的重要原因。

(2)精子活动力:指精子活动状态,也是指活动精子的质量。世界卫生组织(WHO)推荐将精子活动力分为 4 级:

Ⅲ级——精子活动好,运动迅速,活泼有力,直线向前运动。

Ⅱ级——精子活动较好,运动速度尚可,游动方向不定,呈直线或非直线运动,带有回旋。

Ⅰ级——精子运动不良,运动迟缓,原地打转或抖动,向前运动能力差。

0 级——死精子,精子完全不活动。

正常精子活动力应在Ⅲ级以上。若>40%的精子活动不良,(0 级和Ⅰ级),常是导致男性不育的重要原因。精子活动力低,主要见于精索静脉曲张、泌尿生殖系统非特异性感染,应用某些药物如抗疟药、雄激素等所致。

(3)精子计数:标本应充分混匀,否则影响计数的准确性。正常人精子计数为 $0.6×10^{12}$～$1.5×10^{12}$/L,相当于一次排出的精子总数为 $400×10^6$～$600×10^6$。当精子计数值<$20×10^6$/mL 或一次排精总数<$100×10^6$ 为精子减少,超过致孕极限而导致不育。精液直接涂片或离心沉淀后均未查到精子为无精症。见于先天性睾丸发育不全、畸形或后天睾丸损伤和萎缩(如睾丸结核、炎症、淋病、垂体或肾上腺功能异常的内分泌性疾病等)、输精管阻塞或是先天性输精管及精囊缺陷,是导致少精或无精的重要原因,也是导致不育的重要原因。检查有无精子也是检查输精管结扎术的效果观察。结扎 6 周后,连续检查无精子说明手术成功;如果结扎 2 个月后精液中仍有精子,说明手术不成功。

(4)精子形态:正常精液中,异常形态精子应少于 10%～15%,精液中异常形态精子数>20%将会导致不育,可能是由于精索静脉曲张、血液中有毒代谢产物、铅污染等或应用大剂量放射线及使用细胞毒性药物导致的精子形态异常。精子形态变异最主要的变化是头部,亦可见中间段和尾部。头部异常包括大头、小头、梨形头、空泡样头、双头等,体部异常包括折裂、弯曲、不规则等,尾部异常包括短尾、多尾、断尾。如果精液中发现>1%的病理性未成熟细胞,包括精原细胞、精母细胞和发育不完全的精细胞,提示睾丸的曲细精管的生精功能受到药物或其他因素影响或损伤。如果精子凝集>10%,提示生殖道感染或免疫功能异常。

临床意义:精液少于 1.5mL,离体后 30 分钟不液化或液化不完全,有活动力的精子少于 40% 或精子活动不良,精子数在 0.6 亿/mL 以下,正常形态精子不足 80% 者都可能导致不育。精液量少常见于精囊和前列腺疾病;无精子或精子过少常见于生殖系统结核及非特异性炎症,如腮腺炎并发睾丸炎、睾丸发育不良等;精液中出现大量白细胞,常见于精囊炎、前列腺炎或结核;精液中有大量红细胞,常见于精囊结核及前列腺癌。

标本采集:

(1)首先应禁止一段时间内的同房。40 岁以下应有 3～5 天禁止同房,40 以上则约需一周时间内不要同房,此期间同样不应有遗精现象发生。

(2)有一个安静、清洁的环境(可在家庭中留取精液标本)。使用由医院提供的洁净的容器,也可自备(将小玻璃或小塑料容器清洗干净并干燥)。

(3)最好用手淫的方式留取精液标本。首先使阴茎勃起,用手反复刺激阴茎体,当即将射精时立即用容器对准尿道口,使得全部精液完全排入到容器中去。不能用避孕套采集精液标本,因为避孕套中含有某些杀死或抑制精子活性的物质会影响化验结果。建议不要采用中断性交的方式采集精液标本,因为在即将感觉要射精时可能已有少量精液排出,阴道中的某些分泌物也会附着于阴茎口,随着体外射精时排到容器中去,影响检查结果。

(4)精液标本留取后,应立即送检,运送过程中温度应保持在 25～35℃。观察液化时间,应将标本置于 37℃ 环境下。

(二)前列腺液常规检查

前列腺常规检查一般指前列腺外观检查和前列腺液的显微镜检查。前列腺液显微镜检查主要目的是看有无细胞、卵磷脂小体数量和滴虫、精子、肿瘤细胞(需染色检查)、淀粉样体以及有无细菌。

1.参考值

正常前列腺液镜下可见大量卵磷脂小体,分布均匀,白细胞 0～2 个/HPF,可见少量来自前列腺的上皮细胞和尿道上皮细胞,有时可见淀粉样体,老年人较多见;偶可见精子。

2.影响因素

(1)检查前 72 小时应禁止性活动。

(2)前列腺急性感染时,原则上禁止按摩前列腺,以防细菌进入血液而导致败血症。应足量应用抗生素后再进行前列腺按摩。

(3)取样时应弃掉第一滴腺液,再用玻璃片或玻璃管收集进行检查。

3.临床意义

正常前列腺液呈乳白色稀薄液体。当前列腺轻度炎症时,前列腺液外观无明显改变,炎症较重时可见不同程度的脓性或脓血性,前列腺液浓稠,色黄,混浊或含絮状物。前列腺癌时,前列腺液常显不同程度的血性。

（1）血细胞:正常情况下,前列腺液内红细胞极少,白细胞可有少量。白细胞大量或成堆出现,可见于慢性前列腺炎。

（2）正常前列腺液中含有许多折光性强、大小不等、分布均匀的卵磷脂小体,几乎满视野。前列腺炎时卵磷脂小体减少且有成堆倾向。

（3）淀粉颗粒在老年人中多见,白细胞同时出现见于前列腺炎等。

（4）若按摩时压迫到精囊,可以在前列腺液内检出精子。

（5）前列腺滴虫感染时,可检出滴虫。

（6）癌细胞:如发现畸形巨大成片的细胞,须行细胞学检查识别,见于前列腺癌。

（7）细菌直接涂片做革兰染色后观察,常见葡萄球菌、链球菌、大肠杆菌、淋球菌等;如抗酸杆菌染色阳性,可见于前列腺结核。

（三）阴道分泌物检查

阴道分泌物是由女性生殖系统,主要是由阴道分泌的一种液体,也称白带。留取阴道分泌物检查通常应该清洗外阴部以后,由医生或护士为患者采取标本。阴道分泌物一般可进行涂片检查。

1.参考值

阴道的洁净度分类见表 1-2。

表 1-2 阴道洁净度分级

洁净度	杆菌	球菌	上皮细胞	脓细胞或白细胞
Ⅰ	多量	无	满眼野	0～5 个/每高倍视野
Ⅱ	少量	少量	1/2 视野	5～15/每高倍视野
Ⅲ	少量	多量	少量	15～30/每高倍视野
Ⅳ	无	大量	无	>30/每高倍视野

洁净度为Ⅰ～Ⅱ级者可视为正常,Ⅲ或Ⅳ级为异常。

2.影响因素

（1）标本收集时必须防止污染,所用器具应清洁无菌、干燥、无化学药品。

（2）取材 24 小时内应无性交、盆浴或阴道检查、阴道灌洗及局部拭药等。

（3）应用新鲜本本涂片,如疑有滴虫感染时,还应注意保温。

3.临床意义

（1）通过阴道分泌物检查可以判断阴道有无炎症,还可以进一步确认炎症的原因。当清洁度达到Ⅲ或Ⅳ度时,多数情况下可诊断为阴道炎症,如细菌性阴道炎、滴虫性阴道炎、真菌性阴道炎等,对炎症的治疗提供直接的依据。单纯清洁度增高多见于非特异性阴道炎。此外正常女性在排卵前期清洁度好,在卵巢功能不足时,如行经期和绝经期,清洁度差。

(2)在检查中如发现有阴道滴虫时,可诊断为滴虫性阴道炎或滴虫感染。当发现有阴道真菌时可作为霉菌性阴道炎的诊断依据。此外阴道涂片经特殊染色后检查还可发现淋球菌葡萄球菌、大肠杆菌、链球菌、枯草杆菌、类白喉杆菌等,为诊断相关的疾病提供依据。

(3)阴道分泌物真菌检查阳性多见于真菌阴道炎,诊断以找到真菌为依据。阴道真菌多为白色念珠菌,它平时可寄生在阴道内,当阴道内糖原增多、酸度上升时可迅速繁殖。常见于糖尿病患者、孕妇、大量使用广谱抗生素或肾上腺皮质激素造成阴道菌群紊乱者。长期口服避孕药(超过 1 年)或长期使用含葡萄糖溶液维持营养的患者也易感染。此外,维生素 B 缺乏、免疫机制减弱或使用免疫抑制剂者,也易发生阴道白色念珠菌感染。

第二章　临床血液检验

第一节　红细胞检验

　　红细胞（RBC）是血液中数量最多的一种血细胞，同时也是脊椎动物体内通过血液运送氧气的最主要的媒介，同时还具有免疫功能。哺乳动物成熟的红细胞是无核的，意味着失去了 DNA，红细胞也没有线粒体，其通过葡萄糖合成能量，运输氧气，也运输一部分二氧化碳。运输二氧化碳时呈暗紫色，运输氧气时呈鲜红色。哺乳动物的红细胞呈两面中央凹的圆饼状，中央较薄。周缘较厚，故在血涂片标本上中央染色较浅、周围较深的现象，保证较大面积的细胞膜，便于进行气体交换，也保证了较好的灵活度，能顺利通过直径为 3 微米的脾窦。新鲜单个红细胞为黄绿色，大量红细胞使血液呈深红色。红细胞的直径约为 6.7～7.7 微米。

一、红细胞计数（RBC）

1. 检验方法

仪器法（Sysmex EX-5000 型）

2. 检验标本

静脉血（抗凝）

3. 检验部门

临检室

4. 送检要求

EDTA-K_2 抗凝管，取静脉血 2mL 即刻混匀，30 分钟内送检。

5. 参考区间

成人：男（4.09～5.74）$\times 10^{12}$/L

女（3.68～5.13）$\times 10^{12}$/L

新生儿：（5.2～6.4）$\times 10^{12}$/L

婴儿：（4.0～4.3）$\times 10^{12}$/L

儿童：（4.0～4.5）$\times 10^{12}$/L

6.临床意义

红细胞增加或减少的临床意义与血红蛋白测定相似。一般情况下红细胞与血红蛋白浓度之间有一定的比例关系,但是在病理情况下,此比例关系会被打破,因此同时测定二者对贫血诊断和鉴别诊断有帮助。

二、血红蛋白测定

血红蛋白(Hb),每一血红蛋白分子由四分子的珠蛋白和四分子亚铁血红素组成,珠蛋白约占96%,血红素占4%。血红蛋白是高等生物体内负责运载氧的一种含色素辅基的结合蛋白质,也是红细胞中唯一一种非膜蛋白。当各种原因使 Fe^{2+} 氧化成 Fe^{3+} 时即丧失携氧功能。

在正常状态机体有99% Hb 的铁原子呈 Fe^{2+} 状态,称为还原 Hb,1%呈 Fe^{3+} 为高铁血红蛋白,只有亚铁状态的 Hb 才能与氧结合,此时称氧合血红蛋白。一氧化碳与可以与 Hb 结合,且其结合力高于氧结合力210倍。

1.参考值

成年男性:120～160g/L;成年女性:110～150g/L;新生儿:170～200g/L;儿童:110～160g/L。

2.临床意义

血红蛋白测定的意义与红细胞计数相似,但更易于判断贫血。

3.检测方法

(1)氰化高铁血红蛋白(HiCN)测定法:血液中除了 SHb 以外,其他各种血红蛋白均可被试剂转化、生成 HiCN,其最大的吸收峰为540nm 波长,可经比色测定。本法试剂中 KCN 有剧毒,测定过程中高白细胞和高球蛋白血症易致混浊,HbCO 转化较慢。

(2)十二烷基月桂酰硫酸钠血红蛋白(SLS-Hb)法:除 SHb 外,血液中各种 Hb 均可与低浓度十二烷基月桂酰硫酸钠(SLS)作用,生成 SLS-Hb 棕红色化合物。SLS-Hb 最大吸收波峰538nm,波谷500nm,肩峰560nm。无公害,但 SDS 质量差异较大,并且 SDS 可破坏白细胞,不适合进行白细胞计数的血液分析仪使用。

(3)叠氮高铁血红蛋白(HiN3)测定法:与 HiCN 法相似,但仍然有公害问题。

(4)碱羟血红蛋白(AHD 575nm)测定法:试剂简单、不合有毒试剂、呈色稳定,但由于其吸收峰在575nm,限制了此法在血液分析仪的使用。

(5)溴代十六烷基三甲胺(CTAB)血红蛋白测定法:该法试剂溶血性强又不破坏白细胞,可同时进行白细胞计数,可用于血细胞分析仪自动检测 Hb 和白细胞。缺点是对 Hb 测定结果的准确度和精密度较低。

近年来多参数血细胞分析仪的应用,使 Hb 测定逐步以仪器法取代手工法,其优点是操作简单、快速,同时可以获得多项红细胞的参数,血液分析仪法测定血红蛋白的原理与手工法原理相似,多采用 HiCN 法,但由于各型号仪器使用的溶血剂不同,形成 Hb 的衍生物不同。

三、红细胞形态检查

正常红细胞的大小和形态较为一致,染色淡红色,中央着色较边缘浅,约占直径的 1/3,胞质内无异常结构。

各种致病因素作用于红细胞生理过程的不同阶段引起相应的病理变化。导致某些类型贫血的红细胞产生特殊的形态变化,包括红细胞的大小、形态、染色性质和内含物等方面反映出来。此种形态学改变与血红蛋白测定、红细胞计数结果相结合可粗略地推断贫血原因,对贫血的诊断和鉴别诊断有很重要的临床意义。

常见的红细胞异常形态可分为以下四种:红细胞大小、形状、血红蛋白含量、结构异常。

1.红细胞大小异常

(1)小红细胞:直径小于 $6\mu m$,体积变小,中央淡染区扩大。如果血涂片中出现较多染色过浅的小红细胞,提示血红蛋白合成障碍,可能由于缺铁引起;或者是珠蛋白代谢异常引起的血红蛋白病。而遗传性球形细胞增多症的小红细胞,其血红蛋白充盈良好,着色较深,生理性中央淡染区消失,直径也小于 $6\mu m$。

(2)大红细胞:直径大于 $10\mu m$。见于溶血性贫血、急性失血性贫血及巨幼细胞贫血。

(3)巨红细胞:直径大于 $15\mu m$,其内血红蛋白含量高,中央淡染区多不明显。最常见于和叶酸及维生素 B_{12} 缺乏所致的巨幼细胞性贫血。如果血涂片中同时存在分叶过多的中性粒细胞,则巨幼细胞性贫血可能性更大。

(4)红细胞大小不均:是指红细胞之间直径相差一倍以上,差异悬殊。常见于病理性造血,反应骨髓中红细胞增生旺盛。而巨幼红细胞性贫血时尤为明显,也可见于缺铁性贫血、溶血性贫血等。

2.红细胞形态异常

(1)球形红细胞:细胞直径小于正常,厚度增加且常大于 $2.6\mu m$。无中心淡染区,似球形。常见于遗传性球形细胞增多症和伴有球形细胞增多的其他溶血性贫血,如自身免疫性溶血性贫血、新生儿溶血病以及红细胞酶缺陷所致溶血性贫血等。可能机制:红细胞膜先天性或后天性异常致部分缺失,表面积/体积的比值减小。

(2)椭圆形红细胞:细胞呈卵圆形、杆形,长度可大于宽度 3～4 倍,最大直径可达 $12.5\mu m$,横径可为 $2.5\mu m$。此种红细胞置于高渗、等渗、低渗溶液或正常人血清内,其椭圆形保持不变,但幼红细胞以及网织红细胞均不呈椭圆形。在遗传性椭圆形细胞增多症的血涂片中此种红细胞可达25%,甚至高达75%。正常人仅约占1%,这可能与细胞骨架蛋白异常有关。

(3)靶形红细胞:红细胞中心部位染色较深,其外围为苍白区域,而细胞边缘又深染,呈靶状或牛眼状。有的中心深染区不像孤岛而像从红细胞边缘延伸的半岛状态或柄状,而呈不典型的靶形红细胞。靶形红细胞直径可比正常红细胞大,但厚度变薄,因此体积可正常也可不正常。常见于各种低色素性贫血,在珠蛋白生成障碍性贫血中尤易见到还见于阻塞性黄疸、肝脏疾病、脾切除后等。可能因HbA含量贫乏而又分布不均以及脂质异常有关。

(4)镰形红细胞:镰刀状,监狱镰状细胞性贫血。这是由于红细胞内存在异常血红蛋白S所致,在缺氧情况下,形成长形或尖形结晶体,使细胞膜变形。

(5)口形红细胞:红细胞中央有裂缝,中心苍白区呈扁平状,颇似张开的嘴或鱼口。在正常人也可发现。见于遗传性口形红细胞增多症、溶血性贫血和肝病。少量出现可见于弥散性血管内凝血(DIC)、酒精中毒。可能机制:细胞膜先天性缺陷,钠通道异常,细胞内钠含量显著升高。

(6)棘红细胞:又称刺红细胞,细胞表面有针尖状或指状突起,间距不规则。突起的长度、宽度不一。在β-脂蛋白缺乏症的患者血涂片中出现较多,也可见于脾切除后、酒精中毒性肝脏疾病、尿毒症等。须注意与皱缩红细胞区别:皱缩红细胞周边呈锯齿形排列紧密、大小相等,外端较尖。可能机制:磷脂代谢异常,细胞膜胆固醇/磷脂酰胆碱比值增大,也可能由于制片不当引起。

(7)角红细胞:细胞表面有粗大的角样突起,形态不一,数量不定,常见于DIC、血管内纤维沉积症、肾小球肾炎、尿毒症,多由细胞受到机械损伤引起。

(8)裂片细胞:为红细胞碎片或不完整的红细胞,大小不一,外形不规则,有各种形态如刺形、盔形、三角形、扭转形等。正常人血涂片中裂片细胞小于2%,弥散性血管内凝血、微血管病性溶血性贫血、重型珠蛋白生成障碍性贫血时出现较多。

(9)红细胞形态不整:指红细胞形态发生各种明显改变的情况而言,可呈泪滴状、梨形、棍棒形、新月形(着色极浅,直径约为20μm)等,明最常见于巨幼细胞性贫血。

(10)有核红细胞:正常成人外周血中不能观察到,在出生1周之内的新生儿外周血中可发现少量。成人外周血中出现有核红细胞均属病理现象。可见于:①增生性贫血:最常见于各种溶血性贫血,急性失血性贫血、巨幼红细胞性贫血、严重的低色素性贫血。以出现晚幼红细胞或中幼红细胞为多见。外周血中出现有核红细胞表示骨髓中红细胞系增生明显活跃;②红血病、红白血病:骨髓中幼稚红细胞异常增生并释放入血,以原红细胞、早幼红细胞为多见;③髓外造血:骨髓纤维化时,脾、肝、淋巴结等组织恢复胚胎时期的造血功能,这些组织因缺乏对血细胞释放的调控能力,幼稚血细胞大量进入外周血。各发育阶段的幼红细胞都可见到,并可见到幼稚粒细胞及巨核细胞;④其他:如骨髓转移癌、严重缺氧等

　　3.血红蛋白含量异常

　　(1)正常色素性:正常红细胞在瑞氏染色的血片中为淡红色圆盘状,中央有生理性浅染区,称之为正常色素性,红细胞着色的深浅取决于细胞内血红蛋白含量的多少。除见于正常人外,还见于急性失血、再生障碍性贫血和白血病。

　　(2)低色素性:红细胞的生理性中心浅染区扩大,甚至成为环形红细胞,即红细胞仅周围着色,提示血红蛋白含量明显减少,常见于缺铁性贫血、珠蛋白生成障碍性贫血、铁幼粒细胞性贫血等。

　　(3)高色素性:指红细胞内生理性中心浅染区消失,整个红细胞均染成红色,而且胞体增大。其平均红细胞血红蛋白的含量是增高的,但平均血红蛋白浓度多属于正常。最常见于巨幼细胞性贫血。

　　(4)嗜多色性:属于尚未完全成熟的红细胞,故细胞较大,因胞质中含有少量嗜碱性物质(RNA),而被染成灰蓝色或灰红色。嗜多色性红细胞增多提示骨髓造红细胞功能活跃。在增生性贫血和溶血性贫血时多见。

　　(5)细胞着色不一:低色素和正常色素细胞同时存在于一个血涂片中,多见于铁幼粒红细胞性贫血。

　　4.结构异常

　　(1)碱性点彩红细胞:简称点彩红细胞,指在瑞氏染色条件下,胞质内存在嗜碱性蓝色颗粒的红细胞,属于未完全成熟红细胞,其颗粒大小不一、数量不等、正常人血涂片中很少见到。当铅、铋、汞中毒时增多,常作为名铅中毒的诊断筛选指标。有学者认为是由于红细胞的膜受重金属损伤后,其胞质中的核糖体发生凝聚形成。

　　(2)染色质小体:又称豪焦小体,位于成熟红细胞或幼红细胞的胞质内,呈圆形,直径 $1\sim2\mu m$,呈暗紫红色,1 至数个,已证实为核碎裂或溶解后所剩残余部分,可见于脾切除术后、无脾症、脾萎缩、脾功能低下、红白血病和某些贫血患者;在巨幼细胞贫血时,更易见到。

　　(3)卡波环:在嗜多色性或碱性点彩红细胞的胞质中出现的紫红色细线圈状结构,呈环形或绕成 8 字形。现认为可能是胞质中脂蛋白变性所致,常与染色质小体同时存在。见于巨细胞性贫血、白血病、脾切除和铅中毒患者。

　　(4)寄生虫:当患者感染疟原虫、微丝蚴、杜利什曼原虫等时,可见红细胞胞质内相应的病原体。

四、血细胞比容测定

红细胞比容,即红细胞压积,系指红细胞占全血容积的百分比。它反映红细胞和血浆的比例。

测定红细胞比容的方法有许多种,如折射计法、黏度法、比重测定法、离心法、电阻抗法和放射击性核素法。后者被 ICSH 定为参考法,非一般实验室所能开展。血细胞分析仪用微量血即可将红细胞比容与其他血细胞指标同时打印出来。离心测定红细胞比容不够精确的关键是无法完全排除压积红细胞之间的残留血浆,因此测定值比真值略高,残留量一般认为约 3%。目前温氏法已属淘汰之列,渐为微量高速离心法所代顶替,因其用血量少,测定时间短,效率高。而且血浆残留量基本稳定,精度(CV)为 1%~2%,但对某些血液病样品则血浆残留量仍较多。血细胞分析仪仅用微量血通过电阻抗法可进行红细胞比积测定。由于其结果是仪器测定数千个红细胞体积产生的脉冲叠加后换算的结果,因此避免了用微量高速离心法。采用微量法测量的参考值为:男 0.467±0.039;女 0.421±0.054。

临床意义:血细胞比容是计算红细胞平均指数的必要要素之一,有利于临床贫血的诊断和分类,还可以评估血浆容量有无增减或稀释浓缩程度,有利助治疗疾病时补液量的控制和监测。

1.血细胞比容增高

(1)各种原因所致的血液浓缩,如大面积烧伤,严重呕吐、腹泻,多尿。

(2)真性红细胞增多症和继发性红细胞增多症。

(3)也可见于健康新生儿。

2.血细胞比容减低

主要见于各种贫血和妊娠稀血症,血细胞比容随红细胞的减少而降低,降低程度取决于因贫血造成的红细胞大小。

五、红细胞平均指数

红细胞平均指数包括三项内容,红细胞平均体积(MCV),指每个红细胞的平均体积大小,以飞升为单位(fL);红细胞平均血红蛋白量(MCH),指每个红细胞内平均所含血红蛋白的量,以皮克(pg)为单位;和平均红细胞血红蛋白浓度(MCHC),指平均每升红细胞中所含血红蛋白的浓度(g/L)。

1.检测方法

(1)手工法:对同一抗凝血标本同时计数红细胞、测定血红蛋白和血细胞比容,由此,可进一步计算出红细胞 3 个平均指数。由于红细胞 3 个平均指数都是间接算出的,因此,其前提是红细胞计数、血红蛋白、血细胞比容的测定必须用同一抗凝血标本,且所测定的数据必须准确,否则误差很大。

（2）血液分析仪:能直接导出 MCV 的值,再结合仪器直接测定的 RBC 和 Hb,计算出 MCH 和 MCHC(MCH＝Hb/RBC,MCHC＝Hb/RBC×MCV)。分析结果时必须注意红细胞 3 个平均指数之间及与红细胞计数、血红蛋白、血细胞比容测定 3 个检测指标之间的相互关联性。

2.参考值

（1）手工法:MCV:80～92fl,;MCH:27～31pg;MCHC:320～360g/L。

（2）血液分析仪法:MCV:80～100fl;MCH:27～34pg;MCHC:320～360g/L。

六、网织红细胞计数和点彩红细胞计数

1.网织红细胞计数

网织红细胞是未成熟的红细胞,是反映骨髓红系造血功能以及判断贫血和相关疾病疗效的重要指标。骨髓中红细胞系统的增生发育顺序是:多能干细胞,单能干细胞,原始红细胞,早幼红细胞,中幼红细胞,发育成晚幼红细胞以后细胞即不再分裂,发育过程中核被排出而成为网织红细胞。网织红细胞含有少量核糖核酸 RNA,用煌焦油蓝染色时成网状故名网织红细胞。网织红细胞进一步成熟,RNA 消失而为成熟红细胞。在正常情况下骨髓中有核红细胞并不释放至血循环,只有网织红细胞和成熟红细胞才释放入血中。因此,检查末梢血中网织红细胞数,可以推测骨髓生红细胞的情况。

网织红细胞胞质中尚有核糖体、核糖核酸等嗜碱性物质残存,经煌焦油蓝或新亚甲蓝活体染色后,胞质中可见蓝色或蓝绿色枝点状甚至网织状结构。

（1）参考值

成人:0.5%～1.5%

新生儿:2%～6%

网织红细胞绝对值:(24～84)×10^9/L 生成指数(RPI):1

（2）临床意义

①新生儿相关疾病的网织红细胞:网织红细胞(RET)被视为 EPO(促红细胞生成素)功能活跃的反应,新生儿 RET 增多被作为溶血性疾病、出血和缺氧的指针;对早产儿贫血恢复进程的预测和输血血型不合的评估都是一个有价值的指标。

②再生障碍性贫血时网织红细胞:a.急性再障:Hb 下降较快,RET<1%,RET 绝对值<15×10^9/L,WBC 中性粒细胞绝对值<0.5×10^9/L,PLT 常<10×10^9/L;b.慢性再障:骨髓造血障碍所致,Hb 下降较缓慢,RET、WBC 与 WBC 中性粒细胞绝对值和 PLT 较急性再障时高;c.再生障碍危象:Hb、RBC、HCT 明显减少,Hb 常低至 20～30g/L,网织红细胞急剧下降或为"0";d.纯红细胞再障:贫血呈正细胞

性,网织红细胞显著减少(<0.1%)或缺如,白细胞和血小板正常。

③缺铁性贫血时网织红细胞:RET 大多正常或轻度增高,服用铁剂后一周左右 RET 可迅速增高(2%~8%)。

④巨幼细胞贫血时网织红细胞减少,相对值正常或轻度增高,服用维生素 B_{12}、叶酸后可明显增高。

⑤溶血性贫血时网织红细胞显著增多,出现溶血危相时 RET 绝对值和 IFR 都高,溶血性贫血治疗后网织红细胞恢复正常。

⑥慢性感染性贫血:慢性感染贫血主要原因是病原微生物和组织破坏释放的毒素,造成红细胞生成素释放减少和骨髓对红细胞生成素反应迟钝、铁代谢障碍;轻度感染一般不引起贫血,重度感染可引起轻至中度贫血,甚至引起直接溶血;贫血早期呈正细胞正色素性,后呈小细胞低色素性,网织红细胞大致正常。

⑦慢性肝疾病所致贫血:临床除肝病的表现外,贫血多为轻至中度的大细胞贫血;网织红细胞轻度增加,伴有感染、出血者白细胞可增加,血小板计数偏低。

⑧慢性肾疾病:临床表现主要是慢性肾功能不全的症状和体征(尿素氮、肌酐增加)。网织红细胞正常或减低,HFR 与 EPO 均降低。白细胞及血小板正常。

⑨骨髓病性贫血骨髓病性贫血是指骨髓被异常组织浸润后所致的贫血,如骨髓转移瘤和骨髓纤维化等。网织红细胞增高,可出现中晚幼红细胞和中晚幼粒细胞。酸、碱粒细胞也可增高。

⑩化疗后骨髓造血功能观察:化疗后骨髓明显受抑:造血功能开始恢复时 MFR 网织红细胞的出现或升高较白细胞达到 $2.0 \times 10^9/L$ 早 6.5 天,较网织红细胞绝对值达到正常范围早 14 天;评价网织红细胞 MFR 可作为肿瘤患者化疗过程中骨髓造血功能开始恢复的敏感指标。急性白血病化疗前,RET 绝对值正常而 IRF 较高,化疗中则 RET 绝对值和 1RF 都低,抗白血病药物对红细胞生成的抑制使 RET 降至几乎为零;在化疗后,HFR 显著上升提示着患者进入恢复期。骨髓抑制的恢复早期外周血 HFR 升高出现较早。且幼稚网织红细胞的变化是造血系统肿瘤化疗时,骨髓受抑和恢复的较敏感指标。

⑪骨髓移植后监测骨髓造血恢复:骨髓移植后第 21 天,如 RET 绝对值大于 $15 \times 10^9/L$,常表示无移植并发症;若 RET 绝对值小于 $15 \times 10^9/L$,伴中性粒细胞和血小板增高,可能为骨髓移植失败。

2.点彩红细胞计数

点彩红细胞是红细胞在某些重金属中毒的情况下,胞质中残存的 RNA 变性引起。在铅、铋、银、汞、苯胺等中毒患者血中点彩红细胞常显著增高,在溶血性贫血、恶性贫血、白血病、恶性肿瘤等点彩红细胞百分率也可增高。正常值为小于 3×10^{-4}。

七、红细胞沉降率测定

红细胞沉降率(ESR)简称血沉,指在规定条件下,离体抗凝全血中的红细胞自然下沉的速率。ESR 是传统且应用较广的指标,用于诊断疾病虽然缺乏特异性,但操作简便,具有动态观察病情疗效的实用价值。

(一)检测方法和原理

1.魏氏法

将一定量的枸橼酸钠抗凝全血置于特制血沉管中,直立于血沉架上。由于红细胞比重大于血浆,在离体抗凝血中能克服血浆阻力而下沉。1 小时后读取上层血浆高度的毫米数,即为红细胞沉降率。血沉测定实际上是测量单位时间内红细胞下沉后血浆段的高度,而并非真正红细胞下降速度,因此,IFCC、国际纯粹和应用化学联盟(IUPAC)重新定义 ESR 为血液沉降反应长度(LSRB)。

2.自动血沉仪法

动态红细胞下沉分为 3 个阶段:①红细胞缗钱样聚集期,约 10 分钟。②红细胞快速沉降期,聚集逐渐减弱,细胞以恒定速度下沉,约 40 分钟。③细胞堆积期,约 10 分钟,此期红细胞缓慢减低,细胞逐步向试管底部聚集。全自动血沉仪根据红细胞下沉过程中血浆浊度的改变,采用光电比浊、红外线扫描或摄影法动态分析红细胞下沉各个时段血浆的透光度,以电脑记录并打印结果。

(二)质量管理

1.质量控制

(1)参考方法:常作为常规试验的质控方法。方法:选择 1 份 HCT 在 0.30~0.36 的血液标本,同时做常规和参考方法,对未稀释标本采用纠正公式得到纠正 ESR。如果常规方法与 ICSH 参考方法结果之间的差异在限定范围内,说明试验在控。血液标本通常采用替代的稳定化全血控制品,作为各种自动化系统的每日质控,也可使用 3~4 份 4℃保存的 EDTA 抗凝全血。

(2)计算每天累积均值:每天至少 100 份临床标本,CV 变化在 15% 以内,可认为试验在控,仪器性能良好。

(3)患者标本做质控:患者标本应满足以下条件:EDTA 抗凝,HCT 为 0.35 左右,ESR 在 15~105mm/h 范围,检测前颠倒混匀 16 次。

(4)Westergren 血沉管的鉴定:为全长 300±1.5mm,两端相通,表面有规范的 200mm 刻度的无色、平头、正圆柱形玻璃后塑料制品,管内径 2.55mm,管内均匀误差<5%,横轴与竖轴差<0.1mm,外径 5.5±0.5mm,管壁刻度误差 200±0.35mm,最小分度值 1mm,误差<0.2mm。

2.干扰因素

ESR 操作应在室温（18～25℃）下进行。抗凝血标本须在采集后 3 小时内完成检测，枸橼酸钠抗凝血 4℃保存可延迟到 6 小时，EDTA 抗凝血 4℃保存可延迟到 24 小时。干扰 ESR 测定的因素见表 2-1。

表 2-1   干扰红细胞沉降率测定结果的因素

	干扰因素
生理性	增高：①急性时相反应，心血管意外危险因素，胆固醇，纤维蛋白原，球蛋白，妊娠；②头孢匹林，引哚美辛，口服避孕药。减低：①免疫球蛋白 IgG，磷脂；②阿司匹林，促肾上腺皮质激素，脱氢皮质（甾）醇
分析性	减低：氟化钠，草酸

3.方法学比较

魏氏法为传统方法。ICSH、CLSI、WHO 均有 ESR 检测的标准化文件。ICSH 方法（1993）及 CLSI H2-A4（2000）的方法均以魏氏法为基础，规定了从采样至报告结果的各个环节。改良魏氏法见表 2-2。

表 2-2   改良魏氏法红细胞沉降率测定特点

项目	特点
血沉管长度	总长并非严格规定，但血沉管须足够长，不仅需符合设备需求，而且应保证在实验完成前细胞尚未开始压紧
塑料血沉管	作为魏氏血沉管的替代物（聚乙烯和聚碳酯）；所用塑料管应证明能用于血沉测定，而不影响结果
一次性玻璃血沉管	需证明试管材料和清洁不影响 ESR
毛细管法	较标准血沉管口径狭窄且短，不常用，适用于婴儿；须建立参考范围和提供相当于魏氏法血沉的转换因子
时间	测量细胞开始聚集到压紧前的沉降情况，通常 18～24 分钟。将此段时间内沉降率转换成传统 60 分钟的血沉值
倾斜试管	当试管倾斜时，红细胞沉降加快。自动化系统是将试管倾斜 18°在 20 分钟后判断终点
抗凝剂	当 HCT 小于 0.36（或 Hb＜110g/L）时，可使用 EDTA 抗凝血。当 HCT 较高时，结果精度较低。未稀释标本的读数应根据参考方法调整

ESR 测定迄今仍未建立确定性方法，目前首选为参考方法，其次为标准化方法，再次为选择性方法（工作方法或常规方法）。ESR 测定参考法或标准化方法突出的优点是可采用 EDTA 抗凝，可与血液分析仪共用 1 份抗凝静脉血标本，并在分析结果时易于综合白细胞变化进行判断。

（三）临床应用

1. 参考范围

①＜50 岁：男性＜15mm/h；女性＜20mm/h。②＞50 岁：男性＜20mm/h；女性＜30mm/h。③＞85 岁：男性＜30mm/h；女性＜42mm/h。④儿童＜10mm/h。

2. 临床意义

ESR 是常规筛查试验，虽特异性差，但对疾病的鉴别和动态观察具有一定的参考价值。

（1）病理性 ESR 增快：见表 2-3。

（2）血沉减慢：见于真性红细胞增高症、低纤维蛋白原血症、充血性心力衰竭、红细胞形态异常（如异形红细胞、球形红细胞、镰形红细胞）。

表 2-3　引起红细胞沉降率病理性增快的常见疾病及可能机制

	常见疾病	可能机制
炎症疾病	急性细菌感染（如临界值为 20mm/h 时，对急性阑尾炎的 诊断灵敏度为 23％，特异度为 86％。）	血中急性时相反应蛋白迅速增高
	风湿病活动期、风湿性关节炎等	抗原抗体复合物增加
	结核病活动期、风湿热活动期等	纤维蛋白原大幅度增高
组织损伤	严重创伤、大手术后、心肌梗死后 3～4 天	血中急性时相反应蛋白迅速增高
恶性肿瘤	恶性肿瘤	良性肿瘤：ESR 大致正常；肿瘤组织坏死、继发感染、贫血、纤维蛋白原增高时，ESR 加快；肿瘤术后化疗、放疗有效时，ESR 趋于正常；肿瘤复发或转移时，ESR 升高
自身免疫病	某些结缔组织疾病	ESR 与 CRP、RF、抗核抗体等具有相似的敏感性
高球蛋白血症	多发性骨髓瘤、巨球蛋白血症、系统性红斑狼疮、肝硬化、慢性肾炎等	血中免疫球蛋白增高
高胆固醇血症	动脉粥样硬化、糖尿病、黏液性水肿、原发性家族性高胆固醇血症等	血中高胆固醇增高

第二节　白细胞检验

一、白细胞计数

白细胞计数（WBC）可使用血液分析仪或显微镜进行检测，以前者最为常用。在血液分析仪计数结果异常（如白细胞数量较低、存在干扰等）需要确认或没有条件使用血液分析仪时，可采用手工显微镜法进行白细胞计数。

（一）检测方法

1.血液分析仪检测法

（1）原理：进行白细胞计数的原理主要有电阻抗法和光散射法。即血液经溶血素处理后，在鞘流液的带动下白细胞逐个通过血液分析仪的细胞计数小孔或激光照射区，引起小孔周围电阻抗的变化或产生特征性的光散射，对应的脉冲信号或光散射信号的多少即代表白细胞的数量。

（2）仪器与试剂：血液分析仪及配套试剂（如稀释液、溶血剂、清洗液）、配套校准物、质控物。

（3）操作：使用稀释液和特定装置定量稀释血液标本；检测稀释样本中的细胞数量；将稀释样本中的细胞数量转换为最终报告结果，即每升全血中的白细胞数量。不同类型血液分析仪的操作程序依照仪器说明书规定。

（4）参考区间：（仪器法，静脉采血）。

成年人：$(3.5 \sim 9.5) \times 10^{12} / L$。

（5）注意事项：血液应与抗凝剂充分混匀，避免产生凝块；同时应避免标本出现溶血。存在冷球蛋白、冷纤维蛋白原、红细胞抵抗溶血和高甘油三酯等影响因素均会干扰白细胞计数结果。

2.显微镜计数法

（1）原理：手工计数时用白细胞稀释液将血液稀释一定倍数并破坏成熟的红细胞，然后将稀释后的标本充入细胞计数板（又称牛鲍计数板）的计数池，在显微镜下计数一定体积内的白细胞数，换算出每升血液中白细胞的数量。

（2）试剂与器材

①白细胞稀释液

冰醋酸	2mL
蒸馏水	98mL
10g/L 亚甲蓝溶液	3 滴（混匀过滤后备用）

②其他：显微镜、改良 Neubauer 血细胞计数板等。

（3）操作

①取小试管 1 支,加白细胞稀释液 0.38mL。

②用微量吸管准确吸取 $20\mu l$ EDTA 抗凝全血或末梢血,擦去管外余血,将吸管插入小试管中稀释液的底部,轻轻将血放出,并吸取上清液清洗吸管 2 次,混匀。

③待红细胞完全破坏,液体变为棕褐色后,再次混匀后充池,静置 $2\sim3$ 分钟,待白细胞下沉。

④用低倍镜计数四角 4 个大方格内的白细胞数,对压线细胞按"数上不数下、数左不数右"的原则进行计数。

（4）计算

$$白细胞数/L=\left(\frac{N}{4}\right)\times10\times20\times10^6=\frac{N}{20}\times10^9$$

式中:

N　4 个大方格内白细胞总数。

÷4　为每个大方格（即 $0.1\mu l$）内白细胞平均数。

×10　1 个大方格容积为 $0.1\mu l$,换算成 $1.0\mu l$。

×20　血液稀释倍数。

$\times10^6$　由 $1\mu l$ 换算成 1L。

（5）注意事项:手工法计数白细胞的误差,与样本量过少、采集样本的质量以及计数池中细胞分布不均匀等因素有关。

①静脉血稀释前应充分混匀,不能有凝集。末梢血在穿刺后应避免挤压,使之自由流出,且立即稀释,以免产生凝集。

②小试管、计数板均应清洁、干燥,以免杂质、微粒等被误认为细胞。

③应准确量取血液样本、恰当稀释。计数池只能加入一定量的稀释样本,过量则使盖玻片抬高,从而改变计数池的充液高度。

④白细胞数量过高时,可加大稀释倍数,如超过 $30\times10^9/L$,可用 1：100 稀释;白细胞数量过低时,可计数 8 个大方格的白细胞数或减少稀释倍数,如 1：10 稀释。

⑤白细胞计数的稀释液破坏或溶解所有的无核红细胞。在某些疾病条件下,有核红细胞可能会在外周血中出现,这些细胞不能从白细胞中分辨出来,在计数池中也被计数成白细胞。因此,对染色血涂片进行分类,每 100 个白细胞中有 5 个或更多有核红细胞时,白细胞计数结果按下列公式进行校正:

$$校正后的白细胞计数结果=X\times\frac{100}{100+Y}$$

X:未校正的白细胞数;Y:分类计数时,每 100 个白细胞中同时计数到的有核红细胞数。

白细胞计数以校正后的结果进行报告。

⑥白细胞总数在正常范围内时,大方格间的细胞数不得相差 8 个以上,两次重复计数误差不得超过 10%。

(二)方法学评价

临床实验室主要使用血液分析仪进行白细胞计数,不仅操作简便、检测快速,而且重复性好,易于标准化,适合批量标本的检测。使用配套校准物或溯源至参考方法的定值新鲜血实施校准后,可确认或改善检测结果的准确性。某些人为因素(如抗凝不充分)或病理状态(如外周血出现有核红细胞、巨大血小板、血小板凝集)干扰仪器的检测结果时,需使用手工法进行确认。手工法是白细胞计数的传统方法,简便易行,无需特殊设备,但检测速度慢、结果重复性较差,难于满足常规工作批量标本的检测需求。在规范操作条件下,当血液分析仪检测结果存在干扰因素导致结果不可靠时,手工法可用于 WBC 结果复核。

(三)临床意义

1.生理性变化

白细胞计数结果有明显生理性波动,如:早晨较低,傍晚较高;餐后较餐前高;剧烈运动、情绪激动时较安静状态下偏高;月经期、妊娠、分娩、哺乳期亦可增高;新生儿及婴儿明显高于成人;吸烟亦可引起 WBC 增高。

2.病理性增多

常见于:①急性化脓性感染,尤其是革兰阳性球菌感染(脓肿、脑膜炎、肺炎、阑尾炎、扁桃体炎等);②某些病毒感染(传染性单核细胞增多症、流行性乙型脑炎等);③组织损伤(严重外伤、大手术、大面积烧伤、急性心肌梗死等);④急性大出血;⑤白血病;⑥骨髓纤维化;⑦恶性肿瘤(肝癌、胃癌、肺癌等);⑧代谢性中毒(糖尿病酮症酸中毒、尿毒症等);⑨某些金属(铅、汞等)中毒。

3.病理性减少

见于:①某些感染性疾病,尤其是革兰阴性杆菌感染(伤寒、副伤寒等);②某些原虫感染(黑热病、疟疾等);③某些病毒感染(病毒性肝炎、流感等);④某些血液病(再生障碍性贫血、急性粒细胞缺乏症、巨幼细胞贫血等);⑤自身免疫性疾病(系统性红斑狼疮、艾滋病等);⑥脾功能亢进(门脉肝硬化、班替综合征等);⑦肿瘤化疗,电离辐射(如 X 线)及某些药物(氯霉素、磺胺类药等)反应等。

二、白细胞分类计数

白细胞分类计数系指按血液中白细胞的形态、细胞质内有无颗粒和染色特性在显微镜下观察并进行分类,并计算各种白细胞的百分率。不同类型的白细胞具有不同的生理功能,不同因素能导致不同白细胞的改变,因此白细胞分类计数能很好的反应机体的生理或病理状况。

1.参考值

白细胞种类	比值	百分率(%)	绝对值($\times 10^9$/L)
中性杆状核粒细胞	0.01～0.05	1～5	0.04～0.50
中性分叶核粒细胞	0.50～0.70	50～70	2.00～7.00
嗜酸性粒细胞	0.005～0.05	0.5～5	0.05～0.50
嗜碱性粒细胞	0～0.01	0～1	0～0.10
淋巴细胞	0.20～0.40	20～40	0.80～400
单核细胞	0.03～0.08	3～8	0.12～0.80

2.临床意义

(1)中性粒细胞计数:中性粒细胞在瑞氏染色血涂片中,胞质呈无色或较浅的淡红色,有许多弥散分布的细小的(0.2～0.4 微米)浅红或浅紫色的特有颗粒。细胞核呈杆状或 2～5 分叶状,叶与叶间有细丝相连。其颗粒表面有一层膜包裹,可分 1～4 型,颗粒中含过氧化物酶、酸性磷酸酶、吞噬素、溶菌酶、β 葡糖苷酸酶、碱性磷酸酶等。中性粒细胞具趋化作用、吞噬作用和杀菌作用。

①中性粒细胞增多:中性粒细胞增多是指中性粒细胞分叶核>70%,绝对值>7×10^9/L。

生理性增多:通常不伴有细胞质量的改变。a.年龄:初生儿白细胞较高,一般在 15×10^9/L 左右,个别可高达 30×10^9/L 以上。通常在 3 到 4 天后降至 10×10^9/L 左右,约保持 3 个月,然后逐渐降低至成人水平。新生儿外周血白细胞主要为中性粒细胞,到第 6～9 天逐渐下降至与淋巴细胞大致相等,以后淋巴细胞逐渐增多,整个婴儿期淋巴细胞数均较高,可达 70%。到 2 至 3 岁后淋巴细胞逐渐下降,中性粒细胞逐渐上升,到 4 至 5 岁二者又基本相等,至青春其时与成人基本相同。b.日间变化:在静息状态时白细胞数较低,活动和进食后较高;早晨和上午较低,下午较高。c.运动、疼痛和情绪变化:一般的体力劳动、冷热水浴、日光或紫外线照射等均可使白细胞轻度增多。d.妊娠与分娩妊娠期白细胞常增多,尤其是最后一个月,常波动于(12～17)$\times 10^9$/L 之间,分娩时可高达 34×10^9/L。分娩后 2 到即可 5 日内恢复正常。由于白细胞的生理波动很大,只有通过定时和反复观检查才有意义。

病理性增多:a.急性感染或炎症:最常见的原因。急性化脓性感染时最为显著。中性粒细胞增高程度取决于感染微生物的种类、感染灶的范围、感染的严重程度、患者的反应能力,可伴有核左移现象。b.广泛的损伤或大量血细胞破坏:在严重烧伤、冻伤或较大手术后 12～36 小时,白细胞常达.10×10⁹/L 以上,其增多的细胞成分以中性分叶核粒细胞为主。急性心肌梗死后 1 到 2 天内,常见白细胞数明显增高,借此与心绞痛相区别。急性溶血反应时,也可见白细胞增多。c.急性出血:在脾破裂或宫外孕输卵管破裂引起的大量出血后,白细胞迅速增高,常达(20～30)×10⁹/L。其增多的细胞也要是中性分叶核粒细胞。这可能与应激状态、内出血而一过性缺氧等有关。d.急性中毒:化学药物中毒和代谢性中毒时常见白细胞增多,均以中性分叶核粒细胞为主。e.肿瘤:白细胞呈长期持续性增多,最常见于粒细胞性白血病,其次也可见于各种恶性肿瘤的晚期。

②中性粒细胞减少:中性粒细胞减少主要有三方面的机制:中性粒细胞增殖和成熟障碍:中性粒细胞消耗或破坏过多:分布异常。

a.感染:某些革兰多阴性杆菌如伤寒、副伤寒杆菌感染时,如无并发症,白细胞当选均减少,一些病毒感染如流感时的白细胞亦减少,可能是由于在异体蛋白、细菌素及病毒作用下使边缘池粒细胞增多而导致循环池中粒细胞减少及抑制骨髓释放粒细胞所致。

b.血液病:如典型的再生障碍性贫血时,呈"三少"表现。小部分急性白血病其白细胞总数不高反而减低,称非白血性白血病,分类时同再生障碍性贫血呈淋巴细胞相对增多,此时只有骨髓检查才能明确诊断。

c.理化损伤:接触苯以及某些化学药物,如氯霉素后,因直接损伤造血干细胞或抑制骨髓细胞的有丝分裂而致白细胞减少。

d.自身免疫性疾病:特发性血小板减少性紫癜(ITP)、自身免疫性溶血性贫血(AIHA)、系统性红斑狼疮类风湿性关节炎等,由于自身免疫性抗体导致白细胞破坏增多。

e.脾功能亢进:各种原因所致的脾肿大,如门脉性肝硬化、脾淋巴瘤、心衰、班替氏综合征等均可见白细胞减少。其机制为肿大的脾中的单核-巨噬细胞系统破坏了过多的白细胞;肿大的脾分泌了过多的脾素,而此种体液因子能灭活促进粒细胞生成的某些因素并加速血细胞破坏。

③中性粒细胞的核象变化:

a.核左移:正常时外周血中中性粒细胞的分叶以 3 叶居多,杆状核与分叶核之间的正常比值为 1∶13。中性粒细胞核左移是指外周血中性杆状核粒细胞增多或出现晚幼粒、中幼粒、早幼粒等细胞。常见于各种病原体所致的感染,特别是急性化脓性细菌感染时,核左移时常伴有明显的中毒颗粒、空泡变性、核变性等质的改变,急性中毒、急性溶血时也能见到核左移。核左移伴有白细胞总数增高者称再生性左移,表示机体的反应性强,骨髓造血功能旺盛,能释放大量的粒细胞至外周血中。

杆状核粒细胞＞6％,称轻度左移。

杆状核粒细胞＞10％并伴有少数晚幼粒细胞者为中度核左移。

杆状核粒细胞＞25％并出现更幼稚的粒细胞时,为重度核左移,常见于粒细胞性白血病或中性粒细胞型白血病样反应。

b.核右移:人外周血的 5 叶以上的中性粒细胞超过 3％称为核右移,此时常伴有白细胞总数减少。是由于缺乏造血物质造成脱氧核糖核酸合成障碍或骨髓造血功能减退所致。主要见于营养性巨幼细胞性贫血、恶性贫血,也可见于应用抗代谢药治疗的患者,如阿糖胞苷或 6-巯基嘌呤等之后。在炎症的恢复期,一过性地出现核右移是正常现象,如在疾病进行期突然出现核右移的变化,则表不预后不良。

(2)嗜酸性粒细胞计数:嗜酸性粒细胞起源于骨髓多功能造血干细胞的干细胞分化的嗜酸性粒细胞祖细胞,嗜酸性祖细胞在有关生成素诱导下逐步分化,成熟为嗜酸性粒细胞,在正常人外周血中少见,仅为 0.5％～5％。嗜酸性粒细胞有微弱的吞噬作用,但基本无杀菌能力,它的主要作用是限制过敏反应。嗜酸性粒细胞的趋化因子至少有六大来源:从肥大细胞或嗜碱性粒细胞而来的组胺;由补体而来的 C3a/C5a,C567,其中以 C5a 最为重要;从致敏淋巴细胞、细菌、肿瘤细胞或寄生虫而来的嗜酸性细胞趋化因子;以上因素均可引起的嗜酸性粒细胞增多。由于嗜酸性粒细胞在外周血中百分率很低,故经白细胞总数和嗜酸性粒细胞百分率换算而来的绝对值误差较大,因此,在临床上需在了解嗜酸性粒细胞的变化时,应采用直接计数法。

①生理变化:在劳动、寒冷、饥饿、精神刺激以及白天等情况下,因交感神经兴奋,通过下丘脑刺激垂体前叶产生促肾上腺皮质激素,使肾上腺皮质产生肾上腺皮质激素。肾上腺皮质激素可阻止骨髓释放嗜酸性粒细胞,并促使血中嗜酸性粒细胞向组织浸润,从而导致外周血中嗜酸性粒细胞减少。因此正常人嗜酸性粒细胞白天较低,夜间较高。上午波动较大,下午比较恒定。

②嗜酸性粒细胞增多:嗜酸性粒细胞增多是指成人外周血嗜酸性粒细胞绝对值大于 $0.5 \times 10^9/L$,分为三度:轻度增多:$(0.5～1.5) \times 10^9/L$;中度增多$(1.5～5.0) \times 10^9/L$;重度增多＞$5.0 \times 10^9/L$。临床上见于以下情况:

a.过敏性疾患:如在支气管哮喘、荨麻疹、风疹、血管神经性水肿、食物或药物过敏、血清病时均可见血中嗜酸性粒细胞增多。

b.寄生虫病:肠寄生虫抗原与肠壁内结合 IgE 的肥大细胞接触时,后者脱颗粒而释放组胺,导致嗜酸性粒细胞增多。

c.传染性疾病:一般急性传染病血中嗜酸性粒细胞均减少,唯猩红热时反而增高,这可能因该病病原菌(乙型溶血性链球菌)所产生的酶能激活补体成分,继而引起嗜酸性粒细胞增多所致。

d.其他:慢性粒细胞性白血病:此时嗜酸性粒细胞常可高达10％以上,并可见有幼稚型。某些恶性肿瘤,如肺癌、胃癌,特别是淋巴系统恶性疾病,如霍奇金病,均可见嗜酸性粒细胞增多。另外脾切除、脑垂体前叶功能减低症以及肾上腺皮质功能减低症均能引起嗜酸性粒细胞增多。

③嗜酸性粒细胞减少:见于某些急性传染病,如伤寒的极期,由于机体的应激反应增高、皮质激素分泌增加,引起嗜酸性粒细胞减少。手术后严重组织损伤以及应用肾上腺皮质激素或促肾上腺皮质激素均能引起嗜酸性粒细胞减少。

(3)嗜酸性粒细胞计数的其他应用:

①观察急性传染病的预后:肾上腺皮质有加强机体抗感染的能力。因此当急性感染时,肾上腺皮质激素分泌增加,嗜酸性粒细胞不减少,恢复期嗜酸性粒细胞又逐渐增多。若临床症状严重,而嗜酸性粒细胞不减少,说明肾上腺皮质功能衰竭;如嗜酸性粒细胞持续下降,甚至完全消失,说明病情严重,嗜酸性粒细胞重新出现,则为恢复的表现。

②观察手术和烧伤患者的预后:手术后4小时嗜酸性细胞显著减少,甚至消失,24至48小时后逐渐增多,增多速度与病情变化基本一致。大手术或面积烧伤后,若患者嗜酸性粒细胞不下降或下降很少,均表明预后不良。

③判断肾上腺皮的功能:ACTH可使肾上腺皮质产生肾上腺皮质激素,造成嗜酸性粒细胞减少。嗜酸性粒细胞直接计数后,随即肌内注射或静脉滴注ACTH 25mg,将直接刺激肾上腺皮质,或注射0.1％肾上腺素0.5mL,刺激垂体前叶分泌ACTH,间接刺激肾上腺皮质。肌内注射后4小时或静脉滴注开始后8小时,再用嗜酸性粒细胞计数。结果判断:a.在正常情况下,注射ACTH或肾上腺素后,嗜酸性粒细胞比注射前应减少50％以上;b.肾上腺皮质功能正常,而垂体前叶功能不良者,则直接刺激时下降50％以上,间接刺激时不下降或下降很少;c.垂体功能亢进时,直接和间接刺激均可下降80％～100％;d.垂体前叶功能正常,而肾上腺皮质功能不良者则直接和间接刺激下降均不到50％。Addison病,一般下降不到20％,平均仅下降4％。

(4)嗜碱性粒细胞计数:嗜碱性粒细胞是由髓系干细胞分化为嗜碱性粒细胞祖细胞后发育成熟的。

①嗜碱性粒细胞增多:嗜碱性粒细胞增多主要见于慢性粒细胞性白血病、真性红细胞增多症、黏液性水肿、溃疡性结肠炎、变态反应、甲状腺功能减退以及某些过敏性反应,如食物、药物过敏等。

②嗜碱性粒细胞减少:由于其本身数量很少,故缺乏临床意义。

(5)单核细胞计数:单核细胞是体积最大的白细胞,其细胞核常偏位,呈多形性,常有折叠感;染色质呈疏松网状,着色较浅。胞质较多,嗜碱性,但因含大最细小的晴天青颗粒而染成灰蓝色,颗粒含过氧化物酶。单核细胞来源于骨髓中的造血干细胞,并在骨髓中发育。当它们从骨髓进入血液时仍然是尚未成熟的细胞。与其他血细胞比较,单核细胞内含有更多的非特异性脂酶,并且具有更强的吞噬作用。单核细胞在血液中停留 2～3 天后迁移到周围组织中,细胞体积继续增大,直径可达 50～80μm,细胞内所含的溶酶体颗粒和线粒体的数目也增多,成为成熟的细胞。固定在组织中的单核细胞称为组织巨噬细胞,它们经常大量存在于淋巴结、肺泡壁、骨髓、肝和脾等器官。激活了的单核细胞和组织巨噬细胞能生成并释放多种细胞毒、干扰素和白细胞介素,参与机体防卫机制,还产生一些能促进内皮细胞和平滑肌细胞生长的因子。

单核细胞计数的临床意义主要集中在其增多,而减少意义不大。

①单核细胞生理性增多:正常儿童外周血中的单核细胞比成人稍多,约为9%,出生 2 周后的婴儿可呈生理性增高,可达 15% 甚至以上;妊娠中、晚期以及分娩时均可增多。

②单核细胞病理性增多:见于某些细菌感染,如伤寒、结核、疟疾、亚急性细菌性心内膜炎,亦见于结缔组织病、胃癌、肺癌、胰腺癌、酒精性肝硬化、单核细胞白血病以及淋巴瘤、骨髓增生异常综合征及急性传染病恢复期等。

(6)淋巴细胞计数:淋巴细胞由淋巴器官产生,是机体免疫应答功能的重要细胞成分。淋巴器官根据其发生和功能的差异,可分为中枢淋巴器官和周围淋巴器官两类,前者又称为初级淋巴器官,后者又称为次级淋巴器官。前者包括胸腺、腔上囊或其相当器官。它们无须抗原刺激即可不断增殖,成熟后将其转送至周围淋巴器官。后者包括脾、淋巴结等。成熟淋巴细胞需依赖抗原刺激而分化增殖,继而发挥其免疫功能。

淋巴细胞主要包括 B 淋巴细胞和 T 淋巴细胞,在骨髓、脾、淋巴结和其他淋巴组织中发育成熟的称为 B 淋巴细胞,在胸腺、脾、淋巴结和其他组织,依赖胸腺素发育成熟的称为 T 淋巴细胞。B 细胞寿命较短,一般仅 3～5 天,经抗原激素活后分化为浆细胞,产生特异性抗体,参与体液免疫。T 细胞被寿命较长,可达数月,甚至数年,在抗原体致敏后,可产生多种免疫活性物质,参与细胞免疫。

淋巴细胞计数的生理意义:

①淋巴细胞增多:a.生理性增多:淋巴细胞增多受诸多生理因素的影响。出生一周的婴儿淋巴细胞可达50%甚至以上,持续到6～7岁,此后逐渐降至成人水平。成人午后和晚上均比早晨高。b.病理性增多:见于病毒或细菌所致的急性传染病,如风疹、流行性腮腺炎,传染性淋巴细胞增多症等;慢性传染病,如结核病;肾移植

术发生排异反应；淋巴细胞性白血病，淋巴肉瘤，再生障碍性贫血、粒细胞缺乏症等。

百日咳、传染性单核细胞增多症、传染性淋巴细胞增多症、淋巴细胞白血病、淋巴肉瘤。

②淋巴细胞减少：主要见于接触放射线及应用肾上腺皮质激素或促肾上腺皮质激素的患者，严重化脓性感染的患者，此时中性粒细胞显著增加，导致淋巴细胞百分率减低，但其绝对值仍在正常范围。此外还见于抗淋巴细胞球蛋白治疗、淋巴细胞减少症、免疫缺陷病、丙种球蛋白缺乏症等。

三、白细胞形态学检查

白细胞形态学检查主要是显微镜检查法。白细胞的形态变化对鉴别异常形态白细胞有重要价值。现代自动图像分析仪虽然正在发展，但还未能取代显微镜检查法。血液分析仪能提供血细胞数量和其他相关参数，但不能直接提供血细胞形态变化的确切信息，不具备镜检法确诊血细胞形态的功能；血液分析仪对异常结果报警后，仍需用镜检法复核血片，以提供确切细胞形态学检查的结果。

（一）正常白细胞形态

1.外周血正常白细胞

包括形态正常的中性杆状核/分叶核粒细胞、嗜酸性粒细胞、嗜碱性粒细胞、大/小淋巴细胞和单核细胞。

2.中性粒细胞核形界定

分叶核粒细胞的核分叶之间，外观以染色较深的一丝实线相连，因只有核膜组成，故其内无染色质，这是中性粒细胞分叶核与杆状核鉴别的基础，当杆状核与分叶核鉴别困难时，可将其归类于分叶核。

3.粒细胞胞质内颗粒

中性粒细胞的胞质内颗粒分为嗜天青颗粒（占 20%）和特殊颗粒（占 80%）。粒细胞胞质内的颗粒比较见表 2-4。

表 2-4　粒细胞颗粒的比较

粒细胞	大小（μm）	颜色	主要成分
中性嗜天青颗粒	0.6～0.7	紫色	属溶酶体，含酸性磷酸酶、髓过氧化物酶
中性特殊颗粒	0.3～0.4	淡红色	碱性磷酸酶、吞噬素、溶菌酶
嗜酸性颗粒	0.5～1.0	橘黄色	属溶酶体，含酸性磷酸酶、髓过氧化物酶和组胺酶等
嗜碱性颗粒	大小不等	紫黑色	肝素、组胺

（二）异常白细胞形态

1.中性粒细胞毒性变化

在严重的化脓性感染、败血症、恶性肿瘤、急性中毒、大面积烧伤等病理情况下,中性粒细胞可发生大小不均、中毒颗粒、空泡形成、杜勒小体、退行性变等形态改变(表 2-5)。这些形态变化对判断预后有一定意义。

表 2-5　中性粒细胞毒性变化的发生机制

毒性变化	发生机制
大小不均	内毒素等作用于骨髓内早期中性粒细胞,使其发生顿挫性不规则分裂、增殖
中毒颗粒	特殊颗粒生成过程受阻或颗粒变性,2～3 个嗜天青颗粒融合
空泡形成	细胞发生脂肪变性或颗粒缺失
杜勒小体	胞质局部不成熟,即核质发育不平衡结果
退行性变	细胞衰老和病变

2.棒状小体

白细胞胞质中出现的红色细杆状物质,1 个或数个,长 1～6μm,称为棒状小体,是初级嗜天青颗粒结晶化的形态。如白细胞内出现数个呈束状排列的棒状小体,称为 fag-got 细胞。棒状小体对鉴别急性白血病类型有重要价值,主要见于急性粒细胞白血病(多见)和急性单核细胞白血病(少见),而急性淋巴细胞白血病则为阴性。

3.中性粒细胞核象变化

核象标志着中性粒细胞从新生细胞至衰老细胞的发育阶段。正常情况下,外周血中性粒细胞以分叶核为主,胞核常分为 2～5 叶,杆状核较少,分叶核与杆状核中性粒细胞比值为 13∶1。病理情况下,中性粒细胞的核象可发生核左移或核右移。

（1）核左移:外周血中性杆状核粒细胞增高和(或)出现晚幼粒、中幼粒甚至早幼粒细胞的现象称为核左移。核左移是机体的一种反应性改变,常见于化脓性感染、急性溶血以及应用细胞因子等,并伴有中毒颗粒、空泡、退行性变等毒性变化。核左移常伴有白细胞总数增高,但白细胞总数也可正常甚至减低。

①再生性核左移:核左移伴白细胞总数增高称为再生性核左移,表示骨髓造血和释放能力旺盛,机体抵抗力强,多见于急性化脓性感染、急性中毒、急性溶血和急性失血。

②退行性核左移:核左移伴白细胞总数正常或减低,表示骨髓释放受到抑制,机体抵抗力差,见于再生障碍性贫血、粒细胞缺乏症、伤寒等。

核左移分为轻、中、重度,与感染严重程度和机体抵抗力相关。

（2）核右移：外周血中性分叶核粒细胞增高、5叶核＞3％时，称为核右移。

核右移常见于巨幼细胞性贫血、内因子缺乏所致的恶性贫血、感染、尿毒症或骨髓异常综合征等，应用抗代谢药物治疗肿瘤时也会出现核右移。在炎症恢复期，一过性核右移是正常现象，但在进展期突然出现核右移是预后不良的征兆。

4.中性粒细胞异常形态新分类

中性粒细胞胞质内颗粒减少见于MDS、先天性乳铁蛋白缺乏症等；颗粒增加见于中毒颗粒相关病变、GM-CSF治疗、再生障碍性贫血、高嗜酸性粒细胞综合征、Alder-Reilly畸形、慢粒和MDS等；异常颗粒见于Chediak-Higashi综合征和相关病变、Alder-Reilly畸形、急性髓细胞白血病和MDS等。

5.淋巴细胞的形态异常

（1）异型淋巴细胞：在病毒、原虫感染，药物反应，结缔组织疾病或过敏源等因素刺激下，淋巴细胞增生并发生形态上的变化，表现为胞体增大、胞质量增高、嗜碱性增强、细胞核母细胞化，称异型淋巴细胞或反应性淋巴细胞。异型淋巴细胞按形态特征分为3型：Ⅰ型（空泡型）又称泡沫型或浆细胞型，Ⅱ型（不规则型）又称单核细胞型，Ⅲ型（幼稚型）又称未成熟细胞型或幼淋巴细胞型。

正常人外周血偶见异型淋巴细胞。异型淋巴细胞增高主要见于传染性单核细胞增高症（IM）、病毒性肝炎、流行性出血热、湿疹等病毒性疾病和过敏性疾病。另外，E-B病毒、巨细胞病毒、艾滋病病毒、β-链球菌、梅毒螺旋体、弓形虫等感染和接种疫苗也可引起外周血异型淋巴细胞增高。

（2）卫星核淋巴细胞：淋巴细胞主核旁有1个游离的卫星小核。因染色体损伤，丧失着丝点的染色单体或其片段在有丝分裂末期未进入子代细胞遗传物质体系内而形成。常见于接受较大剂量电离辐射、核辐射之后或其他理化因素、抗癌药物等造成的细胞损伤。卫星核淋巴细胞常作为致畸、致突变的客观指标之一。

第三节 血栓与止血检验

一、血栓与止血检验标本的采集与处理

血栓与止血检验的标本采集以及前处理直接影响实验结果的准确性，因此，要求所有步骤均应规范操作（相关检测项目可参照卫生行业标准WS/T359-2011《血浆凝固实验血液标本的采集及处理指南》的要求）。

（一）标本的采集

1.采血前的准备工作

采血时，首先应该确认患者姓名，并且将姓名和编号写在贮血容器上。安慰患

者,努力减轻患者的恐惧心理。尽可能地保证每次采血都在同样的条件下进行,即患者处于休息状态,并且在早餐前采血。

服用某些药物或某些生理状况(如怀孕、情绪激动或剧烈运动)会对一些凝血试验结果造成影响。阿司匹林、双嘧达莫等双联抗栓药物能抑制血小板聚集;口服避孕药、雌激素会使血小板黏附功能、聚集功能和纤维蛋白原,凝血酶原及凝血因子Ⅶ、Ⅷ、Ⅸ、Ⅹ、Ⅺ的活性明显增高;剧烈运动或输注肾上腺素时,因子Ⅷ活性快速上升;口服香豆素类抗凝药物,可以使维生素 K 依赖的凝血因子(因子Ⅱ、Ⅶ、Ⅸ、Ⅹ)和抗凝蛋白(蛋白 C、蛋白 S)等活性下降。故一般在进行此类检验时,应停用有关药物 2 周,因故不能停药者,必须注明用药状态。

2.采血的技术要点

(1)患者要求:取血时患者应松弛,环境温暖,防止静脉挛缩,止血带的压力应尽可能小,压力大及束缚时间长可造成局部血液的浓缩和内皮细胞释放组织型纤溶酶原激活物(t-PA),后者将引起纤溶活性增加。

(2)部位:除了出血时间(BT)及对新生儿的某些检测外,绝大多数凝血检测均应使用静脉血。

(3)采血人员:应技术熟练,“一针见血”,以防止组织损伤和外源性凝血因子进入针管。反复静脉穿刺可以导致血小板活化,致使血小板计数(PLT)假性减少;储存时间影响 PLT 标本应保存于室温,低温可激活血小板,储存时间过久可导致 PLT 偏低。因此,标本应置室温,2 小时内完成检测。

(4)试管:市售的真空采血管,由于具有采血便捷、定量且有多种抗凝剂可供选择,有的管壁已进行了硅化等优点,因此非常适合于血栓与止血的检验。取血后管内剩余空间应不小于所抽血液体积的 15%。因为采取的样品常含小凝血块及污染的组织液,有时尚可混有经此途径给予的药物,如肝素反流在样品中,导致凝血时间不应有的延长。故从输液管取血的做法不可取。

(5)标本放置时间:尽量缩短。这对某些检测很重要,如因子Ⅷ最不稳定,若无法立即检测,可将标本置于 $-80\,^{\circ}\mathrm{C}$ 冰箱中。纤维蛋白肽 A(FPA)和 β-血小板球蛋白(β-TG)在稍有组织损伤或标本放置时间较长时即可导致结果改变。血小板功能检测,标本应该储存于 $18\sim24\,^{\circ}\mathrm{C}$,禁止存放于冰箱中。

(6)其他:取血时,拉针栓的速度要慢且均匀,使血液平稳地进入注射器,防止气泡的产生。如果抽血过慢或不太顺利,可能激活凝血系统,试验结果将会显示凝血因子活性增高,血小板数假性降低等异常结果。一旦取样完毕,立即与抗凝剂在试管内充分混合。

(二)标本的保存

标本保存的温度与时间,可影响凝血因子的促凝活性,因此严格的标本保存措施是分析前质控的重要内容。所采血样原则上应立即检测,若无法满足,试管口应加塞,否则将会因 CO_2 的散失而导致 pH 的改变。如果不能在 4 小时内完成所有试验,应将血浆标本低温保存($-70\sim-20℃$),试验前将血浆于 37℃ 下快速融化。血小板聚集试验应在采血后 2 小时内完成。

如需要富含血小板的血浆(PRP),可以室温下每分钟 800~1000 转离心 10 分钟;缺乏血小板的血浆(PPP)可用于大多数的凝血试验,制备必须在大于或等于每分钟 3000 转条件下离心 15 分钟。

1.抗凝剂

因子 V 和因子 Ⅷ 在枸橼酸盐溶液中稳定性比在草酸盐溶液中好,用于凝血筛查试验、凝血因子检测或血小板聚集功能测定时,抗凝剂必须采用枸橼酸钠。另外,采集于枸橼酸盐溶液中的标本对肝素敏感性高于用草酸盐溶液抗凝时,这对于应用肝素时活化部分凝血活酶时间(APTT)监测十分重要。

枸橼酸钠浓度推荐是 $109mmol/L$(3.2%)$Na_3C_6H_5O_7 \cdot 2H_2O$ 或 $0.129mol/L$(3.8%)的 $Na_3C_6H_5O_7 \cdot 5H_2O$ 溶液。抗凝剂与血液比例要求是 1:9。但对于血细胞比容明显异常的患者,抗凝剂与全血的比例应进行调整,或计算抗凝剂的体积$(mL) = 1.85\times10^{-3}\times$ 血量 $\times$(100-血细胞比容)。有研究表明,血细胞比容 45% 的患者,以抗凝剂与血液比例分别为 1:9 和 1:5 采血,其凝血酶时间(PT)的结果分别为 11.7 秒和 18.7 秒,存在显著差异。

若用于血小板颗粒释放产物 β-TG、血小板第 4 因子(PF_4)或 P-选择素测定时,由于要尽量避免血小板的体外活化而造成的结果变异,抗凝剂以选择 $EDTA-Na_2$ 为宜,同时抗凝剂中要加入茶碱、吲哚美辛(消炎痛)等,以避免血小板活化,抗凝剂与血浆的比例一般情况下也是 1:9。

2.检测试剂

各种凝血活酶试剂对因子 Ⅶ 敏感性各不相同,导致一步法 PT 试验的结果不尽相同;同样活化部分凝血活酶试剂也存在这些问题。所以在选择试剂时应掌握下列原则:

(1)根据试剂对所检测物质不同的敏感性,选择最适的试剂:以 APIT 试剂为例,通常以磷脂作为接触表面,用白陶土、硅藻土或鞣花酸作为激活剂。但上述激活剂对肝素、因子 Ⅷ 和因子 Ⅸ 及狼疮抗凝物质缺乏的敏感性各不相同,在检测中就应根据不同的检测对象选择合理的激活剂。

(2)按照仪器性能和厂商指导选用匹配的试剂:某些活化部分凝血活酶试剂不适用于部分仪器,如混浊的或含颗粒的活化部分凝血活酶试剂就不能用在光学法判断终点的仪器上。

(3)商品试剂使用严格遵循产品说明:用于口服抗凝剂监测的 PT 试剂必须按

WHO 的要求进行标化,提供国际敏感度指数(ISI),结果以国际标准化比值(INR)报告。

二、血凝四项检测

凝血四项,目的是在术前了解患者的止血功能有无缺陷,以事先有所准备,防止术中大出血而措手不及。人体的止血功能十分重要。当人意外受伤流血时,止血功能迅速发挥作用,使血液凝固堵住伤口而止血,避免血液大量丢失。当患者需要手术时,医师必须事先了解患者的止血功能,如止血功能不健全,患者术中可能会大出血以至发生手术意外甚至死亡。

血液高凝状态、凝血、出血、止血,是临床最常遇到的情况。出血性疾病的筛查与诊断、血栓前状态和血栓疾病的检查、各种抗凝药的正确应用和预后估计,都离不开对凝血状态的了解。凝血四项检查可以帮助医生准确了解这些问题。

凝血四项包括

(1)血浆凝血酶原时间(PT)及由其衍化出的国际标准化比值(INR)。

(2)活化部分凝血活酶时间(APTT)。

(3)凝血酶时间(TT)。

(4)血浆纤维蛋白原(Fbg)。

(一)凝血酶原时间测定

PT 是在体外模拟外源性凝血的全部条件,测定血浆凝固所需的时间,用以反映外源凝血因子是否异常,是筛检止凝血功能最基本、最常用的试验之一。

1.英文缩写

PT

2.参考值

(1)PT:成人 11~15 秒,新生儿延长 2~3 秒,早产儿延长 3~5 秒。

(2)PTR(凝血酶原时间比值):0.85~1.15。

(3)PA(凝血酶原活动度):70%~130%。

(4)INR(国际标准化比值):口服抗凝剂治疗不同的疾病,需要不同的 INR。

4.临床意义

(1)PT 延长:PT 超过正常对照 3 秒以上或 PTR 超过参考值范围即为延长。主要见于:

①先天性 F II 、F V 、F VII 、F X 减低及纤维蛋白原缺乏(Fg<500mg/L),或无纤维蛋白原血症、异常纤维蛋白原血症。

②获得性凝血因子缺乏,如 DIC、原发性纤溶亢进症、肝病阻塞性黄疸和维生素 K 缺乏,血循环抗凝物质增多等。

③香豆素治疗时,当 FⅡ、FⅤ、FⅦ、FⅩ浓度低于正常人水平 40%时,PT 即延长。

(2)PT 缩短见于:先天性 FⅤ增多、DIC 早期(高凝状态)、口服避孕药、其他血栓前状态及血栓性疾病。

(3)口服抗凝药的监测:临床上,常将 INR 为 2~4 时作为口服抗凝剂治疗时抗凝浓度的适用范围。当 INR 大于 4.5 时,如纤维蛋白原水平和血小板数仍正常,则提示抗凝过度,应减少用药。当 INR 低于 4.5 时,而同时伴有纤维蛋白原水平和(或)血小板数减低时,则可能是 DIC 或肝病等所致,也应减低或停止口服抗凝剂。口服抗凝剂达有效剂量时的 INR 值:预防深静脉血栓形成 1.5~2.5,治疗静脉血栓形成、肺栓塞、心脏瓣膜病为 2.0~3.0,治疗动脉血栓栓塞,心脏机械瓣膜置换为 3.0~4.5。

(二)凝血酶时间

指受检血浆中加入"标准化"的凝血酶后,血浆纤维蛋白原转化成纤维蛋白所需的时间。这是主要反映凝血共同途径纤维蛋白原转变为纤维蛋白的过程中,是否存在异常的抗凝物质的筛选试验。

1.英文缩写

TT

2.参考值

16~18 秒

3.临床意义

(1)TT 延长:超过正常对照 3 秒钟以上为 TT 延长。

①血中有肝素或类肝素等抗凝物质存在,削弱了凝血酶的作用,如肝素治疗中、系统性红斑狼疮及肝脏疾病等。

②血中纤维蛋白(原)降解产物(FDP)增多,使抗凝作用加强,如 DIC 等。

③低(无)纤维蛋白原血症或异常纤维蛋白原血症时,纤维蛋白原转化成纤维蛋白受阻,TT 延长。

(2)TI 缩短:应用较少,见于血样本中有小凝块或钙离子存在。

(三)血浆纤维蛋白原

纤维蛋白原是纤维蛋白的前体,在凝血的最后阶段,可溶性纤维蛋白原转变成不溶性纤维蛋白,使血液凝固。测定血浆纤维蛋白原有助于了解凝血机能状态。

1.别名

凝血因子 I

2.英文缩写

Fg,Fib

3.参考值

2～4g/L(200～400mg/dL)

4.临床意义

(1)病理性增高

①血栓前状态和血栓性疾病时,机体凝血功能增强,血浆纤维蛋白原增多,如急性心肌梗死、糖尿病、妊娠高血压症、动脉粥样硬化、恶性肿瘤等。

②蛋白合成增多,如结缔组织病、多发性骨髓瘤等。

③反应性增多,如急性感染、急性肾炎、烧伤、休克、大手术后等。

(2)病理性降低

①消耗过多,导致血浆含量减少,如 DIC、先天性纤维蛋白原缺乏症、异常纤维蛋白原血症、新生儿、早产儿等。

②纤溶系统活性增强,Fg 被分解,如原发性纤溶亢进症等。

③合成减少,如重症肝炎、肝硬化等。

(四)活化部分凝血活酶时间

指人为加入特殊物质激活内源性凝血途径,使血液凝固。这是目前判断内源性凝血因子缺乏最可靠、最常用、最敏感的筛选试验,反映血浆中凝血因子Ⅷ、Ⅸ、Ⅺ、Ⅻ水平。另外,常用 APTT 对肝素抗凝治疗进行监控。

1.英文缩写

APTT

2.参考值

25.07～35.0 秒

3.临床意义

APTT 结果超过正常对照 10 秒钟以上即为延长。

(1)APTT 是内源性凝血因子缺乏最可靠的筛选试验,主要用于发现轻型的血友病,凝血因子Ⅷ、Ⅸ、Ⅺ、Ⅻ缺乏,凝血因子Ⅱ、Ⅴ、Ⅹ及纤维蛋白原减少,有肝素等抗凝物质存在,纤维蛋白原降解产物增多和 DIC。

(2)APTT 缩短见于 DIC,血栓前状态及血栓性疾病。

(3)肝素治疗监护:APTT 是目前广泛应用的实验室监护指标。此时要注意 APTT 测定结果必须与肝素治疗范围的血浆浓度呈线性关系,否则不宜使用。一般在肝素治疗期间,APTT 维持在正常对照的 1.5～3.0 倍为宜。

(五)血凝项目检测注意事项

1.采血

(1)采集血标本前,要确保让患者处于空腹和平静状态,情绪激动、剧烈运动和神经紧张会导致血小板数增多,血小板、凝血和纤溶活性的增强。

（2）采血时，止血带不应扎得太紧或时间太长，因长时间结扎会使因子Ⅷ和组织纤溶酶源激活剂（t-PA）释放和活化。穿刺应顺利，尽量一针见血，防止组织损伤，避免外源因子进入。避免从输液管取血，以防稀释用药。

（3）采血量应以专用管刻度要求为准（一般为 2mL），不宜过多或过少，影响抗凝比例。

（4）采血结束后应立即颠倒混匀 5～10 次，不可用力猛摇。

（5）30 分钟内将标本送往检验科，以便及时分离血浆。

2.收集管要求

要用一次性塑料注射器和塑料试管，以减少血小板和凝血因子的活化。标本采集后打入塑料或硅化的试管内，并且立刻塞紧盖子，否则会有 CO_2 挥发，pH 增高，影响 APTT、PT 延长。

3.抗凝剂选择

推荐用 3.8% 的枸橼酸钠，能有效阻止 Ⅴ 和 Ⅷ 降解。

抗凝剂与血液的比例为 1:9。

4.血浆的保存

取血后应立即做或及早分离血浆，最好在 2 小时内分离出来，对于当前不能做的标本，可将血浆分离分装在带塞子的塑料管内，冷冻在 −20℃ 的冰箱内，对需要存较长时间的标本冰冻存于 −80℃ 的冰箱内，冰冻的血浆融化时不能静置于室温中逐渐融化，这样会有纤维蛋白遇冷沉淀蛋白析出，应放置 37℃ 水浴中轻轻摇动，使其迅速溶化。

5.血凝仪状态的好坏

直接影响实验结果，故血凝仪要放在避光、透风的室内，并且要保证室内温度控制在 25℃ 左右，开机前做好准备工作，检查仪器的各个部件，看是否有异常，做好每天的保养和维护，确保仪器的正常运行。

三、血浆 D-二聚体

D-二聚体是交联纤维蛋白的特异性降解产物，只有在血栓形成后才会在血浆中增高，所以它是诊断血栓形成的重要分子标志物。测定血浆 D-二聚体可以判断纤维蛋白是否已经生成，从而为鉴别原发性和继发性纤溶亢进症提供重要依据。

1.英文缩写

D-dimer，D-D

2.参考值

定性试验：阴性

定量试验：$<400\mu g/L$

3.临床意义

（1）D-dimer 反映高凝状态以后发生的纤溶，故可用于鉴别原发与继发纤溶亢进。D-二聚体在原发纤溶症时正常，继发性纤溶亢进时则显著增高。见于 DI 继发纤溶亢进、深静脉血栓形成、肺栓塞、冠心病、慢性肾脏病等。

（2）当 D-二聚体<0.5mg/L 时，血栓形成的可能性较小，但如临床上已有明显的血栓形成所致症状与体征时，D-二聚体仍<0.5mg/L，则应考虑患者有无纤溶活性低下的可能。

（3）随年龄增高，D-二聚体有增高趋势。

（4）重症肝炎、肝硬化和慢性活动性肝炎时，D-二聚体也会升高，且与疾病的严重程度和预后相关。

四、血小板聚集功能测定

血小板聚集是止血和血栓形成的首要基本条件，血小板聚集通常是指血小板与血小板之间相互黏着的能力。

1.英文缩写

PAgT。

2.参考值

0.627±0.161。

3.影响因素

（1）最好采用硅化或塑料注射器，玻璃试管等需涂硅处理或使用塑料制品。因为玻璃可以激活凝血反应。

（2）止血带不应扎得太紧，时间不要太长，强调采血顺利，以防激活凝血反应。

（3）必须在采血后 3 小时内检测完毕。

（4）必须避免用 EDTA 做抗凝剂，防止血浆钙丢失。

（5）由于是比浊法，故避免溶血、红细胞混杂及牛奶、豆浆等脂类物质对检测的干扰。

（6）阿司匹林、肝素、双香豆素类药物在检测前 1 周内不能应用。

（7）血小板聚集试验受当日的环境和试剂影响颇大，最好每次以正常人血小板作对照。

（8）血小板聚集作用随血浆中枸橼酸钠浓度的降低而增高，因此在贫血患者中应加入较正常者为多的抗凝剂。

（9）采血后的标本以放在 15～25℃的室温下为宜，低温会使血小板激活，聚集能力强。

4.临床意义

血小板聚集是活化黏附的血小板之间聚集成团为特征,血小板聚集功能与血小板膜上某些因子(GPⅡb/Ⅲa、Ⅰb)、纤维蛋白原及细胞外钙离子等有关。

(1)血小板聚集性增加:提示血小板活性增强,见于手术后、糖尿病、急性心肌梗死、静脉血栓形成、青紫型先天性心脏病、肺炎、高脂蛋白血症、肾移植排斥反应、人工心脏瓣膜移植术及多发性硬化症等。口服避孕药、高脂肪食谱、吸烟等也会引起血小板聚集性增加。

(2)血小板聚集性减低:提示血小板功能障碍,见于血小板无力症、原发及继发血小板疾病、释放反应异常(贮藏池疾患)、血管性假性血友病、先天性低纤维蛋白原血症、迁延性及严重肝病等。使用某些药物如阿司匹林、保泰松等后,可使聚集性减低,故在本试验前应停用有关药物。

第四节　输血检验

一、输血前检验

输血是治疗与抢救生命的重要措施。输血前血型的检验不同于一般的临床检验。血标本采集、血型鉴定及交叉配血对提高安全输血系数有互补作用,缺一不可,其目的是使输入的血液成分有效成活,而不会引起受血者的红细胞发生破坏,使生命得到挽救。

(一)输血前检验的内容

输血前必须对患者进行输血前检查包括血型(正反定型、大 D 三项)、血常规(血色素)、转氨酶、乙肝、丙肝、梅毒、艾滋病等检测,阳性结果必须记录并告知患者家属。

(二)血型鉴定

1.ABO 血型鉴定

(1)测定原理:根据红细胞上有或无 A 抗原或/和 B 抗原,将血型分为 A 型、B 型、AB 型及 O 型 4 种。可利用红细胞凝集试验,通过正、反定型准确鉴定 ABO 血型。所谓正定型,是用已知抗 A 和抗 B 分型血清来测定红细胞上有无相应的 A 抗原或/和 B 抗原;所谓反定型,是用已知 A 细胞和 B 细胞来测定血清中有无相应的抗 A 或/和抗 B 抗体。

(2)标本种类及收集要求

①受检者血清。

②枸橼酸钠抗凝血或末梢取血,受检者血液制成 5%红细胞盐水悬液使用,如

标本出现中度溶血者,为不合格标本,不能用于检测。

(3)结果判定(见表2-6)

表 2-6 ABO 血型正反定型结果

分型血清＋受检者红细胞			受检者	受检者血清＋试剂红细胞		
抗－A	抗－B	抗－A＋B	血型	A 细胞	B 细胞	O 细胞
＋	－	＋	A	－	＋	－
－	＋	＋	B	＋	－	－
＋	＋	＋	AB	－	－	－

注:＋为凝集;－为不凝集。

(4)注意事项

①分型血清必须为批检试剂,且在有效期内使用;质量性能符合要求。(试剂开封后必须贴上开封日期、开封人标签,用毕后应放置冰箱保存,以免细菌污染。试剂开封后有效期为一周。)

②试剂红细胞以 3 个健康者同型新鲜红细胞混合,用生理盐水洗涤 1 次,以除却存在于血清中的抗体及可溶性抗原。或使用合格的商品诊断红细胞。试剂红细胞有效期:自制的为 15 天,商品的为试剂有效期。(试剂开封后必须贴上开封日期、开封人标签,用毕后应放置冰箱保存,以免细菌污染。试剂开封后有效期为一周。)

③生理盐水启用后,有效期为两周。

④所有试剂在开封或使用时,必须检查是否有变质;凡可疑者,必须更换新的试剂进行检测工作。

⑤试管、滴管和玻片必须清洁干燥,防止溶血。

⑥操作方法应按规定,一般应先加血清,然后再加红细胞悬液,以便容易核实是否漏加血清。

⑦IgM 抗 A 和抗 B 与相应红细胞的反应温度以 4℃ 为最强,但为了防止冷凝集现象的干扰,一般仍在室温(20℃～24℃)内进行试验,37℃可使反应减弱。

⑧离心时间不宜过长或过短,速度不宜过快或过慢,以防假阳性或假阴性结果。

⑨观察时应注意红细胞呈特异性凝集、继发性凝固以及缗钱状排列的区别。

⑩判断结果后应仔细核对、记录,避免笔误。

⑪对于可能存在不完全抗原的时候,应在各反应方加入凝聚胺试剂,以检验不完全抗原的存在。

⑫对于可疑结果,必须更换所用的试剂,重新检测。

⑬5％红细胞悬液的配制：用生理盐水洗涤红细胞 3 次后配制。

2.Rh(D)血型鉴定

(1)实验原理：红细胞与抗 D 抗体发生凝集反应表明该细胞有 D 抗原，反之，无凝集现象表明试验的红细胞缺少正常强度的 D 抗原。

(2)标本收集和制备：无菌操作收集血液标本，收集后尽可能立即进行实验。如果不能立即实验，应将样品贮存于 2℃～8℃。收集在 ACD、CPD、CPD-2A 液中的血液标本，不超过 21 天仍可进行实验，但是加 EDTA、肝素和凝集的血液标本，实验应在 2 天内进行。

（3)结果判断

①阳性反应：出现红细胞凝集，为 RhD 阳性。

②阴性反应：红细胞不出现凝集，为 RhD 阴性。

(4)注意事项

①试剂如出现混浊则不能使用，若开瓶使用时间较长后，最好用已知 RhD 阴性、RhD 阳性红细胞检查结果是否符合，以防制品污染、变质失效，而造成错误。及时贴上开封时间标签，在效期内使用。

②由于人红细胞的 D 抗原往往表现较弱，故必要时进行显微镜镜检，以免错判结果，特别是阴性结果时。

③Rh 血型鉴定应严格控制温度与时间，因 Rh 抗原、抗体反应凝块比较脆弱，观察反应结果时，应轻轻侧动试管，不可用力振摇。

④对于结果可疑的，必须洗涤红细胞后重新检验。

（三)交叉配血试验

1.工作准备

(1)生理盐水。

(2)0.8％～1％样本红细胞配备，10ul 样本压积红细胞加入 1mL 的生理盐水中。

2.操作步骤

(1)1 号管中（主侧)加入 50ul 供血者 1％红细胞悬液，25ul 受血者血浆或血清。

(2)2 号管中（次侧)加入 50ul 受血者 1％红细胞悬液，25ul 供血者血浆或血清。

(3)37℃孵育 15 分钟。

(4)离心 5 分钟，判断结果，记录。

3.结果判定

阳性表示受（供)血者血清中含供（受)者红细胞血型 Ag 相应的 Ab(IgG、

IgM),供受血者不相容,阴性表示供受血者相容。

(四)抗体筛选和鉴定试验

1.原理

红细胞血型抗体分子的物理特性与血清学的反应性之间有着直接的关系。可分为 IgM 和 IgG 球蛋白抗体

IgM 为天然抗体,在盐水介质中能直接作用于相应的红细胞,使之发生肉眼可见的凝集反应。

IgG 为免疫抗体,常经妊娠或输血等免疫产生。在盐水介质中不能凝集而只能致敏抗原的红细胞,且必须通过特定的方法使致敏红细胞发生凝集。如牛血清白蛋白、酶、抗球蛋白、凝聚胺、凝胶(或玻璃)等方法。

2.方法

待检血清需要使用多种方法进行鉴定。一般使用盐水法、酶方法、抗球蛋白法、凝聚胺法或凝胶法检测抗体。在检测到弱抗体时,可以利用适当增加血清的细胞比例、适当增加孵育时间、加入低离子强度溶液增效剂或 PEG 聚氧乙烯乙二醇等方法增加反应的敏感性。不同的抗体在不同的方法和条件下可以有不同的表现。这些特性为判定抗体特异性提供了参考信息。

3.结果判断

阳性反应:出现红细胞凝集。表示红细胞上有相应抗体存在。

阴性反应:出现红细胞不凝集。表示红细胞上没有相应抗体存在。

结合谱细胞反应格局,确定抗体特异性。

(五)不规则抗体检查

1.概述

不规则抗体检查也称红细胞抗体检查。所谓不规则抗体是抗 A、抗 B 以外的血型抗体,其多为 IgG 抗体。主要是经输血或妊娠等免疫刺激产生,在盐水介质中不能凝集而只能致敏相应抗原的红细胞,必须通过特殊介质(酶、抗人球蛋白、polybrene 等),才能使致敏红细胞出现凝集反应。

虽然不规则抗体筛选阳性率较低,但是该项阳性的患者一旦输入具有相应抗原的红细胞,抗原、抗体发生免疫性结合,在补体的参与下,使输入的红细胞发生溶解,即发生溶血性输血反应。患者出现发热、贫血、黄疸和血红蛋白尿,严重时甚至危及其生命。因此,在输血中要经常警惕这种输血反应发生的可能性。当不规则抗体筛选阳性时,必须进一步作抗体鉴定,确定其特异性后,再输入无相应抗原的红细胞,才能达到安全输血之目的。

不规则抗体是引起溶血性输血反应和新生儿溶血病的主要因素之一,对输血发生溶血性反应所引起肾衰、死亡病例的诊断有临床意义。因此为了保证输血安

全,提高输血疗效,减少或杜绝溶血性输血反应的发生,不规则抗体检查必须作为输血前检查的重要项目之一。

2.步骤

(1)将待测标本离心。

(2)取 50ul Ⅰ、Ⅱ、Ⅲ号筛选细胞(2％～3％浓度)分别加入抗人球蛋白卡中,加入待测血清 25ul,37℃孵育 15 分钟,离心,观察结果。

3.结果观察

(1)报告:试验结果。

(2)阴性:无溶血及红细胞未凝集。

①1＋:大部分凝集的红细胞停留在玻璃珠柱床的下半部分,柱的底部有一些红细胞。

②2＋:发生凝集的红细胞分布于整个玻璃珠床,柱的底部有少量的细胞。

③3＋:发生凝集的大部分红细胞玻璃珠床的上半部分。

④4＋:红细胞在柱中玻璃珠的上面凝集,并形成一个环形带。

二、输 血

输血是一种治疗措施,可算是一种支持性与代偿性的疗法。出现场合包括了外科手术备血以防术中失血过多、严重贫血等。输血可以针对不同血液成分(或称"血品")进行输入,包括了全血、浓缩红细胞、洗涤红细胞、浓缩白细胞与浓缩血小板等,按需求选择。

现今的输血疗法是尽可能在血型相同的个体间进行。在输血治疗前,血液一般已经过基本传染病化验,证实安全,才可使用。但没有绝对安全的血液,任何方式的输血疗法,都有可能产生感染和出现并发症之危险。

(一)全血输注

全血指包括血细胞及血浆中的各种成分。将血液采入含有抗凝剂或保存液的血袋内,不做任何加工,即为全血。包括以下两种:新鲜全血:其定义目前尚无统一标准,一般认为血液采集后 24 小时以内的全血称为新鲜全血,其各种有效成分存活率在 70％以上;保存全血:将血液采入含有保存液容器后尽快放入 4℃±2℃冰箱或冷室(库)内,即为保存全血,保存期根据保存液的种类而定。

1.适应证

大出血,换血,全血细胞减少,体外循环等。

2.缺点

①全血中含有白细胞和血小板,可以使受血者产生抗体,当再次输血时可发生输血反应。②全血中所含白细胞、血小板和凝血因子的量很少,且成分不浓不纯,

不能取得预期疗效。③对血容量正常的患者,尤其是老年人或儿童,输全血可引起超循环负荷,而发生心力衰竭。④由于全血血浆存在,发生不良反应概率高。全血的血浆内含有较高浓度的枸橼酸钠、酸、钾、氨、增塑剂等,可引起输血不良反应。⑤全血是制备血液各种成分的原料血,如使用过多,造成极大浪费。⑥输新鲜全血最不安全。如梅毒螺旋体在4℃保存血液中3天才可灭活,疟原虫保存2周可部分灭活。

3.禁忌证

①对血浆蛋白已致敏或对血浆内某种变应原敏感的患者。②血容量正常而需要输血的贫血患者。③年老体弱、婴幼儿、心功能不全和心力衰竭的贫血患者。④预期需长期或反复输血的患者,如阵发性睡眠性血红蛋白尿、再生障碍性贫血和白血病贫血等。⑤由于以前的输血或妊娠已产生白细胞或血小板抗体的贫血患者。

(二)浓缩红细胞(CRBC)

浓缩红细胞是外科常用的成分输血制品。用来增加红细胞,治疗贫血而血容量正常的患者。200mL全血可分离出1单位CRBC,可提高成年人血红蛋白浓度5~7.5g/L或增高HCT1%~2%,其中含血浆30mL,抗凝剂8~10mL,含K^+、NH_3、抗原、抗体均低于全血,运O_2能力和体内存活率等同一袋全血。

适应证:①手术失血的输血;②各种慢性贫血;③一氧化碳中毒;④高钾血症、肝、肾、心功能障碍者输血;⑤小儿、老年人输血。

(三)洗涤红细胞(WRBC)

洗涤红细胞是外科常用的成分输血制品,是健康血液除去全部血浆和90%白细胞及血小板。临床用于因多次输血而产生白细胞抗体的贫血患者,以及器官移植后患者,减少排斥反应。

适应证:①输入全血或血浆后发生过敏反应(荨麻疹、血管神经性水肿、过敏性休克等)的患者;②自身免疫性溶血性贫血患者和阵发性睡眠性血红蛋白尿需输血的患者;③高钾血症及肝、肾功能障碍需要输血的患者;④由于反复输血已产生白细胞或血小板抗体引起输血发热反应的患者。

(四)浓缩白细胞

因合并感染较多,现临床已较少应用。

(五)血小板制品

血小板制品包括:①富血小板血浆:血液采集后6小时内,利用离心法或快速沉降法(使用红细胞沉降剂)收集所得。1U富血小板血浆体积为100±10mL,含血小板>$2.0×10^{10}$。②血小板悬液:血小板悬液亦称为浓缩血小板,利用手工法或血细胞分离机单采法制备。手工法制备的血小板悬液,1U容积为30~70mL,含血小板≥(2～3)×10^{10}。单采法制备的血小板悬液体积为150±10mL,含血小板(2～5)×10^{11}。血小板悬液制备后应在22℃±2℃环境下静置1～2小时后,轻轻摇动血袋,使成均匀一致悬液方可输注或保存(22℃±2℃振荡)。③少白细胞血小板:将血小板悬液经操作处理去除所含的白细胞后制备而成。

适应证:①原发性血小板减少:免疫性血小板减少性紫癜、周期性血小板减少性紫癜。②继发性血小板减少:药物性血小板减少症、辐射所致血小板减少症、化学毒物所致血小板减少症、感染引起的血小板减少症;造血系统疾病伴发血小板减少症:各类型白血病、再生障碍性贫血、多发性骨髓瘤、恶性淋巴瘤、骨髓纤维化、骨髓转移瘤等;脾功能亢进、弥散性血管内凝血、血栓性血小板减少性紫癜及溶血尿毒综合征。③先天性血小板功能异常:巨大血小板综合征、贮存池病、血小板无力症、血小板病和血小板型血管性假血友病等。④获得性血小板功能异常:骨髓增殖性疾病、药物诱发的血小板功能缺陷;其他如尿毒症、肝脏疾病和系统性红斑性狼疮等。⑤预防性输注血小板,主要用于大手术、体外循环、严重创伤、低温麻醉等时,以预防出血。⑥大量输血,特别是输用大量库存血液者。

(六)新鲜冷冻血浆(FFP)

新鲜冷冻血浆含有全部凝血因子,是从新鲜全血分离出的血浆,在采血6小时内冷冻成固体,贮存在-30℃可保存1年。

适应证:①单纯凝血因子缺乏的补充:由于FFP所含的凝血因子非常有限,因此只适用于轻度出血的血友病患者。②口服抗凝剂过量引起的出血:应使用药物加FFP治疗,而单用药物则需时较长。③肝病患者获得性凝血障碍:急性肝功能衰竭患者发生出血需要补充所有的凝血因子,这是应用FFP的最好适应证;慢性肝病患者应用FFP指征尚不明确,目前多数学者认为伴有活动性出血的慢性肝病患者可输注FFP,而无活动性出血,即使有凝血因子异常也无应用FFP的指征。④大量输血伴发的凝血障碍:这种情况往往主要引起血小板大量减少。

(七)自身输血

自身输血是采用患者自身的血液或血液成分,以满足本人手术或紧急情况需要的一种输血治疗,即采集或回收患者自己的血液供手术或大失血后回输。

1.适应证

适用于全身状态良好,ASA Ⅰ～Ⅱ级、估计术中出血1000～2000mL或更多的患者(Hb>110g/L,HCT>0.33),患者自愿合作,均为术前自身血储备或术中血液稀释法,自身输血的适应对象。术中血液回收技术适用于无污染的体腔内出血的回收,如脾脏血、宫外孕、心脏及大血管手术的出血等。

2.禁忌证

有造血功能障碍、凝血功能异常者,患有心、肺、肾功能障碍者。

(八)输血的常见不良反应以及风险

(1)因白细胞和血小板抗原不合而发生的发热或过敏反应。

(2)血型不合的溶血反应。

(3)污染血引起的严重反应。

(4)输血量太大或过速以致心脏负荷过重而发生的急性心力衰竭。

(5)大量输库存血引起的枸橼酸盐中毒、出血倾向及高血钾症。

(6)传染性疾病特别是病毒性肝炎、艾滋病(AIDS,获得性免疫缺乏综合征)、疟疾、梅毒等。

(7)长期输血后发生的含铁血黄素沉着症和继发性血色病。

(8)空气栓塞等。

三、常见的输血不良反应

输血不良反应是指在输注血液制品的过程中或输注后,受血者发生了与输血相关的新的异常表现或疾病。输血不良反应发生率可达 1%~10%,即使按照严格标准执行献血者挑选、血液采集、加工和贮存,发生与输血相关不良反应的概率仍然存在,甚至危及生命。临床医生对输血不良反应要有充分认识,并应能积极避免、及时正确处理输血不良反应,保证临床输血安全。

根据输血不良反应发生的缓急和临床表现,将输血不良反应分为急性输血反应和迟发性输血反应两种类型。各种类型输血不良反应具有相应的临床表现及处理原则、方法。

(一)急性输血反应

急性输血反应是指发生于输注血液制品过程中或输注后 24 小时内的输血不良反应。分为急性免疫性输血反应和急性非免疫性输血发应两种。其中急性免疫性输血反应是由于供受者血型抗原-抗体不合引起的,包括 ABO 血型不合、Rh 血型不合等导致的急性溶血反应;因白细胞抗体产生的发热性非溶血反应;IgA 抗体介导的过敏性休克反应;输入抗受者白细胞或血小板抗体的血液导致的输血相关性肺损伤及荨麻疹等。急性非免疫性输血反应是由于某些非血型抗原-抗体反应引起的,包括因血制品污染导致的高热、甚至感染性休克;循环超负荷导致的急性充血性心力衰竭;血细胞因理化因素破坏发生的溶血反应;空气栓塞及输入大量库存血导致的枸橼酸钠中毒等。

根据临床表现及病情严重程度的不同,临床上常将急性输血反应分为三种。

1.轻度反应

患者在输血数分钟内出现皮肤反应,如皮疹、荨麻疹伴有皮肤瘙痒。

其常见的处理方法是：

（1）减慢输注血液制品速度。

（2）肌内注射抗组胺药物（如氯苯那敏 0.1mg/kg）。一般经以上处理 30 分钟后症状缓解，可继续以正常速度输血，如 30 分钟内无临床病状改善或有恶化，则按照中重度反应处理。

（3）一般应在输注血液制品前 30 分钟预防性给予抗组胺药物，如氯苯那敏 0.1mg/kg，肌内注射或静脉注射，或异丙嗪 50mg，口服。

2.中重度反应

患者一般在输注血液制品 30～60 分钟内出现发热、寒战、面色潮红、荨麻疹、皮肤剧烈瘙痒、烦躁、心跳加快、轻微呼吸困难及头痛。其常见的处理方法如下：

（1）立即停止输血，更换输注器械，以生理盐水保持静脉通路通畅。

（2）将输血器械及剩余血液、新鲜的尿样及从另一只手臂采集的血样（一份抗凝，一份不抗凝）送血库和检验部门分析。

（3）肌内注射抗组胺药物（如氯苯那敏 0.1mg/kg 或与之相当的其他药物）。口服（对乙酰氨基酚 10mg/kg）或肛塞退热药物（如吲哚美辛栓 50～100mg）。

（4）若出现过敏反应症状，如支气管痉挛和哮喘等，静脉注射皮质类固醇药物。一般经以上处理 15 分钟后症状改善，可换一袋血液重新缓慢输注，密切观察；如 15 分钟内无临床症状改善或有恶化趋势，则按照有生命危险的反应处理。

（5）对于反复定期输血患者、曾有两次以上输血相关的非溶血性发热反应者，应减慢输血速度并且可在输血前 60 分钟预防性给予退热药物。如果条件允许，可采用去除白细胞或过滤的红细胞和血小板。

3.有生命危险的反应

常见急性血管内溶血、细菌污染及败血症休克、液体超负荷、过敏性休克、输血相关肺损伤等。

（1）急性血管内溶血：急性血管内溶血是由于输注血型不合红细胞导致。患者血浆中抗体与输注的异型血红细胞发生溶血反应。主要见于 ABO 血型不合，其他的血型不合也有发生，如 Rh 血型等。即使少量异型血（5～10mL）输注也可以引起严重的溶血。临床表现为发热、寒战、心率增快、低血压休克、呼吸急促或呼吸窘迫、头痛、烦躁焦虑、腰背疼痛、少尿、血红蛋白尿、DIC。处理方法如下。

①立即停止输血，更换输注器械，以生理盐水保持静脉通路通畅。

②保持呼吸道通畅，并给予高浓度面罩吸氧。

③循环支持：输注生理盐水 20～30mg/kg，保持血容量和收缩压；如果需要可用强心剂及升压药支持血循环，如肾上腺素、多巴胺及多巴酚丁胺。

④预防肾功能衰竭，在保持血容量及血压稳定前提下用利尿剂，如速尿 1～

2mg/kg。

⑤监测凝血状态,预防及纠正DIC。

⑥核查血液标签及送检样本:将输血器械及剩余血液、新鲜的尿样及从另一只手臂采集的血样(一份抗凝,一份不抗凝)送血库和检验部门。核查交叉配血及血型,监测肾功能及血常规变化,直接抗人球蛋白试验检测抗体,并进行血气分析、尿潜血、血红蛋白尿及胆红素水平检查。

⑦出现过敏反应症状,如支气管痉挛和哮喘等,静脉注射糖皮质类固醇药物。

(2)细菌污染及败血症休克:一般在输注开始后迅速出现症状,也可延迟至数小时后发生。表现为突起高热寒战和低血压。处理方法如下。

①发现症状立刻停止输注,将输血器械及剩余血液作细菌培养及药敏试验,所输血液行涂片染色检查。

②应用广谱抗生素。

③如发生休克,积极进行抗休克治疗。

(3)液体超负荷:输血速度过快可导致液体超负荷,引发急性心衰和肺水肿。尤其易发生于严重慢性贫血患者及以往有心血管疾病者。对此类患者应减慢输血速度。

(4)过敏性休克:输血相关的过敏性休克相对比较罕见。典型情况发生在血浆置换时使用大量新鲜冰冻血浆。另外任何血制品均可使IgA缺陷受血者发生过敏反应。常在输血开始后数分钟后产生。典型表现为心功能衰竭,心率加快、低血压、休克、呼吸困难、呼吸窘迫,患者常焦躁不安。处理方法如下。

①立即停止输注。

②应用抗组胺药物(如氯苯那敏0.1mg/kg或与之相当的其他药物)。

③皮下或静脉注射0.1%肾上腺素。

④对于IgA抗体阳性患者,应输注IgA阴性的血液制品。

(5)输血相关性肺损伤:通常由于供者血浆中含有针对受血者白细胞的抗体。一般在输血开始后1～4小时发病,表现为快速的呼吸衰竭,肺部X线检查见弥散性阴影。治疗上无特定方法,主要进行呼吸支持治疗。

(二)迟发性输血反应

迟发性输血反应是指发生于输注血液制品后数日、数周或数月的输血相关不良反应。可分为输血传播性疾病和其他迟发性输血反应两种类型。

1.输血传播性疾病

献血者的血液中可能含有传染性病原体,输注血液或血液制品均有传播疾病的风险。通常输血传播疾病是指经输血传播的肝炎、AIDS、梅毒、疟疾等疾病。输血传播疾病的风险取决于采血地区感染的发病率。

(1)常见的输血传播性疾病

①获得性人类免疫缺陷病毒感染所致的获得性免疫缺陷综合征(AIDS)。

②乙型肝炎(长期输血的患者应注射乙肝疫苗)。

③丙型肝炎。

④梅毒。

⑤巨细胞病毒(CMV)感染(高危人群应输注 CMV 阴性或去白细胞的血液成分)。

⑥疟疾。

⑦其他少见的输血传播疾病:包括人类细小病毒 B19 感染、EB 病毒感染、锥虫病、布鲁菌病、弓形体病、传染性单核细胞增多症、莱姆病和克-雅氏病等。

(2)血液筛查项目

①谷丙转氨酶(ALT)。

②乙型肝炎表面抗原(HBsAg)。

③丙型肝炎病毒抗体(抗-HCV)。

④梅毒螺旋体。

⑤艾滋病病毒抗体(抗-HIV1+2)。

(3)影响因素:虽然经过严格的血液检验,但依然存在输血传播性疾病,其原因有以下几个方面:

①"窗口期"。

②检测手段还不够先进。

③检测方法本身的误差可造成漏检。

④由于某些献血员自身的免疫力差,即便是感染了某些病原体,机体在短期内不会产生抗体,或产生抗体所需时间长,因而造成输血感染。

(4)预防措施:为了保证受血者的身体健康和生命安全,加强血液全面质量管理,保障输血安全,采取预防措施如下。

①开展无偿献血。

②严格筛查:献血前对献血者进行咨询,全面健康检查,拒绝高危人群献血。严格按操作规程做好血液初、复检,对可疑标本进行第三次、第四次检测,直到结果准确无误。同时检测仪器要先进、精密度高,保证检测质量。

③开展成分输血:要严格掌握输血适应证,科学合理用血。

④积极开展自身输血。

⑤提倡应用传播疾病风险小的血液制品和生物制剂:现有的生物制剂如白蛋白,采用低温乙醇法制备,进行了病毒灭活,减少了经输血传播的疾病。某些基因重组或单克隆抗体纯化的生物制品,如重组的 FⅧ、FⅨ 等,没有病毒传播的风险。

⑥加强采供血质量管理。

2.其他迟发性输血反应

主要包括迟发性溶血反应、输血后紫癜、输血相关的移植物抗宿主病（TAGVHD）、多次输血后铁超负荷等。

(1)迟发性溶血反应：一般为血管外溶血。临床表现为发热、黄疸、贫血、偶有血红蛋白尿。一般不需要特殊处理。如有休克、DIC、肾功能衰竭发生时，则按照相应的情况进行处理。

(2)输血后紫癜：多见于女性患者，在输注红细胞或血小板后 5～10 天发生急性血小板减少，PLT 常低于 100×10^9/L。一般血小板高于 50×10^9/L 时可不特殊处理。如低于 20×10^9/L 或有明显出血表现可按照原发免疫性血小板减少症（ITP）处理。必要时应选用与患者抗原相合的血小板输注。

(3)输血相关的移植物抗宿主病（TA-GVHD）：TA-GVHD 是一种致死性的输血并发症。

(4)铁超负荷：反复输注红细胞后，过多铁在机体累积，出现血色素沉着症，甚至导致脏器功能衰竭，尤其是心、肝功能衰竭。采用铁结合因子，如去铁胺，$20 \sim 60$mg $\cdot$ kg^{-1} $\cdot$ d^{-1}，进行皮下注射或静脉滴注，将血清铁蛋白保持在 2000μg/L 水平，可以有效地减少铁在体内聚积，逆转心脏及肝脏疾病。

第三章　临床生物化学检验

第一节　肝功能检验

　　肝脏是人体内最大的多功能实质性器官,它几乎参与体内一切物质的代谢,包括糖类、脂类、蛋白质、维生素、激素等物质代谢以及分泌、排泄和生物转化等,同时还参与机体血容量调节、体液平衡和免疫吞噬等过程。正常情况下,肝胆在食物的消化吸收和物质代谢过程中相互影响共同发挥重要的生理作用,受到体内外各种致病因子侵犯时,其结构和功能将受到不同程度的损害而引起相应的功能异常和代谢紊乱。

一、丙氨酸氨基转移酶

　　肝脏中此酶含量最高,所以当肝脏受到损伤时,大量的酶释放入血液,血中该酶的含量升高。因此,血清谷丙转氨酶反映肝细胞的损伤,用于诊断肝脏疾病。

　　1.别名

　　谷丙转氨酶

　　2.英文缩写

　　GPT、ALT、SGPT

　　3.参考值

　　ALT 正常参考值为 0～40U/L。

　　4.影响因素

　　(1)溶血可导致 ALT 活力升高,严重黄疸及浑浊血清应稀释后再进行测定。

　　(2)多种药物如氯丙嗪、异烟肼、利福平、苯巴比妥、可待因、抗肿瘤药物、某些抗生素、吗啡等可使 ALT 活性升高。

　　(3)中药五味子可使 ALT 降低。

　　(4)正常新生儿 ALT 活性较成年人高出 2 倍左右,出生后 3 个月降至成人水平。

　　5.临床意义

　　谷丙转氨酶升高在临床是很常见的现象。肝脏是人体最大的解毒器官,该脏器是不是正常,对人体来说是非常重要的。ALT 升高是肝脏功能出现问题的一个重要指标。在常见的因素里,各类肝炎都可以引起 ALT 升高,这是由于肝细胞受到破坏所造成的。一些药物如抗肿瘤药、抗结核药,都会引起肝脏功能损害。大量喝酒、食用某些食物也会引起肝功能短时间损害。

ALT 主要存在于肝细胞质内,其细胞内浓度高于血清中 1000～3000 倍。只要有 1% 的肝细胞坏死,就可以使血清酶增高一倍。因此,ALT 被世界卫生组织推荐为肝功能损害最敏感的检测指标。但它并不具器官专一性,许多疾病都可以引起它的增高。明显升高见于急性病毒性肝炎,中度升高见于慢性肝炎、肝硬化活动期、肝癌、肝脓肿,心梗、心肌炎、心衰等也可轻度升高。因此对 ALT 升高的评价应密切结合临床。部分 ALT 升高与脂肪肝、饮用酒精有关。

谷丙转氨酶,主要存在于肝脏、心脏和骨骼肌中。肝细胞或某些组织损伤或坏死,都会使血液中的谷丙转氨酶升高,临床上有很多疾病可引起转氨酶异常,必须加以鉴别:

(1)病毒性肝炎。这是引起转氨酶增高最常见的疾病,各类急、慢性病毒性肝炎均可导致转氨酶升高。

(2)中毒性肝炎。多种药物和化学制剂都能引起转氨酶升高,但停药后,转氨酶可恢复正常。大量或长期饮酒者谷丙转氨酶也会升高。

(3)肝硬化与肝癌、肝硬化活动时,转氨酶都高于正常水平,应该积极治疗。

(4)胆道疾病,如胆囊炎、胆石症急性发作时,常有发热、腹痛、恶心、呕吐、黄疸、血胆红素及转氨酶升高。

(5)心脏疾病,如急性心肌梗死、心肌炎、心力衰竭时,谷丙转氨酶和谷草转氨酶均升高,患者常有胸痛、心悸、气短、水肿。心脏检查有阳性体征及心电图异常。

(6)其他某些感染性疾病,如肺炎、伤寒、结核病、传染性单核细胞增多症等,都有转氨酶升高的现象,但这些疾病各有典型的临床表现,并可借助实验室检查,明确诊断。此外,急性软组织损伤、剧烈运动,亦可出现一过性转氨酶升高。所以你需要到医院做一个比较全面的检查,才能找出原因,及时处理。

二、天门冬氨酸氨基转移酶

该酶在心肌细胞中含量较高,所以当心肌细胞受到损伤时,大量的酶释放入血,使血清含量增加,因此血清天门冬氨酸氨基转移酶一般用于心脏疾病的诊断。

1.别名

谷草转氨酶

2.英文缩写

GOTASTSGOT

3.参考值

AST 正常参考值为 0～40U/L。

4.影响因素

(1)溶血可导致 AST 活性升高,应注意避免。

(2)很多药物如利福平、四环素、庆大霉素、红霉素、卡那霉素、氯霉素、环孢素、非那西丁、苯巴比妥、口服避孕药、磺胺类、呋喃类等,尤其是长期使用时,由于对肝细胞有损害,可引起 AST 增高。

(3)妊娠时,血清 AST 活性可升高。

(4)正常新生儿 AST 活性较成年人高出 2 倍左右,出生后 3 个月降至成人水平。

5.临床意义

(1)AST 也是体内最重要的氨基转移酶之一,它主要存在于心肌、肝、骨骼肌、肾、胰腺、脾、肺、红细胞等组织细胞中,同时也存在于正常人血浆、胆汁、脑脊液及唾液中,但在无肾脏损害的尿液中,AST 不能检出。

(2)心肌中 AST 含量最为丰富,因此其对心肌梗死的诊断具有一定意义,当发生 AMI 时血清 AST 活力一般上升至参考值上限 4～5 倍,如果达参考值上限 10～15 倍,往往有致死性的梗死发生。但由于 AST 在急性心肌梗死时升高迟于 CK,恢复早于 LDH,故其对急性心肌梗死的诊断价值越来越小。

(3)肝细胞也含有较多的 AST,因此各种肝病时,AST 随着 ALT 活性升高而上升,AST/ALT 比值测定对肝病的诊断有一定意义。急性病毒性肝炎时,比值<1;慢性肝炎、肝硬化时,比值常>1;原发性肝癌时比值常>3。故同时测定 ALT、AST 活性,并观察其在病程中变化,对肝病的鉴别诊断和病情监测有重要意义。

(4)AST 水平升高还见于进行性肌营养不良:皮肌炎、肺栓塞、急性胰腺炎、肌肉挫伤、坏疽及溶血性疾病等。

三、血清碱性磷酸酶

正常人血清中的碱性磷酸酶主要来自肝和骨骼,生长期儿童血清内的大多数来自成骨细胞和生长中的软骨细胞,少量来自肝。碱性磷酸酶测定主要用于诊断肝胆和骨骼系统疾病,是反映肝外胆道梗阻、肝内占位性病变和佝偻病的重要指标。

1.英文缩写

ALPAKP

2.参考值

成人:27～107U/L

3.影响因素

(1)不同年龄及性别者,其血清 ALP 活性差异较大。

(2)进食高脂餐后或高糖饮食,血清 ALP 活力升高;高蛋白饮食则血清 ALP 活力下降。

(3)剧烈运动后,血清 ALP 略有上升。

(4)妊娠时,胎盘产生 ALP,可致血清活力明显升高。妊娠 9 个月时血清 ALP 可达正常水平的 2～3 倍。

(5)血清和肝素抗凝血浆均可使用,其余抗凝剂可抑制 ALP 活性,应避免使用。

4.临床意义

(1)生理性增高:儿童在生理性的骨骼发育期,碱性磷酸酶活力可比正常人高 1～2 倍。

(2)病理性升高

①骨骼疾病如佝偻病、软骨病、骨恶性肿瘤、恶性肿瘤骨转移等。

②肝胆疾病如肝外胆道阻塞、肝癌、肝硬化、毛细胆管性肝炎等。

③其他疾病如甲状旁腺机能亢进。

(3)病理性降低:主要可分以下几种:

①常见于重症型慢性肾炎,甲状腺功能不全者。

②营养不良、呆小症。

③维生素 C 缺乏症、乳糜泻、恶病质、贫血。

④遗传性低磷酸酶血症。

碱性磷酸酶出现低值的现象虽少见,但由于碱性磷酸酶偏低,主要由病理性方面的因素引起,因此,提醒患者切忌轻视此症状的发生。

四、γ-谷氨酰转肽酶

谷氨酰转肽酶(γ-GT)广泛分布于人体组织中,肾内最多,其次为胰和肝,胚胎期则以肝内最多,在肝内主要分布于肝细胞质和肝内胆管上皮中,正常人血清中 γ-GT 主要来自肝脏。

1.别名

γ-谷氨酰转移酶、转肽酶

2.英文缩写

γ-GTGGT

3.参考值

≤40U/L

4.影响因素

(1)嗜酒或长期接受某些药物如苯巴比妥、苯妥英钠、安替比林者,血清 7-GT 活性常升高。

(2)口服避孕药会使 γ-GT 测定结果增高。

5.临床意义

1.γ-GT 谷氨酰转肽酶分布于肾、肝、胰等实质性脏器,肝脏中 γ-GT 主要局限于毛细胆管和肝细胞的微粒体中,可用于对占位性肝病,肝实质损伤(慢性肝炎和肝硬化)的诊断及观察酒精肝损害的过程。

(2)轻度和中度增高者主要见于病毒性肝炎、肝硬化、胰腺炎等。

(3)明显增高者见于原发或继发性肝癌、肝阻塞性黄疸、胆汁性肝硬化、胆管炎、胰头癌、肝外胆道癌等。特别在诊断恶性肿瘤患者有无肝转移和肝癌术后有无复发时,阳性率可高达 90%。

(4)γ-GT 作为肝癌标志物的特异性不高,急性肝炎、慢性肝炎活动期及阻塞性黄疸、胆道感染、胆石症、急性胰腺炎时都可以升高。

五、总胆红素

血清中的胆红素大部分来源于衰老红细胞被破坏后产生出来的血红蛋白衍化而成,在肝内经过葡萄糖醛酸化叫做直接胆红素,未在肝内经过葡萄糖醛酸化的叫做间接胆红素,二者之和就是总胆红素。临床上主要用于诊断肝脏疾病和胆道梗阻,当血清总胆红素有很大增高时,人的皮肤、眼睛巩膜、尿液和血清呈现黄色,故称黄疸。

1.英文缩写

TBIL

2.参考值

5.1~25.7μmol/L

3.影响因素

(1)标本防止溶血,避免阳光直接照射标本,及时送检。

(2)脂血及脂溶色素对测定有干扰。

(3)影响胆红素测定的药物主要有乙苯肼、右旋糖酐、新霉素、利福平、氨茶碱、维生素 C、甲基多巴、吗啡、苯巴比妥、卡那霉素、地西泮、非那西丁、丙米嗪、奎宁等。

4.临床意义

(1)生理性升高:见于新生儿黄疸。一般来说婴儿刚出生会出现生理性黄疸,一般出生 2~3 天出现,4~6 天达到高峰,7~10 天开始消退。如果黄疸从孩子出生 24 小时内就有的话,并且 3 周都没消退,或是退后又复发,则很有可能是病理性黄疸。

(2)病理性升高:小于 $34\mu mol/L$ 的黄疸,视诊不易察出,称为隐性黄疸;$34\sim170\mu mol/L$ 为轻度黄疸;$170\sim340\mu mol/L$ 为中度黄疸;$>340\mu mol/L$ 为高度黄疸。完全阻塞性黄疸者为 $340\sim510\mu mol/L$;不完全阻塞者为 $170\sim265\mu mol/L$;肝细胞性黄疸为 $17\sim200\mu mol/L$;溶血性黄疸$<85\mu mol/L$。

①肝脏疾患:急性黄疸型肝炎、急性肝坏死、慢性活动性肝炎、肝硬化等。

②肝外的疾病:溶血型黄疸、血型不合的输血反应、新生儿黄疸、胆石症等。

(3)总胆红素偏低的原因:见于癌症或慢性肾炎引起的贫血和再生障碍性贫血。厌食的人如果缺锌,也会引起总胆红素偏低。

六、直接胆红素

直接胆红素又称结合胆红素。未结合胆红素在肝细胞内转化,与葡萄糖醛酸结合形成结合胆红素,结合胆红素用凡登伯定性试验呈直接反应,故将这种胆红素称为直接胆红素。测定直接胆红素主要用于鉴别黄疸的类型。血清结合胆红素的升高,说明经肝细胞处理和处理后胆红素从胆道的排泄发生障碍。

1.别名

结合胆红素

2.英文缩写

DBIL

3.参考值

$0\sim7.0\mu mol/L$

4.影响因素

参见总胆红素测定。

5.临床意义

(1)生理性升高:见于服用雌激素、口服避孕药和妊娠、月经等。

(2)生理性减低:用肾上腺皮质激素。

(3)病理性升高

①肝胆疾病:直接胆红素增高,属阻塞性黄疸、肝细胞性黄疸。以直接胆红素升高为主常见于原发性胆汁型肝硬化、胆道梗阻等。肝炎与肝硬化患者的直接胆红素都可能升高。胆红素总量增高、直接胆红素增高时,可疑为肝内及肝外阻塞性黄疸、胰头癌、毛细胆管型肝炎及其他胆汁淤滞综合征等。

②其他疾病:黄热病、Weil 钩端螺旋体病、子痫、X 线深部照射、乳糜泻、肾功能不全等。

七、间接胆红素

间接胆红素主要是由红细胞破坏而来,未在肝内经过葡萄糖醛酸化的叫做间接胆红素。一般情况下间接胆红素偏高往往预示着肝脏的病变。

1.别名

未结合胆红素

2.英文缩写

IBIL

3.参考值

$0.00 \sim 15.00 \mu mol/L$

4.影响因素

参见总胆红素测定。

5.临床意义

(1)肝脏疾患:一些恶性疾病也会导致血中的间接胆红素偏高。如急性黄疸型肝炎、急性肝坏死、慢性活动性肝炎、肝硬化等。

(2)溶血性贫血:人体内红细胞大量破坏,释放出间接胆红素,当血中间接胆红素过多时,超过了肝脏的转化能力,使间接胆红素在血中滞留,从而引起血中间接胆红素偏高,这种情况也被称之为溶血性黄疸,患者通常会有皮肤发黄、巩膜发黄、尿色发黄症状。

(3)血型不合输血:当输入血型不合的血液,会导致溶血,使体内红细胞大量破坏,从而导致血液中的间接胆红素偏高。

(4)肝细胞性黄疸:当肝细胞发生病变时,或者因胆红素不能正常地转化成胆汁,或者因肝细胞肿胀,使肝内的胆管受压,排泄胆汁受阻,使血中的胆红素升高。

(5)新生儿黄疸:当新生儿出生以后 $48 \sim 72$ 小时出现黄疸(并不按照面部、顶部、躯干、四肢的顺序出现黄疸),精神不好,且 2 周内没有消退,这主要是因此母子血型或者新生儿先天性胆道畸形等引起的,这种情况也会导致血液中的间接胆红素偏高。

八、血清总蛋白

主要反映肝脏合成功能和肾病造成的蛋白丢失的情况。

1.英文缩写

TP。

2.参考值

$60 \sim 80 g/L (6.0 \sim 8.0 mg/dL)$。

3.影响因素

(1)酚酞、磺溴肽钠在碱性溶液中呈色,影响双缩脲的测定结果。

(2)静脉注射氨基酸和使用促蛋白合成剂时,TP测定结果偏高。

(3)右旋糖酐可使测定管混浊,影响测定结果,虽然以上干扰可通过标本空白管来消除,但空白管吸光度过高,将影响测定的准确度。

(4)高胆红素血症及溶血标本,应做"标本空白管"。

(5)使用止血带时间过长,导致静脉淤血及直立数小时后测定TP可增高。

(6)含脂类较多的血清,呈色后浑浊不清,可用乙醚3mL抽提后再进行比色。

(7)样品中TP浓度超过100g/L,可用生理盐水稀释样品,再重新测定,结果乘以稀释倍数。

4.临床意义

(1)生理性升高:见于剧烈运动后。

(2)生理性降低:见于妊娠。

(3)病理性升高

①血清中水分减少,使总蛋白浓度相对增高,常见于急性失水引起血液浓缩(如呕吐、腹泻等);休克时,毛细血管通透性发生变化,血浆浓缩;慢性肾上腺皮质机能减退的患者,由于钠的丢失继发水分丢失,血浆也发生浓缩。

②血清蛋白质合成增加(主要是球蛋白的增加)。总蛋白可超过100g/L,多见于多发性骨髓瘤患者。

(4)病理性降低

①血浆中水分增加,血浆被稀释。因各种原因引起的水钠潴留或输注过多的低渗溶液。

②营养不良或长期消耗性疾病。如严重结核病和恶性肿瘤等。

③合成障碍:主要是肝脏功能严重损害时,蛋白质的合成减少,以白蛋白的下降最为显著。

④蛋白质丢失:大出血时大量血液丢失;肾病时尿液中长期丢失蛋白质;严重烧伤时,大量血浆渗出等。

5.采血要求及注意事项

空腹12小时取静脉血。

九、白蛋白

白蛋白是肝脏合成的,因此血清白蛋白浓度可以反映肝脏的功能,同时血清白蛋白水平的改变能导致一系列的病理性继发症。因此,测定血清白蛋白常用于患者状态的非特异监视。

1.英文缩写

ALB。

2.参考值

溴甲酚绿(BCG)法 35～55g/L(3.5～5.5mg/dL)。

3.影响因素

(1)对于脂血、溶血及严重黄疸标本应作标本空白,以消除干扰。

(2)BCG 不但与清蛋白呈色,还可与血清中多种蛋白成分发生呈色反应,其中以 α_1 球蛋白、转铁蛋白、触珠蛋白等最为显著,但其反应速度较清蛋白慢,因此测定时,在 30 秒读取吸光度计算结果,可明显减少非特异性结合反应。

(3)青霉素、水杨酸类药物可与 BCG 竞争清蛋白的结合,对测定结果影响。

4.临床意义

(1)血清 A1b 增高常见于严重失水,如严重呕吐、腹泻、高热等,血浆浓缩所致。迄今为止,临床尚未发现清蛋白绝对量增高的疾病

(2)病理性降低

①蛋白质丢失,常见于大量出血或严重烧伤和肾脏疾病。

②合成障碍,肝脏功能异常。

③营养不良或吸收不良。

5.采血要求及注意事项

空腹 12 小时取静脉血。

十、白蛋白/球蛋白比值

正常人血清白蛋白浓度大于球蛋白,二者倒置时提示可能为肝肾疾病、某些自身免疫疾病和 M 蛋白血症。

1.别名

白球比。

2.英文缩写

A/G。

3.参考值

1.5～2.5。

4.影响因素

影响血清总蛋白和清蛋白测定的各种因素均可影响 A/G 比值。

5.临床意义

病理性降低见于:

(1)肝脏疾病:见于肝硬变和急性肝坏死时明显降低;传染性肝炎、慢性肝炎和

肝损伤时轻度或中度降低。

(2)肾脏疾病:肾病综合征明显降低,急性和慢性肾炎轻度或中度降低。

(3)自身免疫病:如类风湿性关节炎、系统性红斑狼疮、硬皮病、干燥综合征等可能降低。

(4)M蛋白血症:多发性骨髓瘤有明显降低。

6.采血要求及注意事项

空腹12小时取静脉血。

十一、血清蛋白电泳

即用电泳方法测定血清中各类蛋白占总蛋白的百分比。对于肝、肾疾病和多发性骨髓瘤的诊断有意义。

1.别名

蛋白电泳。

2.英文缩写

SPE。

3.参考值

白蛋白:54%~65%;α_1球蛋白:1.4%~3.3%;α_2球蛋白:7.3%~12.0%;β球蛋白:8.2%~13.8%;γ球蛋白:10.5%~23.5%。

4.影响因素

(1)标本避免溶血。

(2)点样不均匀、点样过多、电泳所用薄膜未完全湿透、薄膜放置不正确均可导致电泳图谱不佳,影响测定结果分析。

5.临床意义

(1)骨髓瘤:呈现特异的电泳图形,大多在γ球蛋白区(个别在β蛋白区)出现一个尖峰,称为M蛋白。

(2)肾脏疾病

①肾病综合征:有特异的电泳图形,α球蛋白明显增加,β球蛋白轻度增高,白蛋白降低,γ球蛋白可能下降。

②肾炎:急性肾炎时α_2球蛋白可增高,有时合并γ球蛋白轻度增高;慢性肾炎时常可见到γ球蛋白中度增高。

(3)肝脏疾病

①肝硬变:有典型的蛋白电泳图形,γ球蛋白明显增加,γ和β球蛋白连成一片不易分开,同时白蛋白降低。

②急性肝坏死:白蛋白明显下降,球蛋白显著升高。

③传染性肝炎患者血清白蛋白轻度下降,α_2 球蛋白增高并伴有 γ 球蛋白增高。

(4)炎症、感染:在急性感染的发病初期,可见 α_1 或 α_2 球蛋白增加;在慢性炎症或感染后期,可见 γ 球蛋白增加。

(5)低 γ 球蛋白血症或无 γ 球蛋白血症:血清 γ 球蛋白极度下降或缺乏。

6.采血要求及注意事项

空腹 12 小时取静脉血。

十二、血清总胆汁酸

胆汁酸是人胆汁中的主要成分,是胆固醇经肝组织代谢的最终产物。测定血清总胆汁酸主要用于肝脏疾病的诊断,是最敏感的肝功能试验之一。

1.别名

总胆酸。

2.英文缩写

TBA、TCA。

3.参考值

$0.3 \sim 8.3 \mu mol/L(0.012 \sim 0.339 mg/dL)$。

4.影响因素

(1)血清中胆汁酸测定时,标本的采集和保存一般应用空腹血清,根据实验需要时,也可用餐后 2 小时血清。

(2)无菌血清在室温中可稳定 1 周。

(3)血红蛋白对实验有一定程度干扰,标本应避免溶血。

5.临床意义

(1)胆汁酸是胆汁中存在的一类二十四碳胆烷酸的羟基衍生物,属内源性有机阴离子。人类胆汁中存在的胆汁酸主要有胆酸(CA)、鹅脱氧胆酸(CDCA)、脱氧胆酸(DCA)和少量石胆酸(LCA)等。胆汁酸的合成、分泌、重吸收及加工转化等均与肝、胆、肠等密切相关。因此,肝、胆或肠疾病必然影响胆汁酸代谢,而胆汁酸代谢的异常又必然影响到上述脏器的功能以及胆固醇代谢的平衡。因此,血清胆汁酸测定可作为一项灵敏的肝清除功能试验。在各种肝内、外胆管梗阻致胆汁淤积时,由于胆汁反流和门脉分流,患者可表现有血清总胆汁酸浓度升高,其值高于餐后的血清水平,CA/CDCA 比值增高。在肝实质细胞病变(如肝炎、肝硬化)时,因肝细胞功能障碍及肝细胞数量减少,致使 CA 的合成显著减少,CA/CDCA 比值下降,甚至倒置。

(2)总胆汁酸(TBA)是一种敏感的肝功能试验,肝细胞仅有轻微坏死时即可升高,其变化早于 ALT 和胆红素,甚至可早于肝组织学活检所见。TBA 升高主要见于急慢性肝炎、肝硬化、阻塞性黄疸、原发性肝癌、急性肝内胆汁淤积、原发性胆汁性肝硬化和肝外梗阻性黄疸等。

（3）餐后2小时TBA测定可较空腹时更敏感，用餐后胆囊收缩，大量胆汁排入肠中，再经肝肠循环回到肝脏，肝细胞轻度损害时，胆汁酸清除率即可下降，餐后2小时血中胆汁酸仍维持高水平，从而可观察肝细胞微小变化，对早期肝病的诊断极有价值。

6.采血要求及注意事项

空腹12小时取静脉血。

十三、血清胆碱酯酶

是肝合成蛋白质功能的指标，临床上主要用于估计肝脏疾病的严重程度和阿米巴肝病的诊断。

1.英文缩写

CHE。

2.参考值

30～80U/L。

3.影响因素

（1）标本避免溶血。

（2）使用血清或肝素化的血浆较好。

（3）新生儿CHE活性约为健康成人50％，以后随年龄增长而升高。

4.临床意义

（1）胆碱酯酶是一类催化酰基胆碱水解的酶类，又称酰基胆碱水解酶。人体内主要有两种，即乙酰胆碱酯酶（ACHE）又称真性胆碱酯酶或胆碱酯酶Ⅰ，丁酰胆碱酯酶（BuCHE）又称假性胆碱酯酶或称拟胆碱酯酶（PCHE）或胆碱酯酶Ⅱ。临床常规检查的胆碱酯酶（SCHE）即指后者，通常简称为CHE。

（2）有机磷和氨基甲酸酯类杀虫剂中毒时，血清CHE活性明显降低，并与临床症状一致。

（3）由于CHE在肝脏合成后立即释放到血浆中，故是评价肝细胞合成功能的灵敏指标。在各种慢性肝病，如肝炎（包括病毒性肝炎，阿米巴肝炎）、肝脏肿和肝硬化患者中，约有50％患者CHE活性降低。各种肝病时，病情越差，血清CHE活性越低，持续降低无回升迹象者多预后不良。肝、胆疾病时血清ALT、GGT均升高，往往难以鉴别，如增加血清CHE测定，可发现CHE降低者均为肝脏疾患，而正常者多为胆管疾患。

（4）CHE降低还可见于遗传性血清CHE异常症、饥饿、感染及贫血等。

（5）CHE增高主要见于甲状腺功能亢进、糖尿病、肾病综合征及脂肪肝、肥胖、神经系统疾病、高血压、支气管哮喘等。脂肪肝CHE升高有助于与慢性肝炎相鉴别。

6.采血要求及注意事项

空腹12小时取静脉血。

十四、解读肝功能化验单

临床上检查肝功能的目的在于探测肝脏有无疾病、肝脏损害程度以及查明肝病原因、判断预后和鉴别发生黄疸的病因等。目前，能够在临床上开展的肝功能试验种类繁多，不下几十种，但是每一种试验只能探查肝脏的某一方面的某一种功能，到现在为止仍然没有一种试验能反映肝脏的全部功能。因此，为了获得比较客观的结论，应当选择多种试验组合，必要时要多次复查。同时在对肝功能试验的结果进行评价时，必须结合临床症状全面考虑，避免片面性及主观性。

由于每家医院的实验室条件、操作人员、检测方法的不同，因此不同医院提供的肝功能检验正常值参考范围一般也不相同。在这里我们不再罗列每个项目的正常值参考范围，只就每个项目的中文名称、英文代码及有何主要临床意义作一介绍。

（一）反映肝细胞损伤的项目

以血清酶检测常用，包括丙氨酸氨基转移酶（俗称谷丙转氨酶ALT）、门冬氨酸氨基转移酶（俗称谷草转氨酶AST）、碱性磷酸酶（ALP）、γ-谷氨酰转肽酶（γ-GT或GGT）等。在各种酶试验中，ALT和AST能敏感地反映肝细胞损伤与否及损伤程度。各种急性病毒性肝炎、药物或酒精引起急性肝细胞损伤时，血清ALT最敏感，在临床症状如黄疸出现之前ALT就急剧升高，同时AST也升高，但是AST升高程度不如ALT；而在慢性肝炎和肝硬化时，AST升高程度超过ALT，因此AST主要反映的是肝脏损伤程度。

在重症肝炎时，由于大量肝细胞坏死，血中ALT逐渐下降，而此时胆红素却进行性升高，即出现"胆酶分离"现象，这常常是肝坏死的前兆。在急性肝炎恢复期，如果出现ALT正常而γ-GT持续升高，常常提示肝炎慢性化。患慢性肝炎时如果γ-GT持续超过正常参考值，提示慢性肝炎处于活动期。

（二）反映肝脏分泌和排泄功能的项目

包括总胆红素（TBil）、直接胆红素（DBil）、总胆汁酸（TBA）等的测定。当患有病毒性肝炎、药物或酒精引起的中毒性肝炎、溶血性黄疸、恶性贫血、阵发性血红蛋白尿症及新生儿黄疸、内出血等时，都可以出现总胆红素升高。直接胆红素是指经过肝脏处理后，总胆红素中与葡萄糖醛酸基结合的部分。直接胆红素升高说明肝细胞处理胆红素后的排出发生障碍,即发生胆道梗阻。如果同时测定 TBil 和 DBil,可以鉴别诊断溶血性、肝细胞性和梗阻性黄疸。溶血性黄疸:一般 TBil＜85μmol/L,直接胆红素/总胆红素＜20％;肝细胞性黄疸,一般 TBil＜200μmol/L,直接胆红素/总胆红素＞35％;阻塞性黄疸,一般 TBil＞340μmol/L,直接胆红素/总胆红素＞60％。

另外,γ-GT、ALP 也是反映胆汁淤积的很敏感的酶类,它们的升高主要提示可能出现了胆道阻塞方面的疾病。

(三)反映肝脏合成贮备功能的项目

包括前白蛋白(PA)、白蛋白(Alb)、胆碱酯酶(CHE)和凝血酶原时间(PT)等。它们是通过检测肝脏合成功能来反映其贮备能力的常规试验。前白蛋白、白蛋白下降提示肝脏合成蛋白质的能力减弱。当患各种肝病时,病情越重,血清胆碱酯酶活性越低。如果胆碱酯酶活性持续降低且无回升迹象,多提示预后不良。肝胆疾病时 ALT 和 GGT 均升高,如果同时 CHE 降低者为肝脏疾患,而正常者多为胆道疾病。另外,CHE 增高可见于甲状腺功能亢进、糖尿病、肾病综合征及脂肪肝。

凝血酶原时间(PT)延长提示肝脏合成各种凝血因子的能力降低。

(四)反映肝脏纤维化和肝硬化的项目

包括白蛋白(Alb)、总胆红素(TBil)、单胺氧化酶(MAO)、血清蛋白电泳等。当患者患有肝脏纤维化或肝硬化时,会出现血清白蛋白和总胆红素降低,同时伴有单胺氧化酶升高。血清蛋白电泳中 γ 球蛋白增高的程度可评价慢性肝病的演变和预后,不能清除血循环中内源性或肠源性抗原物质。

此外,最近几年在临床上应用较多的是透明质酸(HA)、层黏蛋白(LN)、Ⅲ型前胶原肽和Ⅳ型胶原。测定它们的血清含量,可反映肝脏内皮细胞、贮脂细胞和成纤维细胞的变化,其血清水平升高常提示患者可能存在肝纤维化和肝硬化。

(五)反映肝脏肿瘤的血清标志物

目前可以用于诊断原发性肝癌的生化检验指标只有甲胎蛋白(AFP)。甲胎蛋白最初用于肝癌的早期诊断,它在肝癌患者出现症状之前 8 个月就已经升高,此时大多数肝癌患者仍无明显症状,这些患者经过手术治疗后,预后得到明显改善。现在甲胎蛋白还广泛地用于肝癌手术疗效的监测、术后的随访以及高危人群的随访。不过正常怀孕的妇女、少数肝炎和肝硬化、生殖腺恶性肿瘤等情况下甲胎蛋白也会升高,但升高的幅度不如原发性肝癌那样高。另外,有些肝癌患者甲胎蛋白值可以正常,故应同时进行影像学检查如 B 超、CT、磁共振(MRI)和肝血管造影等,以此增加诊断的可靠性。

值得提出的是 α-L-岩藻糖苷酶(AFU),血清 AFU 测定对原发性肝癌诊断的阳性率在 64％～84％之间,特异性在 90％左右。AFU 以其对检出小肝癌的高敏感性,对预报肝硬变并发肝癌的高特异性,和与 AFP 测定的良好互补性,而越来越被公认为是肝癌诊断、随访和肝硬变监护的不可或缺的手段。另外,血清 AFU 活性测定在某些转移性肝癌、肺癌、乳腺癌、卵巢或子宫癌之间有一些重叠,甚至在某些非肿瘤性疾患如肝硬化、慢性肝炎和消化道出血等也有轻度升高,因此要注意鉴别。

另外在患有肝脏肿瘤时 γ-GT、ALP、亮氨酸氨基转肽酶(LAP)、5′-NT 等也常常出现升高。

肝功能是多方面的,同时也是非常复杂的。由于肝脏代偿能力很强,加上目前尚无特异性强、敏感度高、包括范围广的肝功能检测方法,因而即使肝功能正常也不能排除肝脏病变。特别是在肝脏损害早期,许多患者肝功能试验结果正常,只有当肝脏损害达到一定的程度时,才会出现肝功能试验结果异常。同时肝功能试验结果也会受实验技术、实验条件、试剂质量以及操作人员等多种因素影响,因此肝功能试验结果应当由临床医生结合临床症状等因素进行综合分析,然后再确定是否存在疾病,是否需要进行治疗和监测。

第二节　肾功能检验

肾功检测包括:①血清代谢物质(血清尿素氮、肌酐、尿酸等);②血清微量蛋白(血清 β_2 微量球蛋白、血清转铁蛋白等)以及尿微量蛋白(尿液 β_2-微球蛋白、尿微量白蛋白、尿微量转铁蛋白、24 小时尿蛋白定量等)和尿 N-乙酰-β-氨基葡萄糖苷酶(NAG)的检测。

一、血清尿素氮

是肾功能的重要指标,血清尿素氮升高意味着肾脏功能的损害。

1.英文缩写

BUN。

2.参考值

1.07～7.14mmol/L(3～20mg/dL)。

3.影响因素

(1)标本避免溶血,溶血对测定有干扰。

(2)血氨升高可使 BUN 测定结果偏高。

(3)标本最好使用血清,用铵盐抗凝剂可使测定结果偏高。

(4)测定过程中,各种器材及蒸馏水应无氨污染。

4.临床意义

(1)生理性升高:见于高蛋白饮食。

(2)生理性降低:见于妊娠。

(3)病理性升高

①肾前因素:由于剧烈呕吐、幽门梗阻、肠梗阻和长期腹泻引起的失水过多,造成血尿素潴留。

②肾性因素:急性肾小球肾炎、肾病晚期、肾功能衰竭、慢性肾盂肾炎及中毒性肾炎。

③肾后因素:前列腺肿大、尿路结石、尿道狭窄、膀胱肿瘤等。

(4)病理性降低:见于严重肝病,如肝炎合并广泛肝坏死。

5.采血要求及注意事项

空腹12小时取静脉血,取血前禁止食用高蛋白食物。

二、血清肌酐

是肾脏功能的重要指标,血清肌酐升高意味着肾功能的损害。

1.英文缩写

Cr。

2.参考值

$53.0 \sim 133 \mu mol/L(0.6 \sim 1.5 mg/dL)$。

3.影响因素

(1)温度升高时,可使碱性苦味酸溶液显色增深,但标准与测定的增深程度不一致,因此测定需在室温进行。

(2)特异性不高,可受维生素C、丙酮酸、胆红素等假肌酐影响。

(3)轻微溶血标本对测定肌酐无影响,但可使肌酸结果偏高。

4.临床意义

(1)病理性升高:见于:①肾肌酐排出量减少:肾功能衰竭、尿毒症、重度充血性心力衰竭;②体内肌酐生成过多:巨人症、肢端肥大症。

(2)病理性降低:见于肌肉萎缩。

5.采血要求及注意事项

空腹12小时取静脉血。

三、血清尿酸

尿酸是食物中的核酸和体内核蛋白、核酸中嘌呤代谢终产物,主要由肾脏排出。

1.英文缩写

UA。

2.参考值

$238\sim476\mu mol/L(4\sim8mg/dL)$。

3.影响因素

(1)标本避免溶血,及时分离血清。

(2)标本中维生素C浓度过高,可使测定结果偏低。

4.临床意义

(1)病理性升高:见于:①痛风:是核蛋白及嘌呤代谢异常所致,发作时尿酸浓度可达$900\mu mol/L$;②子痫;③排泄障碍:肾病(急慢性肾炎、肾结核等),尿道阻塞;④核酸分解代谢过盛:慢性白血病、多发性骨髓瘤、真性红细胞增多症;⑤其他:肠梗阻、重症肝病、氯仿、四氯化碳、铅中毒等。

(2)病理性降低:见于恶性贫血复发,乳糜泻时,一些药物(肾上腺皮质激素、ACTH、阿司匹林)治疗后。

四、血清 β_2 微球蛋白

1.英文缩写

β_2-MG。

2.参考值

血 β_2-MG<3mg/L。

3.影响因素

(1)送检标本应新鲜,避免溶血。

(2)正常60岁以上老年者有随年龄增长而增高的趋势。

4.临床意义

病理性升高,见于:①肾脏疾病:尿毒症、肾炎、糖尿病肾病和肾移植受者初期(肾移植排异反应);②恶性肿瘤:骨髓瘤、非霍奇金氏淋巴瘤、慢性淋巴细胞白血病等;③其他如肝硬变、冠心病、甲状腺疾病和慢性炎症等。

五、血清胱抑素C

胱抑素C是一种半胱氨酸蛋白酶抑制剂,也被称为 γ-微量蛋白及 γ-后球蛋白,广泛存在于各种组织的有核细胞和体液中,是一种低分子量、碱性非糖化蛋白质,分子量为13.3KD,由122个氨基酸残基组成,可由机体所有有核细胞产生,产生率恒定。循环中的胱抑素C仅经肾小球滤过而被清除,是一种反映肾小球滤过率变化的内源性标志物,并在近曲小管重吸收,但重吸收后被完全代谢分解,不返

回血液,因此,其血中浓度由肾小球滤过决定,而不依赖任何外来因素,如性别、年龄、饮食的影响,是一种反映肾小球滤过率变化的理想同源性标志物。

1.英文缩写

CysC。

2.参考值

血 CysC 0.51～1.09mg/L。

3.临床意义

(1)当肾功能受损时,Cys C 在血液中的浓度随肾小球滤过率变化而变化,肾衰时,肾小球滤过率下降,Cys C 在血液中浓度可增加 10 多倍;若肾小球滤过率正常,而肾小管功能失常时,会阻碍 Cys C 在肾小管吸收并迅速分解,使尿中的浓度增加 100 多倍。

(2)糖尿病肾损害是糖尿病严重的慢性微血管并发症,也是糖尿病患者的主要死因之一,有超过 30% 的患者发展为肾衰竭及需要肾透析,相关专家认为,与其他指标相比,Cys C 检出糖尿病肾病的灵敏度为 40%,特异性为 100%,因此有必要在诊断糖尿病而无证据有肾病患者中定期检测 Cys C 浓度变化以观察其与糖尿病微血管病变的关系。

(3)急慢性排斥反应或免疫抑制剂治疗的不良反应是肾移植手术后的最大危害,较早检出肾功能的损伤程度,有利于及时采取干预措施,当移植肾发生急性肾排斥时,血清 Cys C 的增高比血清 Cr 更明显也更早。

六、血清转铁蛋白

血浆铁与转铁蛋白结合,转铁蛋白浓度可以反映血清铁的缺乏。

1.英文缩写

Tf。

2.参考值

20.8～34.7μmmol/L(1.87～3.12g/L)。

3.临床意义

(1)生理性增高:见于怀孕后期和口服避孕药的妇女。

(2)病理性增高:见于血清铁缺乏时。

(3)病理性降低:见于:①蛋白质丢失性疾病,如肾病综合征、慢性肾功能衰竭、严重烧伤和蛋白质丢失性胃肠病;②严重肝病(如肝硬化)显著下降;③任何感染状态和严重疾病时。

4.采血要求及注意事项

空腹 12 小时取静脉血。

七、尿 N-乙酰-β-氨基葡萄糖苷酶测定

是检测肾损伤,特别是肾小管缺血、坏死的敏感指标。

1.英文缩写

NAG。

2.参考值

0～22u/g·Cr。

3.临床意义

(1)为早期肾损伤的检测指标之一。各种肾实质性疾患引起肾小管损伤都可使尿 NAG 增高。常用于上尿路感染的定位诊断,以便与膀胱炎鉴别;还用于糖尿病肾小管-间质损伤、高血压肾病的早期诊断。

(2)肾移植出现排异反应前 1～3 天尿 NAG 可增高,有助于排异反应早期诊断。

(3)肾毒性药物,如庆大霉素、抗肿瘤药可导致尿 NAG 增高,停药后可恢复正常。

(4)慢性肾功不全,尿 NAG 减低。

4.采血要求及注意事项

(1)应取新鲜中段尿离心取上清,或立即冷藏(勿冷冻)。

(2)男性患者避免混入精液。

(3)菌尿症标本应随时离心分离上清后,立即测定或冷藏后当日测定,不可久留。

八、尿液 β₂-微球蛋白

1.英文缩写

β₂-MG。

2.参考值

0～0.2mg/L。

3.影响因素

(1)β₂ 微球蛋白分子量小,尿液含量极微,用一般方法测不出,目前常用的测定方法是酶联免疫比浊和放射免疫比浊法。采用随机尿进行测定。留尿方法应弃去晨尿,然后喝 500mL 水,1 小时后留尿送检,标本应适当加入碱性缓冲液,防止β₂-MG 分解。

(2)正常 60 岁以上老年者有随年龄增长而增高的趋势。

4.临床意义

(1)测定主要用于监测近端肾小管的功能。在急性肾小管损伤或坏死、慢性间

质性肾炎、慢性肾衰等情况下,均可使得尿 β_2-MG 显著升高。肾移植患者血、尿 β_2-MG 明显增高,提示肌体发生排异反应;肾移植后连续测定 β_2-MG 可作为评价肾小球和肾小管功能的敏感指标。糖尿病肾病早期有肾小管功能改变,尿 β_2-MG 也会升高。

(2)在系统性红斑狼疮活动期,造血系统恶性肿瘤,如慢性淋巴细胞性白血病时,尿液 β_2-MG 也有升高。

5.采血要求及注意事项

可以和血液 β_2-微球蛋白共同测定,共同用于上述疾病的诊断。建议留取晨尿或随机尿,一般 2mL 就可以,置普通洁净管中送验。如不能当天化验,应放 4℃冰箱,特别是夏天以防腐变。另外,尿液 β_2-微球蛋白活性在酸性环境下极易丧失。故尽量减少在膀胱贮存时间。

九、尿微量白蛋白

1.英文缩写

mAlb。

2.参考值

$0.49 \sim 2.05$mg/mmol·Cr 或 $4.28 \sim 18.14$mg/g·Cr。

3.影响因素

如尿液混浊,必须离心或过滤,否则将使结果偏高。

4.临床意义

为早期肾损伤的检测指标之一。尿中白蛋白含量为 $30 \sim 200$mg/L 或 $30 \sim 300$mg/24 小时,排出率在 $20 \sim 200\mu g/min$,尿蛋白定性试验不能检出或仅为($\pm$)的蛋白尿称为微量白蛋白尿。尿 mAlb 的检出说明有早期肾小球损伤,常用于糖尿病肾病、高血压肾病的早期诊断,药物治疗肾毒性监测。

5.采血要求及注意事项

与 β_2-MG 相同。注意如尿液标本混浊,须离心后取上清液测定。

十、尿微量转铁蛋白

为肾小球选择通透性指标。

1.英文缩写

MTF。

2.参考值

$0 \sim 0.2$mg/mL。

3.临床意义

尿微量转铁蛋白升高见于糖尿病肾病、高血压早期肾损伤,以及肾外肾炎、链感肾炎、肾盂肾炎等各种肾炎,是肾小球早期损伤的敏感指标。

4.采血要求及注意事项

与 β_2-MG 相同,注意如尿液标本混浊,须离心后取上清液测定。

十一、24 小时尿蛋白定量

1.英文缩写

24HUSCFP。

2.参考值

40～100mg/24 小时(尿)。

3.临床意义

正常情况下,人尿液中可排出很微量的蛋白质,用通常的常规方法如尿蛋白定性实验不能够检测到,需要通过生化方法进行定量测定。尿蛋白排出量过多表明肾脏功能有问题,可参考尿常规检查部分。进行 24 小时尿蛋白定量分析,对肾脏疾病的治疗和疗效观察具有一定意义。

十二、肾功能检查的临床应用

肾有强大的贮能能力,其病变早期往往没有或极少临床症状和体征,诊断在很大程度上依赖实验室检查。另一方面,尿和肾功能检查除少数项目,如肾小球性血尿等外,异常结果可见于多种泌尿系统疾病,缺乏特异性;此外,泌尿系统外的疾病如心功能不全、休克、失水等,亦可导致某些尿和肾功能检查异常。

正确选择和应用尿及肾功能检查的原则是:①根据临床目的和各项目原理,分级式选择必需的项目和项目组合,经济高效地为诊断、监测病情、指导治疗等提供依据。②结合临床资料和血液等其他实验室检查,综合分析,并注意排除可能导致所选项目假阳性、假阴性的干扰因素,做出客观结论。

(1)常规检查或健康体检。可选用尿干化学试条等尿常规检验。对于怀疑或已确诊的泌尿系统疾病者,若未将尿沉渣镜检列入常规时,必须进行尿沉渣检查,以避免漏诊和准确了解病变程度。

(2)已确诊患有糖尿病、高血压、系统性红斑狼疮等可导致肾病变的全身性疾病者,为尽早发现肾损害,宜选择较敏感的尿微量白蛋白等项目。

(3)已确诊为肾脏疾病者,未了解病变进程及肾功能状况,应根据主要累及的部位,分别选择肾小球,肾小管近端或远端功能试验。

①主要累及肾小球,亦可能累及近端肾小管的肾小球肾炎,肾病综合征等,可在 Ccr,血胱抑素 C,血肌酐,尿素和 β_2-微球蛋白等肾小球滤过功能和近端肾小管功能检查项目中选择。在反映肾小球滤过功能上,血胱抑素 C 检查比血肌酐和尿

素敏感。

②为了解肾盂肾炎、间质性肾炎、全身性疾病和药物及毒物所致肾小管及肾小管-间质性疾病病变程度,可考虑选用尿酶、THP、β_2-微球蛋白及远端肾小管的稀释浓缩功能的有关试验。

③急性肾衰竭者,应动态检测尿渗量,比密和有关肾小球滤过功能试验,以检测疗效和病情演变。慢性肾衰竭者,除尿常规检查外,可考虑选用肾小球和肾小管功能的组合试验,以指导治疗,判断病情和预后。

第三节 胰腺功能检验

胰腺疾病主要检测项目有血清淀粉酶、尿淀粉酶以及血清脂肪酶。

一、血清胰淀粉酶

该测定项目主要用于诊断急性胰腺炎。

1.英文缩写

P-AMY。

2.参考值

<200U/L。

3.影响因素

(1)口服避孕药、磺胺、噻嗪利尿药、氨甲酰、甲基胆碱、可待因、吗啡、麻醉药、止痛药等可使测定结果偏高。

(2)草酸盐、枸橼酸盐、依他酸二钠及氟化钠等抗凝剂可抑制 AMY 活性,使测定结果偏低。肝素对 AMY 无抑制作用。

(3)唾液含高浓度淀粉酶,须防止带入。

4.临床意义

病理性升高见于:

(1)急性胰腺炎。腹痛 3～6 小时后开始升高,20～30 小时达高峰,3～4d 内恢复正常。

(2)溃疡性穿孔、急性腹膜炎、肠梗阻等可中度升高。

(3)慢性胰腺疾病可轻度升高。

5.采血要求及注意事项

无特殊要求。

二、尿淀粉酶

1.英文缩写

UA-MY。

2.参考值

100～800U/L。

3.临床意义

(1)病理性升高。多见于急性胰腺炎、胰管阻塞、胰腺癌、胰腺损伤、急性胆囊炎、胃溃疡、腮腺炎等。以上疾病时，往往患者的血清淀粉酶与尿中淀粉酶同时升高。

(2)病理性降低。主要见于重症肝炎、肝硬化、糖尿病等。

(3)巨淀粉酶血症时，尿淀粉酶正常，但血清淀粉酶明显升高。

4.采血要求及注意事项

无特殊要求。

三、血清脂肪酶

脂肪酶是分解脂肪的酶，临床上测定血清脂肪酶主要为了诊断急性胰腺炎。

1.英文缩写

PLPS。

2.参考值

＜190U/L。

3.影响因素

(1)测定标本可用血清或肝素抗凝血浆，但不能用依他酸（EDTA）抗凝的血浆，因对测试有干扰。

(2)抽血后4小时内分离血清或血浆，20～25℃可稳定24小时，4℃可稳定5d。

(3)胆红素可增加此酶活性，故黄疸标本可使测定结果偏高。

(4)血红蛋白可抑制脂肪酶活性，故溶血标本可使测定结果降低。

4.临床意义

病理性升高见于：

(1)急性胰腺炎：可持续升高10～15天。

(2)胰腺癌和胆管炎时也常常增高。

(3)脂肪组织破坏时如骨折、软组织损伤手术后可轻度增高。

(4)个别慢性胰腺炎、肝癌、乳腺癌的患者也增高。

第四节 糖及代谢物检验

糖代谢紊乱相关疾病检测指标是实验诊断的重要技术措施,血糖水平和临床症状相结合能对糖尿病进行诊断。临床实验室检测血糖以及血糖调节物、糖化蛋白以及并发症相关的其他代谢产物等,有利于糖尿病及其并发症的早期诊断、鉴别诊断、指导治疗和评估预后。

一、空腹血糖

空腹血糖(FPG)是指至少8小时内不摄入含热量食物后测定的血浆葡萄糖,是糖尿病最常用的检测项目。

1.检测方法

血糖的测定方法主要分为三大类:氧化还原法、缩合法及酶法。前两类已被淘汰,国际推荐的参考方法是己糖激酶法,目前国内多采用卫生部临检中心推荐的葡萄糖氧化酶法,另外还可以采用葡萄糖脱氢酶法。利用分光光度法测定酶促反应中生成的产物,或检测酶促反应中产生的电流,产物的生成量与电流强度及葡萄糖浓度成正比。

2.参考区间

成人空腹血清葡萄糖为 $3.9\sim6.1\text{mmol/L}$($70\sim110\text{mg/dL}$)。不同样本的葡萄糖浓度参考范围见表3-1。

表 3-1　体液空腹葡萄糖浓度参考值

标本	葡萄糖浓度(mmol/L)	葡萄糖浓度(mg/dL)
血浆/血清		
成人	3.9～6.1	70～110
儿童	3.5～5.6	60～100
早产新生儿	1.1～3.3	20～60
足月新生儿	1.7～3.3	30～60
全血(成人)	3.5～5.3	65～95

3.临床意义

血糖浓度受神经系统和激素的调节,保持一个相对平衡的状态,当各种因素导致这些调节失去原有的相对平衡后,会出现血糖值异常。空腹血糖水平反映了胰岛素分泌能力,其增高与葡萄糖耐量减低是相平行的:若胰岛素分泌能力不低于正常的 25%,空腹血糖多是正常或只轻度升高,一般人全血血糖不超过 6.1mmol/L

（110mg/dL），血浆血糖不超过 6.9mmol/L（125mg/dL）；当胰岛素分泌进一步降低，但不低于正常的 40%，则空腹血糖在 5.8～11.1mmol/L（104～200mg/dL）；空腹血糖超过 11.1mmol/L（200mg/dL）时，提示胰岛素分泌极少或缺乏。

空腹血糖水平是诊断糖尿病最主要的依据。若空腹全血血糖不止一次超过 6.7mmol/L（120mg/dL），血浆血糖等于或超过 7.8mmol/L（140mg/dL），即可确诊为糖尿病。一般应 2 次重复测定，以防误差。同时还要注意精神、饮食及药物等因素的影响。凡空腹全血血糖在 6.1mmol/L（110mg/dL）以上，血浆血糖在 6.9mmol/L（125mg/dL）以上，而又低于上述诊断标准时，应做葡萄糖耐量试验。若有明确的糖尿病症状，应先做餐后 2 小时血糖测定。一般糖尿病患者的空腹血糖，在失去控制时可高达 10～16.7mmol/L（180～300mg/dL）；在重型及长期控制不好的患者，空腹血糖也可高达 22.2mmol/L（400mg/dL）。

当血糖水平很高时，空腹血糖水平是首先要关注的，有低血糖风险者（老年人，血糖控制较好者）也应测定餐前血糖。糖尿病患者的空腹血糖也可能正常。

4.评价

（1）样本的处理：血糖测定一般可以测血浆、血清和全血葡萄糖。推荐以血浆葡萄糖浓度为诊断糖尿病的指标。由于葡萄糖溶于自由水，而红细胞中所含的自由水较少，所以全血葡萄糖浓度比血浆或血清低 12%～15%，且受血细胞比容影响。一般来说用血浆或血清测定结果更为可靠。除与标本的性质有关外，血糖测定还受饮食、取血部位和测定方法的影响。餐后血糖升高，静脉血糖＜毛细血管血糖＜动脉血糖。所以如果不是特殊试验，血糖测定必须为清晨空腹静脉取血。

取血后如全血在室温下放置，由于血细胞中的糖酵解会使血糖浓度每小时下降 5%～7%（0.4mmol/L 或 10mg/dL），当有白细胞增多或细菌污染时，葡萄糖的损失会增加，若标本采集后立即分离血浆或血清，则可使血糖在室温下稳定 24 小时。如不能立即检测而又不能立即分离血浆或血清，就必须将血液加入含氟化钠的抗凝瓶，以抑制糖酵解途径中的酶，保证测定准确：标本中加入碘乙酸钠或氟化钠可抑制糖酵解作用，使血糖在室温下稳定 3 天。氟化钠通过抑制烯醇化酶而防止糖酵解。氟化物也是一种弱的抗凝剂，但在几个小时后可有血液凝集出现。因此建议使用氟化物-草酸盐混合物，如每毫升血液加 2mg 草酸钾和 2mg 氟化钠以阻止后期凝集现象。但高浓度氟离子会抑制脲酶和某些酶活性，因而标本不宜用脲酶法测定尿素，也不适用于某些酶的直接测定。草酸钾会使细胞水分外渗，血浆稀释，这种标本不能用于测定其他物质。

床旁检查用的是便携式血糖仪，采用毛细血管全血标本测定，由于受到血细胞比容以及其他非糖还原物质的影响，空腹全血葡萄糖浓度比血浆葡萄糖浓度低 12%～15%。而在有葡萄糖负荷时，毛细血管的葡萄糖浓度却比静脉血高 2～

4mmol/L,因此,使用不同的标本应采用不同的参考值。

(2)应用的评价:FPG 是糖尿病的常用检测项目,但应注意在 2 型糖尿病中,高血糖是相对较晚才产生的,因此仅用 FPG 这个标准将延误诊断,并对糖尿患者群的流行估计过低。在临床已诊断的 2 型糖尿病患者中,有 30% 已有糖尿病并发症(如视网膜病、蛋白尿和神经肌肉疾病),说明 2 型糖尿病可能至少在临床诊断前 10 年就发生了。

3.检测方法的评价

己糖激酶(HK)法准确度和精密度高,特异性高于葡萄糖氧化酶法,适用于自动化分析,为葡萄糖测定的参考方法。

葡萄糖氧化酶-过氧化物酶(GOD-POD)法中,葡萄糖氧化酶(GOD)高特异性催化 β-D-葡萄糖,过氧化物酶(POD)的特异性远低于 GOD。尿酸、维生素 C、胆红素、血红蛋白,四环素和谷胱甘肽等可抑制呈色反应(通过与 H_2O_2 竞争色素原受体),用离子交换树脂过滤可以除去大部分干扰物质。本法准确度和精密度都能达到临床要求,操作简便,适用于常规检验。本法也适用于测定脑脊液葡萄糖浓度。尿中含较高浓度可干扰过氧化反应的物质(如尿酸),使测定值出现负偏差,因而本法不能直接用于尿标本测定,可使用离子交换树脂除去尿中干扰物再测定。

采用氧电极直接测定葡萄糖氧化酶法第一步反应消耗的氧来进行定量,摒弃特异性不高的第二步反应。结合过氧化氢酶的使用,能有效防止 H_2O_2 转变为 O_2 而影响测定结果。该法可用于血浆、血清、脑脊液及尿标本的测定,但由于血细胞会消耗氧气,故不能用于全血标本。

葡萄糖脱氢酶(GD)法高度特异,不受各种抗凝剂和血浆中其他物质的干扰,商品试剂中含有变旋酶,以加速 β-D-葡萄糖的变旋过程。制成固相酶,可用于连续流动分析,也可用于离心沉淀物的分析。

二、餐后 2 小时血糖

1.检测方法

监测餐后 2 小时血糖有两种方法:一种是口服 75g 无水葡萄糖后做葡萄糖耐量试验;另一种是吃 100g 面粉制成的馒头或方便面(含糖量相当于 75g 无水葡萄糖,也叫馒头餐试验)。从吃第一口饭的时间开始计算,然后测量 2 小时后的血糖值。

2.参考区间

餐后 2 小时血糖 < 7.8mmol/L。

3.临床意义

影响餐后血糖的因素有很多,餐后胰岛素第一时相的分泌,胰高血糖素的分泌,肌肉、肝脏和脂肪组织对胰岛素的敏感性,餐前血糖水平,进食的种类和时间,胃肠道的消化和吸收功能,餐后运动,情绪等都会对餐后血糖有影响。很多2型糖尿病患者空腹血糖不高,而餐后血糖很高,若只查空腹血糖,很容易误诊,当餐后血糖≥11.1mmol/L(200mg/dL)时,诊断糖尿病敏感性更高、漏诊率更低。

餐后2小时血糖监测适用于空腹血糖已获良好控制但仍不能达到治疗目标者。对于糖尿病患者,餐后2小时血糖是一个非常有价值的监测指标:①反映胰岛β细胞的储备功能,即进食后胰岛β细胞分泌胰岛素的能力。若胰岛β细胞的储备功能良好,周围组织对胰岛素作用敏感,则餐后2小时血糖值应降到7.8mmol/L(140mg/dL)以下。如果胰岛β细胞的储备功能良好,甚至高于正常水平,但存在明显的胰岛素抵抗;或胰岛素抵抗不明显,但胰岛β细胞功能已较差,则餐后2小时血糖可明显升高。②若餐后2小时血糖>11.1mmol/L(200mg/dL),则易发生糖尿病眼、肾、神经等慢性并发症。对于中年以下和病情不重者,要严格控制餐后2小时血糖值在7.8mmol/L(140mg/dL)以下;对于老年糖尿病患者或并发症较重者,餐后2小时血糖可适当放宽至7.8～11.1mmol/L(140～200mg/dL)。③餐后2小时血糖能较好地反映进食量及使用的降糖药是否合适,这是仅查空腹血糖所不能替代的。

餐后血糖升高是心血管疾病死亡的独立危险因素,当餐后血糖值在7.8～11.1mmol/L(140～200mg/dL)时已经存在大血管病变,血糖值越高,大血管病变的危险性越高。餐后血糖值是HbA₁0的主要决定者,两者高度相关,严格控制餐后血糖将更有利于HbA₁0控制达标,使血管内皮细胞的结构和功能得到更好的保护,降低心血管并发症的死亡率。

4.评价

餐后2小时血糖测定是诊断糖尿病的另一种重要方法。临床上有不少患者,空腹血糖不高,但餐后2小时血糖明显增高。

餐后2小时血糖实际上是一种简化的葡萄糖耐量试验。由于这种方法较口服葡萄糖耐量试验抽血次数少,简单易行,易为患者接受,所以是临床上用于筛选和发现空腹血糖正常的糖尿病患者的最常用方法。

餐后2小时血糖检查的缺点是,有些糖尿病患者服糖后血糖高峰不在2小时,而是在1小时后,到2小时的时候血糖高峰已下降,这样的患者易被漏诊。所以,对餐后2小时血糖可疑升高的患者,宜在餐后1小时和2小时各抽血一次为好,或者直接做糖耐量试验。

三、葡萄糖耐量试验

1.检测方法

葡萄糖耐量试验包括口服葡萄糖耐量试验(OGTT)和静脉葡萄糖耐量试验

（IGTT），是在口服或静脉注射一定量葡萄糖后 2 小时内做系列血糖测定，以评价个体的血糖调节能力的标准方法，对确定健康和疾病个体也有价值。常用的是 OGTT。

WHO 推荐的标准化 OGTT：试验前 3 天，受试者每日食物中含糖量不低于 150g，且维持正常活动，影响试验的药物应在 3 天前停用。试验前应空腹 10～16 小时，坐位取血后 5 分钟内饮入 250mL 含 75g 无水葡萄糖的糖水（妊娠妇女用量为 100g；儿童按 1.75g/kg 计算，总量不超过 75g）。之后，每隔 30 分钟取血 1 次，共 4 次，历时 2 小时（必要时可延长血标本的收集时间，可长达服糖后 6 小时）。采血同时，每隔 1 小时留取尿液做尿糖测定。整个试验过程中不可吸烟、喝咖啡、喝茶或进食。根据 5 次血糖水平（空腹时为 0 时间）绘制糖耐量曲线。

OGTT 结合 FPG 可协助诊断糖尿病及相关状态：

（1）FPG 正常（<6.1mmol/L），并且 2 小时 PG<7.8mmol/L 为正常糖耐量。

（2）FPG 介于 6.1～7.0mmol/L 之间，2 小时 PG<7.8mmol/L 为 IFG。

（3）FPG<7.0mmol/L，2 小时 PG 介于 7.8～11.1mmol/L 为 IGT。

（4）血浆 FPG≥7.0mmol/L，2 小时 PG>11.1mmol/L 为糖尿病性糖耐量。

2.临床意义

OGTT 主要用于下列情况：①诊断 GDM。②诊断 IGT。③有无法解释的肾病、神经病变或视网膜病变，其随机血糖<7.8mmol/L，可用 OGTT 了解糖代谢状况。此时如 OGTT 异常，不代表有肯定因果关系，还应该排除其他疾病。④人群筛查，以获取流行病学数据。

3.评价

OGTT 在糖尿病的诊断中并非必需，因此不推荐临床常规应用。大多数糖尿病患者会出现 FPG 水平增加，除 GDM 外，FPG<5.6mmol/L（100mg/dL）或随机血糖<7.8mmol/L（140mg/dL）足可排除糖尿病的诊断，所以临床上首先推荐测定 FPG。

虽然 OGTT 比 FPG 更灵敏，但它受多种因素影响且重复性差。除非第一次 OGTT 结果明显异常，否则应该在不同时间做 2 次 OGTT 测定以判断是否异常。

IGTT 的适应证与 OGTT 相同，对某些不宜做 OGTT 的患者（如不能承受大剂量口服葡萄糖、胃切除后及其他可致口服葡萄糖吸收不良的患者），为排除葡萄糖吸收因素的影响，应按 WHO 的方法进行 IGTT。

四、糖化血红蛋白

成人血红蛋白（Hb）通常由 HbA（97%）、HbA$_2$（2.5%）和 HbF（0.5%）组成。

HbA 由 4 条肽链组成,包括 2 条 α 链和 2 条 β 链。对 HbA 进行色谱分析发现了几种次要的血红蛋白,即 HbA_{1a}、HbA_{1b} 和 HbA1c,统称为 HbA_1,或快速血红蛋白(因它在电泳时迁移比 HbA 快得多)或糖化血红蛋白(GHb)。GHb 是血红蛋白与血糖进行非酶促反应结合的产物,它们的糖基化位点是血红蛋白 β 链 N 末端的缬氨酸残基,其生成是一个缓慢的、不可逆的过程,生成量与血糖的浓度和高血糖存在的时间相关。糖基化也可以发生在血红蛋白 β 链的其他位点,如赖氨酸残基或 α 链上,所生成的糖化蛋白称为 HbA_0,不能用根据电荷不同的方法而将其与普通血红蛋白分离(表 3-2)。

表 3-2　糖化血红蛋白的命名

名称	组成
HbA_0	糖基化发生在 β 链的其他位点,如赖氨酸残基或 α 链上
HbA_{1a1}	1,6-二磷酸果糖结合在 HbA 的 β 链 N 末端上
HbA_{1a2}	6-磷酸葡萄糖结合在 HbA 的 β 链 N 末端上
HbA_{1a}	由 HbA_{1a1} 和 HbA_{1a2} 组成
HbA_{1b}	丙酮酸结合在 HbA 的 β 链 N 末端上
HbA_1c	葡萄糖结合在 HbA 的 β 链 N 末端的缬氨酸残基上
Pre-HbA1c	HbA1c 中存在不稳定的希夫碱
HbA_1	由 HbA_{1a}、HbA_{1b}、HbA1c 组成
总的糖化血红蛋白	HbA1c 及其他所有的血红蛋白-碳水化合物复合物

其中,HbA1c 是由葡萄糖与 HbA 的 β 链氨基末端缬氨酸残基缩合而成,先形成一种不稳定的希夫碱(前 HbA1c),希夫碱解离或经 Amadori 分子重排而形成 HbA1c。HbA_1 的主要成分是 HbA1c,约占 80%,且浓度相对稳定。为简便实用,临床上常以 HbA1c 代表总的糖化血红蛋白水平。

1.检测方法

GHb 的测定方法有多种:①根据电荷差异:可采用离子交换层析、高效液相色谱分析(HPLC)、常规电泳和等电聚焦电泳等方法;②根据结构差异:可采用亲和层析和免疫测定法;③化学分析技术:可采用比色法、分光光度法。目前临床使用的糖化血红蛋白自动分析仪多采用离子交换柱高效液相色谱法,不管什么方法,结果都表示为糖化血红蛋白占总血红蛋白的百分比。化学分析技术已经很少使用。如果操作正确,大多数方法都有很好的精密度,但不同方法在测定组分上存在差异。

2.参考区间

糖化血红蛋白参考范围见表 3-3。

表 3-3 糖化血红蛋白参考范围

糖化血红蛋白种类	平均值(%)	参考范围(%)
$HbA_1(A_{1a+b+c})$	6.5	5.0～8.0
仅 HbA1c	4.5	3.6～6.0
总糖化血红蛋白(A_1+A_0)	5.5	4.5～7.0

3.临床意义

GHb 的形成是不可逆的,其浓度与红细胞寿命(平均 120 天)和该时期内血糖的平均浓度有关,不受每天葡萄糖波动的影响,也不受运动或食物的影响,所以 GHb 反映的是过去 6～8 周的平均血糖浓度,这可为评估血糖的控制情况提供可靠的实验室指标。而血糖血浓度急剧变化后,在起初 2 个月 HbA1c 的变化速度很快,在 3 个月之后则进入一个动态的稳定状态。

2010 年,美国糖尿病协会(ADA)在最新修订的《糖尿病治疗指南》中首次将 HbA1c 作为新的糖尿病诊断指标,诊断标准定为 6.5%(但这个标准还未被广泛接受)。根据该指南,HbA1c 水平在 5% 左右表示未患糖尿病,HbA1c 水平在 5.7%～6.4%预示进展至糖尿病前期阶段,HbA1c≥6.5%则表明已患糖尿病。但对于患有糖尿病的孕妇或有贫血等血红蛋白异常的患者,不主张做糖化血红蛋白检查,因为异常的血红蛋白可干扰糖化血红蛋白的测定。

为达到理想的糖尿病控制,ADA 推荐大多数糖尿病患者的目标为 HbA1c 水平≤7%(一些组织建议降为<6.5%),希望这一目标可以有效预防糖尿病相关严重并发症,如肾病、神经病变、视网膜病变和牙龈病变。对经治疗后血糖控制稳定的糖尿病患者,应将糖化血红蛋白作为常规检测指标,至少每 6 个月一次。在某些临床状态下(如糖尿病妊娠、未接受治疗或调整治疗时),应增加检测次数(每 3 个月一次),及时提供有价值的信息。

一些研究提示 HbA1c 为糖尿病患者心血管事件的独立预测危险因素,HbA1c 水平每增高 1%,对 T1DM 患者而言发生冠心病的相对危险增加 32%;对 T2DM 患者而言,危险性增加 18%。

4.评价

离子交换柱高效液相色谱法对全血直接测定 HbA1c,其批内和批间变异系数 CV 均可以小于 1%,结果精确,HbA1c 检测结果不受存在的变异型血红蛋白及其衍生物的影响。

GHb 测定标本采用静脉血,用 EDTA、草酸盐和氟化物抗凝,患者无需空腹。

全血标本可于 4℃ 储存 1 周以上。高于 4℃，HbA_{1a} 和 HbA_{1b} 会随时间和温度而上升，而 HbA1c 仅轻微变化，－70℃ 则可保存 18 周以上，一般不推荐 －20℃ 保存。肝素抗凝标本需在 2 天内完成测定，且不适用于某些方法，故不推荐使用。

由于 GHb 的形成与红细胞的寿命有关，在有溶血性疾病或其他原因引起红细胞寿命缩短时，GHb 明显减少。同样，如果近期有大量失血，新生红细胞大量产生，会使 GHb 结果偏低，然而仍可用于监测上述患者，但其测定值必须与自身以前测定值作比较而不是与参考值作比较。高浓度 GHb 也可见于缺铁性贫血患者，这可能与较多的衰老红细胞有关。HbF、HbS 和 HbC 等异常血红蛋白则因血红蛋白病和测定方法的不同，可引起 GHb 的假性升高或降低。

GHb 参考范围的个体差异很小，且不受急性疾病的影响，年龄的影响目前尚无定论。对于控制不良的糖尿病患者，测定值可达参考范围上限的 2 倍或更多，但很少再超过 15%，若超过应考虑是否存在 HbF 干扰。

与 FPG 和餐后 2 小时血糖水平相比，HbA1c 的检测方法已标准化，与糖尿病长期并发症的相关性更强，生物变异性小，无需空腹或特定时间采血，不易受急性（如应激、疾病相关）血糖波动的影响，检测结果可以作为血糖管理或治疗的指导。

五、糖化血清蛋白与糖化白蛋白

除了血红蛋白，血液中的葡萄糖也可与血清蛋白的 N 末端发生非酶促的糖基化反应，形成高分子酮胺化合物，其结构类似果糖胺，总称为糖化血清蛋白。由于 90% 以上的糖化血清蛋白是糖化白蛋白（GA），葡萄糖与血清白蛋白链内第 189 位赖氨酸结合，因此 GA 可以反映糖化血清蛋白的总体水平。

1.检测方法

果糖胺的测定方法有多种，目前应用最广的方法是利用碱性条件下果糖胺的 Amadori 重排产物具有还原性而设计的，它可与硝基四氮唑蓝（NBT）起呈色反应，其颜色深浅与果糖胺含量成正比。

还可采用 ELISA 法、HPLC 法、酮胺氧化酶（KAOD）法等多种方法测定糖化白蛋白，临床多用 KAOD 法，可结合血清白蛋白含量，计算出糖化白蛋白占血清白蛋白的比例。

2.参考区间

非糖尿患者群果糖胺参考范围为 $205 \sim 285 \mu mol/L$。

健康成年人糖化血清蛋白（1.9 ± 0.25）mmol/L。

糖化白蛋白正常参考范围为 10.8%～17.1%。

3.临床意义

由于白蛋白的半衰期比血红蛋白短，转换率快，为 17～19 天，故可通过测定血清糖基化蛋白水平来反映 2～3 周前的血糖控制情况,在反映血糖控制效果上比 GHb 更敏感、更及时。在一些特殊情况下,如透析性的贫血、急性全身性疾病期、肝病、糖尿病合并妊娠、降糖药物调整期等,糖化白蛋白更准确地反映短期内的平均血糖变化。

由于测定糖化白蛋白监测的是短期血糖的改变,因此它应与 GHb 结合应用而不是替代。当患者有血红蛋白异变体(如 HbS 或 HbC)存在时,会使红细胞寿命下降,此时糖化血红蛋白的意义不大,而 GA 则有价值。

4.评价

NBT 法快速、经济,已用于自动化仪器分析,线性可达 $1000\mu mol/L$,CV 为 5.4% 左右。红细胞寿命和血红蛋白变异体不影响糖化白蛋白的结果,但它受血浆总蛋白浓度的影响,血清白蛋白 $<30g/L$ 或尿中蛋白质浓度 $>1g/L$ 时,果糖胺的结果不可靠。中度溶血、胆红素和维生素 C 会干扰测定。

KAOD 法可运用于自动化生化分析仪上,精密度高、准确性好,胆红素对其干扰较小。

由于所有糖化血清蛋白都是果糖胺,而白蛋白是血清蛋白质中含量最多的组分,虽然测定果糖胺主要是测定糖化白蛋白,但果糖胺反映的是血清中总的糖化血清蛋白,在白蛋白浓度和半衰期发生明显改变时,会对糖化白蛋白产生很大影响,故对于肾病综合征(NS)、肝硬化、异常蛋白血症或急性时相反应之后的患者,果糖胺结果不可靠。此外,果糖胺容易受到血液中胆红素、乳糜和低分子物质等的影响。

六、胰岛素及 C 肽

胰岛素是胰岛 β 细胞所产生的多肽激素,主要作用是促进肝、骨骼肌和脂肪组织对葡萄糖的摄取,促进葡萄糖转换成糖原或脂肪储存,抑制肝脏的糖异生,刺激蛋白质合成并抑制蛋白质分解,总的效应是降低血糖。

胰岛 β 细胞粗面内质网的核糖核蛋白体首先合成前胰岛素原,很快被酶切去信号肽后,生成胰岛素原,贮存在高尔基体的分泌小泡内,最后被蛋白水解酶水解成活性胰岛素(51 个氨基酸残基)和含 31 个氨基酸残基的无活性的 C 肽。

正常人体中胰岛素呈脉冲式分泌,基础分泌量约 1U/h,每天总量约 40U。健康人在葡萄糖的刺激下,胰岛素呈二时相脉冲式分泌:静脉注射葡萄糖后的 1～2 分钟内是第一时相,10 分钟内结束,这一时相呈尖而高的分泌峰,代表贮存胰岛素的快速释放。第二时相紧接第一时相,持续 60～120 分钟,直到血糖水平回到正常,代表了胰岛素的合成和持续释放能力。

胰岛素相对分子量为 5.8kD,分泌入血后在体内的生物半衰期为 5～10 分钟,主要被肝脏摄取并降解,少量由肾小球滤过后在近曲小管重吸收和降解。

C肽分子量为3.6kD,没有生物活性,但对保证胰岛素的正常结构却是必须的。虽然胰岛素和C肽等摩尔数分泌入血,但由于C肽的半衰期更长(约35分钟),因此在禁食后血浆C肽的浓度比胰岛素高5～10倍。C肽主要在肾脏中降解,部分以原形从尿液排出。

1.检测方法

利用胰岛素和C肽的抗原性,采用免疫学方法进行检测。目前有放射免疫分析法(RIA)、酶联免疫吸附法(ELISA)、化学发光免疫分析法(CLIA)、电化学发光免疫分析法(ECLIA)等。

2.参考区间

空腹胰岛素(CLIA法):4.0～15.6U/L;空腹胰岛素(ECLIA法):17.8～173.0pmol/L;C肽(ECLIA法):250.0～600.0pmol/L。

3.临床意义

胰岛素测定最主要的临床用途是:①对空腹低血糖患者进行评估。②确认需进行胰岛素治疗的糖尿病患者,并将他们与靠饮食控制的糖尿病患者分开。如在口服葡萄糖75g后血浆胰岛素水平超过$60\mu U/mL$时不可能发生微血管并发症,这时能够靠饮食控制;但如果胰岛素峰值$<40\mu U/mL$,则需要胰岛素治疗而且很可能发生微血管病变。③预测2型糖尿病的发展并评估患者状况,预测糖尿病易感性。④通过测定血胰岛素浓度和胰岛素抗体来评估胰岛素抵抗机制。

随着胰岛β细胞功能进行性损害,它对葡萄糖刺激反应的第一时相将丧失,而其他的刺激物(如氨基酸或胰高血糖素)仍能刺激其释放,所以大多数2型糖尿病仍保留第二时相的反应。而1型糖尿病患者则基本没有任何反应。

C肽测定的主要用途:①主要用于评估空腹低血糖。某些β细胞瘤患者,尤其是存在间歇性胰岛素分泌过多时,胰岛素检测可正常,但C肽浓度却升高。当注射胰岛素导致低血糖发生时,胰岛素水平会很高而C肽降低,这是因为药用胰岛素中没有C肽存在,且外源性胰岛素会抑制β细胞的分泌功能。②评估胰岛素的分泌:基础或刺激性(通过胰高血糖素或葡萄糖)尿和空腹血清C肽水平可用于评价患者的胰岛素分泌能力和分泌速度,并以此来鉴别糖尿病类型。例如糖尿病患者在用胰高血糖素刺激后C肽$>1.8ng/mL$,可能是2型糖尿病,若$<0.5ng/mL$则可能是1型糖尿病。但C肽测定对糖尿病患者的常规监测作用不大。③监测胰腺手术效果:在全胰腺切除术后检测不到血清C肽,而在胰腺或胰岛细胞移植成功后其浓度应该增加。当需要连续评估β细胞功能或不能频繁采血时,可测定尿C肽。24小时尿C肽(非肾功能衰竭患者,因肾功能衰竭可使C肽浓度上升)与空腹血清C肽浓度相关性很好,并与葡萄糖负载后连续取血标本的C肽浓度相关性也很好。

4.评价

测定 C 肽比测定胰岛素有更多优点:①由于肝的代谢可以忽略,所以与外周血胰岛素浓度相比,C 肽浓度可更好地反映 β 细胞功能;②C 肽不受外源性胰岛素干扰,且不与胰岛素抗体反应。

用外源性胰岛素治疗的患者会产生抗胰岛素抗体,可与免疫法使用的抗体竞争。内源性抗体和它结合的胰岛素可被聚乙二醇(PEG)沉淀,再测定游离胰岛素。用盐酸洗脱抗体结合的胰岛素,PEG 沉淀抗体可测定总胰岛素。

C 肽主要通过肾脏排泄,肾病时,血中 C 肽浓度会升高,同时尿 C 肽浓度的个体差异大,限制了其作为评价胰岛素分泌能力的价值。

七、胰岛素原

胰岛素原是胰岛素的前体和主要储存形式,其生物活性仅相当于胰岛素的 10%。正常情况下仅少量的胰岛素原(胰岛素的 3%)进入血液循环。但肝脏清除它的能力仅为清除胰岛素能力的 25%,导致前者的半衰期比后者长 2～3 倍,约为 30 分钟,因此在禁食后血浆胰岛素原浓度可达血浆胰岛素浓度的10%～15%。

1.检测方法

利用胰岛素原的抗原性,采用免疫学方法进行检测。目前有放射免疫分析法(RIA)、酶联免疫吸附法(ELISA)、电化学发光免疫分析法(ECLIA)等多种方法。

2.参考区间

正常人空腹胰岛素原参考范围是 1.11～6.9pmol/L(也有报道为 2.1～12.6pmol/L),各实验室需建立自己的参考值。

3.临床意义

胰岛素原浓度增加见于:①胰腺 β 细胞肿瘤,大多数 β 细胞瘤患者都有胰岛素、C 肽和胰岛素原浓度的增加。因肿瘤使胰岛素原不能转变为胰岛素,部分患者只有胰岛素原升高。尽管胰岛素原生物学活性很低,高浓度胰岛素原仍可能导致低血糖。②罕见的家族性高胰岛素原血症,其原因是胰岛素原转化为胰岛素的能力减弱。③存在可能与抗体起交叉反应的胰岛素原样物质。④1 型糖尿病由于胰岛素合成和分泌极度下降,刚合成的胰岛素原在未转变为胰岛素的情况下即释放入血,造成血浆胰岛素原升高。⑤在 2 型糖尿病患者,胰岛素原比例和胰岛素原转化中间体都会增加,并且与心血管危险因子关联。⑥妊娠糖尿病(GDM)有明显高浓度水平的胰岛素原及其裂解产物——32、33 位氨基酸断裂的胰岛素原。最近报道,胰岛素原在胰岛素样物质中所占的比例增加,可作为妊娠糖尿病筛查预测指标,比年龄、肥胖和高血糖更好。在慢性肾功能衰竭、肝硬化和甲状腺功能亢进患者中也可见胰岛素原浓度增加。

4.评价

作为胰岛素的前体和主要储存形式,胰岛素原的检测仍较困难,其原因是:①血浆中胰岛素原浓度低,难获得纯品,故抗体制备困难;②不易获得胰岛素原参考品;③多数抗血清与胰岛素和C肽有交叉反应(两者浓度都较高),同时胰岛素原转化中间体也会干扰检测结果。目前已开始生产基因重组的胰岛素原,并由此制备单克隆抗体,将提供可靠的胰岛素原标准品和检测方法。

八、酮体

酮体由乙酰乙酸、丙酮和β-羟丁酸组成,主要来源于游离脂肪酸在肝脏的氧化代谢产物。正常情况下,长链脂肪酸被肝脏摄取,重新酯化为甘油三酯贮存在肝脏内,或转变为极低密度脂蛋白再进入血浆。正常人血液中酮体浓度较低,其相对组成为:乙酰乙酸占20%,丙酮占2%,β-羟丁酸约占78%。当糖代谢发生障碍时,脂肪分解代谢加速,不能充分氧化,产生大量的中间产物——酮体,过多的酮体从尿中排出,称为酮尿。

1.检测方法

酮体含有三种成分,检测样本可来自血液和尿液。尿酮的检测多采用酮体检查片法和尿酮体试纸条法作半定量测定。β-羟丁酸的测定方法包括酸氧化比色法、气相色谱法、酶法和毛细管电泳法。临床常用的是酶法。

2.参考区间

以丙酮计,血浆酮体定量$<0.05mmol/L(20mg/L)$,尿酮体定性为阴性,定量为$20\sim50mg/d$。健康成年人血清β-羟丁酸为$0.03\sim0.3mmol/L$。

3.临床意义

在未控制的糖尿病中,由于胰岛素缺乏,导致重新酯化作用减弱而脂解作用增强,使血浆中游离脂肪酸增加;同时胰高血糖素/胰岛素比率增加使得脂肪酸在肝脏中的氧化作用增强,肝脏酮体生成增加而在外周组织中的代谢减少,导致血液中乙酰乙酸堆积。其中小部分乙酰乙酸可自发性脱羧生成丙酮,而大部分则转变为β-羟丁酸。

酮体形成过多会导致其在血中浓度增加(酮血症)和在尿中的排泄增加(酮尿)。这个过程可发生于糖的来源减少(饥饿或频繁呕吐)或糖的利用下降(如糖尿病、糖原贮积症等)。对于糖尿病酮症酸中毒,血中酮体的半定量比检测尿中酮体更为准确。虽然尿酮体排泄并不总是与血中酮体浓度成比例,但由于尿酮体检测的方便性,已广泛用于1型糖尿病的病情监测。

酮体的三种成分相对比例与细胞的氧化还原状态有关。在健康人,β-羟丁酸与乙酰乙酸以等摩尔的浓度存在,两者基本构成血清中所有酮体,丙酮是次要成分。在严重糖尿病中,β-羟丁酸/丙酮的比率可增至 16∶1,这是因为此时机体有大量还原型烟酰胺腺嘌呤二核苷酸(NADH)存在,促进了 β-羟丁酸的生成。目前大多数尿液酮体试验仅检测乙酰乙酸,这将导致实验检测结果与病情不相符的情况,即当患者酮症酸中毒早期时尿中的酮体主要是 β-羟丁酸,测定尿液酮体可能仅有弱阳性;当治疗症状缓解后,β-羟丁酸转变为乙酰乙酸时尿中乙酰乙酸含量增高,临床却表现为酮症加重。因此需要监测 β-羟丁酸的含量才能得到酮症的比较真实的情况。同时需要注意的是,即使临床病情已经改善,也不能放松监测。

尿酮体阳性还见于饥饿、高脂饮食、呕吐、腹泻、脱水、妊娠中毒血症、甲状腺中毒症、消化吸收障碍等。

4.评价

测定血液和尿液中酮体的常用方法中,没有一种方法能与乙酰乙酸、丙酮和 β-羟丁酸同时起反应。

糖尿病酮症酸中毒时,往往以 β-羟丁酸升高较明显,而临床上测定尿液酮体用的亚硝基铁氰化钠仅对乙酰乙酸起反应,该方法对乙酰乙酸敏感性较好,对丙酮敏感性较差,与 β-羟丁酸几乎不发生反应,故当尿中以 β-羟丁酸为主时易漏诊,患者早期尿酮体阴性率比较高。为了提高尿液酮体检验的阳性率,可将尿液中的 β-羟丁酸氧化成乙酰乙酸,再使之分解成丙酮后再检测。

丙酮和乙酰乙酸都有挥发性,且乙酰乙酸容易分解成丙酮,因此检查时要尽量用新鲜尿(至少在排尿后 2 小时内)以提高检出率。

紧张、剧烈运动、浓缩尿、低 pH、高色素尿或含有大量甲基多巴代谢物的尿液标本可以呈酮体假阳性反应。

酶法测定 β-羟丁酸灵敏度高、速度快、样品用量少、样品无需预处理、适合各种型号的自动生化分析仪。乙酰乙酸、血红蛋白、胆红素对本法干扰小。

九、丙酮酸

丙酮酸是糖无氧代谢的产物,临床上常和乳酸一同测定,并用二者的比值推测循环衰竭的严重程度。此外,它还对维生素 B_1 缺乏有一定的诊断意义。

1.英文缩写

PA。

2.参考值

<0.10mmol/L。

3.影响因素

(1)应在空腹休息 2 小时后抽血,样本应防止溶血。

(2)标本采集时尽可能不使用止血带。

（3）抗凝剂用肝素-氟化钠较好。

（4）采集的标本需置于 $0\sim4℃$ 并在 15 分钟内离心分离血清,以防止糖酵解生成乳酸。

4.临床意义

（1）生理性升高:见于进食和运动后会升高。

（2）病理性升高

①循环衰竭:当机体处于无氧代谢状态时,丙酮酸被还原为乳酸,乳酸/丙酮酸比值升高（正常应为 9 左右）,因此,该比值是判断组织缺氧严重程度的指标,同时对乙醇引起的酮中毒的检测也有用。

②维生素 B_1 缺乏时,丙酮酸氧化发生障碍,使丙酮酸含量增加。

5.采血要求及注意事项

空腹 12 小时取静脉血。

十、乳酸

是血液中乳酸的浓度,正常人血中乳酸含量很低,乳酸水平升高主要是由血氧缺乏和无氧代谢的增加引起的,体现了组织缺氧的程度。临床上常用这一指标诊断乳酸性酸中毒和某些肌肉疾病。

1.英文缩写

Lac

2.参考值

基础空腹 $<2mmol/L$

3.影响因素

（1）应在空腹休息 2 小时后抽血,样本应防止溶血。

（2）标本采集时尽可能不使用止血带。

（3）抗凝剂用肝素-氟化钠较好。

（4）采集的标本需置于 $0\sim4℃$ 并在 15 分钟内离心分离血清,以防止糖酵解生成乳酸。

4.临床意义

（1）生理性升高:剧烈运动时,由于组织缺氧,乳酸水平会升高。

（2）病理性升高

①用某些降糖药的糖尿患者乳酸水平有明显升高,形成乳酸性酸中毒,甚至会导致昏迷。

②循环衰竭和呼吸衰竭时,由于组织缺氧,糖酵解速度增加,血中乳酸通常超过 7mmol/L,甚至高达 25mmol/L,导致昏迷和乳酸性酸中毒。

③重症肝病、尿毒症、细菌感染、动脉硬化性心脏病、酒精中毒、白血病、重症贫血时,乳酸水平会升高。

④1型糖原累积病:由于体内缺少某种糖代谢需要的酶,患者肝脏合成的肝糖原不能分解利用,造成低血糖;低血糖刺激肾上腺素的分泌,后者使肌糖原分解,产生大量的乳酸。

⑤线粒体肌病性脑病患者,运动前后乳酸浓度差异很大,临床上常以运动前后乳酸相差3倍以上作为该种疾病的辅助诊断标准。

5.采血要求及注意事项

空腹12小时取静脉血,取血后应尽快送检。

十一、尿微量白蛋白

微量白蛋白尿是指在尿中出现微量白蛋白,因含量太少,不能用常规方法检测。生理条件下尿液中仅出现极少量白蛋白。微量白蛋白尿反映肾脏异常渗漏蛋白质。

1.检测方法

尿微量白蛋白的测定方法包括两类:一类是染料结合法,包括溴酚蓝染料结合法、凝胶过滤溴酚蓝结合法以及新开发的阴离子染料Albumin blue 580结合法等(目前国内无试剂供应);另一类是免疫学方法,包括放射免疫法、化学发光法、酶联免疫吸附试验、免疫荧光法、免疫乳胶凝集试验、高效液相色谱法,以及目前普遍使用的免疫比浊法(包括散射比浊法和透射比浊法,前者需要专门设备,后者在临床广泛应用,适用于手工和各种生化分析仪)。报告方式不一,有的以每升尿中白蛋白量表示,有的以24小时排泄量表示,常用的报告方式是以白蛋白/肌酐比值报告。

2.参考区间

健康成年人尿液白蛋白含量(免疫透射比浊法):24小时尿液:$<30mg/24$小时,定时尿:$<30\mu g/min$,随意尿:$<30\mu g/mg$肌酐。

3.临床意义

尿微量白蛋白被公认为是早期肾脏损伤的检测指标。糖尿病患者有很高的肾脏损害风险。大约1/3的1型糖尿病患者最终发展为慢性肾衰;2型糖尿病发展为糖尿病性肾病的概率不及1型糖尿病,但因其人数众多,占糖尿病肾病的60%。

糖尿病、高血压及心血管疾病都可引起肾脏损伤,因此,尿液微量白蛋白对该三大高发疾病的早期诊断、治疗评价等具有重要的参考价值。

尿微量白蛋白作为一个敏感的指标,其升高早于糖尿病合并高血压、心血管病变、神经性病变等并发症出现之前。有研究显示,尿常规检查中尿蛋白阴性的糖尿病患者,其中2/3已发生微量白蛋白尿,虽然无任何肾脏病变的体征,但已经是糖尿病性肾病早期,在此阶段积极治疗,能缓解糖尿病性肾病的发展,并能预防心脑血管病变。因此,微量白蛋白尿的检测十分重要。

对于 1 型和 2 型糖尿病患者,尿微量白蛋白持续＞$20\mu g/min$ 说明发展为明显肾脏疾病的危险将增加 20 倍;持续性尿蛋白定性阳性(相当于尿白蛋白≥$200\mu g/min$),提示已有明显的糖尿病性肾病。尿微量白蛋白增加对预报 1 型糖尿病患者发生糖尿病性肾病、终末期肾病和增生性眼病都有价值;在 2 型糖尿病患者,尿微量白蛋白增加可预报渐进性肾脏疾病、动脉粥样硬化和心血管病死亡率。

尿微量白蛋白的检出不仅是糖尿病性肾病的早期表现,也是高血压、心血管疾病的独立危险因素。原发性高血压与肾脏损伤关系密切,尿微量白蛋白作为高血压相关肾损伤的早期检测指标之一,其水平与血压水平及病程相关。微量白蛋白尿还与动脉粥样硬化相关的缺血性心血管事件的发生及发展相关,对其进展预测、疗效评价等有重要参考价值。

尿微量白蛋白病理性升高还见于系统性红斑狼疮、妊娠子痫前期等。

4.评价

尿微量白蛋白是一种灵敏、简便、快速的指标,易于在常规实验室中广泛应用,对早期肾损害的诊断远远优于常规的定性或半定量试验。

测定尿微量白蛋白最理想的方法是留取 24 小时标本,测定 24 小时尿微量白蛋白是公认的诊断糖尿病早期肾病的标准方法,但是采集 24 小时尿标本留取困难,在实际应用上受到限制。随机尿测定是目前最常用、最易行的方法,但由于受尿流量波动影响稳定性较差,无实用价值,因此需同时测定肌酐,由于每日肌酐排除量相对恒定,可避免尿量变化对结果的影响,患者间生物变异低。

尿微量白蛋白测定的影响因素众多,其分析前影响因素,包括患者健康状况、样本收集的间隔时间、尿液样本的种类(24 小时尿、过夜尿、晨尿、随机尿)、尿液样本的分析前处理和保存等。分析中影响检测的包括血红蛋白和胆红素的干扰、尿液 pH 变化、肾脏病变时尿液其他蛋白成分的干扰等。

目前尿微量白蛋白检测没有标准化,既没有参考物质也没有参考方法,这也是分析过程中遇到的最主要的问题。

第五节　血脂和脂蛋白检验

一、甘油三酯

1.英文缩写

TG

2.参考值

0.56～1.71mmol/L(50～150mg/dL)

临界值:1.71～2.29mmol/L(150～200mg、dL)

高 TG 血症:＞2.29mmol/L(200mg/dL)

3.影响因素

(1)被检测者要求稳定膳食 2～3 周,禁酒 3d,空腹 12～14 小时后抽血,样品采集后尽快分离血清,以防止 TG 水解,血清 4℃稳定 3d,－20℃稳定 4 个月。

(2)由于酶法是测定 TG 水解后的甘油含量,因而血清中的游离甘油(FG)对测定结果有干扰。可以通过预孵育或做血清空白排除。

(3)严重黄疸标本或胆红素＞100μmol/L 时对反应有负干扰。选择合适的色原并加入亚铁氧化物可在一定范围内消除干扰。

(4)维生素对反应有负干扰,甲状腺素、类固醇激素、口服避孕药等也可干扰测定结果。

(5)溶血标本中的 Hb、ALP 也可干扰反应,一般可做血清空白排除干扰,溶血严重则不宜做 TG 检测。

(6)卧位采血者其 TG 测定值比坐位及站位时要低。

4.临床意义

(1)生理性升高:正常人进食脂肪后 2～4 小时内血清甘油三酯将升高,8 小时恢复正常。

(2)病理性升高:多见于原发性或继发性高脂蛋白血症、动脉粥样硬化、糖尿病、肾病综合征、胰腺炎、甲状腺功能减退、糖原累积病、原发性 TG 增多症。

(3)病理性降低:多见于原发性 β 脂蛋白缺乏症、甲亢、肾上腺皮质机能减退、消化吸收不良、慢性阻塞性肺疾患、脑梗死。

5.采血要求及注意事项

取血前 36 小时不饮酒,至少 12 小时不进食,取血前禁食高脂肪食物。

二、总胆固醇

总胆固醇是临床血脂分析的重要指标,总胆固醇升高,患心脑血管病的危险性增加。

1.英文缩写

CHO

2.参考值

成人合适水平:2.83～5.20mmol/L(110～200mg/dL)

临界值:5.17～6.45mmol/L(200～250mg/dL)

高胆固醇血症：＞6.45mmol/L（＞250mg/dL）

3.影响因素

（1）送检胆固醇的标本要求应禁食 12～14 小时后采血，24 小时内不饮酒和避免服用有关药物的影响。在 2 小时内分离血清，4～25℃稳定 6d，－20℃稳定 4个月。

（2）胆红素＞171μmol/L 时对反应结果有明显的负干扰。

（3）溶血时会引起正干扰，但 Hb 在 1g/L 以下时干扰可忽略。

（4）高血尿酸也可引起负干扰。

（5）大量还原性药物，如维生素 C、酚磺乙胺、盐酸异丙嗪、复方丹参等，也可干扰反应使结果偏低。

4.临床意义

（1）病理性升高：多见于高脂蛋白血症、动脉粥样硬化、糖尿病、甲状腺功能低下、阻塞性黄疸、肾病综合征。

（2）病理性降低：多见于甲状腺功能亢进、严重贫血、急性感染、消耗性疾病、肝病。

5.采血要求及注意事项

取血前 36 小时不饮酒，至少 12 小时不进食，取血前禁食高脂肪食物。

三、血浆脂蛋白测定

脂蛋白（LP）是一种既有蛋白质又有胆固醇，还有 PL 的复合体，如何定量，尚无一种较为理想的方法。目前用于测定血浆 LP 的方法有超速离心分离纯化法、电泳分离法、血浆静置试验和血浆脂蛋白胆固醇测定法。

因为 LP 中胆固醇含量较为稳定，目前以测定 LP 中胆固醇总量的方法作为 LP 的定量依据，即测定 HDL、LDL 或 VLDL 中的胆固醇，并分别称为高密度脂蛋白胆固醇（HDL-C）、低密度脂蛋白胆固醇（LDL-C）或极低密度脂蛋白胆固醇（VLDL-C）。对于 LP(a)，除免疫学方法外，也可用电泳法测定血浆 LP(a) 中的胆固醇[LP(a)-C]。

（一）高密度脂蛋白胆固醇

高密度脂蛋白是血清中颗粒最小、密度最大的一组 LP，被视为人体内具有抗动脉粥样硬化的 LP，同时大量流行病资料表明，血清 HDL-C 水平与冠心病发病呈负相关，因而将 HDL-C 称为"好的胆固醇"。

1.检测方法

参考方法为超速离心法，目前常规检测方法为均相测定法。

2.参考区间

HDL-C 合适范围为 1.04mmol/L（40mg/dL）～1.55mmol/L（60mg/dL）。

1.55mmol/L(60mg/dL)以上为升高,1.04mmol/L(40mg/dL)以下为降低。2001年全民胆固醇教育计划(NCEP)成人治疗计划(ATP)Ⅲ报告认为 HDL-C 的合适范围为>1.04mmol/L(40mg/dL)。

3.临床意义

随着 HDL-C 水平降低,缺血性心血管病的发病危险增加,HDL-C<1.04mmol/L 的人群与 HDL-C≥1.55mmol/L 的人群相比,缺血性心血管病危险增加50%。

4.评价

影响血浆(清)HDL-C 水平的因素很多,主要有:①年龄和性别:儿童时期男女 HDL-C 水平相同;青春期男性开始下降,至18～19 岁达最低点,以后男性低于女性,女性绝经后与男性接近;②种族:黑人比白人 HDL-C 高,美国人高于中国人,中国人与日本人、欧洲人接近;③饮食:高糖及素食时 HDL-C 降低;④肥胖:肥胖者常有 TG 升高,同时伴有 HDL-C 降低;⑤饮酒与吸烟:饮酒使 HDL-C 升高,而吸烟使 HDL-C 减低;⑥运动:长期足量运动使 HDL-C 升高;⑦药物:睾酮等雄激素、降脂药中的普罗布考、β-受体阻断剂(普萘洛尔)、噻嗪类利尿药等,使 HDL-C 降低;雌激素类药物、烟酸和苯氧乙酸类降脂药(吉非贝齐、苯扎贝特)、洛伐他汀、苯妥英钠等,使 HDL-C 升高;⑧疾病。

对于女性代谢综合征患者而言,HDL-C 水平边界性降低普遍存在,因此,HDL-C<1.29mmol/L(50mg/dL)是诊断代谢综合征的指标。

(二)低密度脂蛋白胆固醇

LDL-C 超速离心法为低密度脂蛋白胆固醇测定的参考方法。可供选择的方法主要有:表面活性剂清除法(SUR 法),过氧化氢酶清除法(CAT 法),杯芳烃法(CAL 法),可溶性反应法(SOL 法)和保护性试剂法(PRO 法)。应用 Friedewald 方程也可以得到 LDL-C 浓度,但 Seyed-AliAhmadi 的研究认为,对于血清甘油三酯低或总胆固醇过高的患者,Friedewald 方程可能会过高估计 LDL-C 浓度。因此要用线性回归修正的公式计算。

1.检测方法

参考方法为超速离心法,常规方法为第三代均相测定法。

2.参考区间

2007 年《中国成人血脂异常防治指南》规定,LDL-C 合适范围:<3.37mmol/L(130mg/dL);边缘升高(危险阈值):3.37～4.12mmol/L(130mg/dL～159mg/dL);升高:>4.14mmol/L(160mg/dL)。NCEPATPⅢ明确要求,高脂血症患者血 LDL-C 的治疗目标值定为 2.6mmol/L(100mg/dL)以下。

3.临床意义

LDL-C 水平与缺血性心血管病发生的相对危险及绝对危险上升趋势及程度与 TC 相似。

LDL-C 水平增高见于家族性高胆固醇血症（TC 增高，LDL-C 增高，伴有 HDL-C 减低），Ⅱa 型高脂蛋白血症（TC 增高，LDL-C 增高，TG 正常或轻度增高）。

4.评价

与 HDL 测定相同，高脂血症对 LDL 检测可产生干扰。生理条件下 LDL-C 水平随年龄增高而上升，青年与中年男性高于女性，老年前期与老年期女性高于男性。

（三）小而密低密度脂蛋白

根据非变性梯度凝胶扫描测定 LDL 主峰颗粒直径（PPD）将 LDL 分成两种亚型：PPD＞25.5nm 为 A 型，即为大 LDL（large LDL），密度接近 1.02g/mL；B 型 LDLPPD＜25.5nm，密度接近 1.06g/mL，又称为小而密低密度脂蛋白（SD-LDL）。

1.检测方法

SD-LDL 的检测方法有多种，密度梯度超速离心法是检测 LDL 亚型的"金标准"，而梯度凝胶电泳法则是最常用的方法，肝素-镁沉淀法则是 SD-LDL 检测方法的研究热点，此法利用肝素-镁离子可选择性沉淀密度小于 1.044g/L 的脂蛋白的特点，分离得到密度大于 1.044g/L 的 SD-LDL 和 HDL 的上清液，通过自动生化分析仪选择性测定上清液中 SD-LDL-C 和 SD-LDL Apo B 的含量，进而实现 SD-LDL 的定量。

SD-LDL 是 LDL 中胆固醇成分所占比例较小而蛋白质比例较大的部分。SD-LDL 颗粒包含更少的胆固醇酯，胆固醇/Apo B 比值更低。

2.临床意义

由于 SD-LDL 与高 TG 在代谢上密切联系，并且高 TG 又与低 HDL-C 相伴，临床上常将高 TG、低 HDL-C 及 SD-LDL 增多三者同时存在合称为致动脉粥样硬化脂蛋白表型或脂质三联症。SD-LDL-C 水平是冠心病患者检测代谢综合征的有效指标。

3.评价

SD-LDL 可促进 AS 的发生、发展，是心脑血管事件发生的独立危险因素之一，SD-LDL 比 LDL 更具有致 AS 作用，检测不同 LDL 亚型水平比仅测定 LDL-C 的临床价值更高，且定量检测高危患者 SD-LDL 水平更为重要。肝素-镁沉淀法具有简便、快速的优点，为临床常规检测 SD-LDL 提供了可能。

（四）脂蛋白（a）

脂蛋白（a）[LP（a）]是密度介于 HDL 和 LDL 之间，并与两者重叠的一种特殊的脂蛋白。

1.检测方法

目前尚无公认的测定血清 LP(a)的参考方法。临床实验室测定血清 LP(a)常用的方法主要有免疫比浊法和 ELISA,其中以免疫透射比浊法最为常用。

2.参考区间

健康成人血清 LP(a)<300mg/L。

3.临床意义

(1)生理性改变:一般认为 LP(a)在同一个体中相当恒定,但个体间差异很大,波动范围在 0~1.0mg/L。LP(a)水平高低主要由遗传因素决定,基本不受性别、年龄、饮食、营养和环境的影响;亦有报道女性闭经后有上升趋势,新生儿为成人水平的 1/10,6 个月后达成人水平;妊娠期妇女 LP(a)出现生理性变动;黑人 LP(a)水平明显高于白人,但黑人 CHD 发病率并不高。

(2)病理性改变:LP(a)病理性增高:①缺血性心、脑血管疾病;②心肌梗死、外科手术、急性创伤和急性炎症,LP(a)和其他急性时相蛋白一样增高;③肾病综合征和尿毒症;④除肝癌以外的恶性肿瘤;⑤糖尿病性肾病。

LP(a)病理性降低:肝脏疾病(慢性肝炎除外),因为 LP(a)合成于肝脏。

(五)脂蛋白电泳分型

1.检测方法

以琼脂糖凝胶为支持介质,先用脂类染料将血清进行预染,使血清脂蛋白着色,然后电泳,再用光密度计直接扫描测定各区带,计算出 α-、β-和前 β-脂蛋白的相对百分比。最近通过电泳技术的改进,根据 LP 的电泳图谱,可对各组分的胆固醇、甘油三酯进行定量测定。

2.参考区间

电泳法:α-脂蛋白占 26%～45%,β-脂蛋白占 43%～58%,前 β-脂蛋白占 6%～22%。

3.临床意义

用于高脂蛋白血症的诊断分型参考。

四、载脂蛋白测定

血清 Apo 包括 AI、AⅡ、B100、CⅡ、CⅢ、E 和 LP(a),已属常规检测项目。血清中 Apo 均结合于脂蛋白中,测定时要加用解链剂,使脂蛋白中 Apo 暴露再进行测定。

目前测定血清中 Apo 含量的方法是利用相应特异抗体试剂进行测定。现有羊抗人 Apo AⅠ、Apo AⅡ、Apo B100、Apo CⅡ、Apo CⅢ、Apo E 和 LP(a)等抗体试剂。目前临床测定的主要方法是免疫比浊法,基本原理同 LP(a),主要用于临床检验的批量检测。

(一)载脂蛋白 AⅠ

载脂蛋白 AⅠ(Apo AⅠ)主要存在于 HDL 中,占 HDL$_3$ Apo 的 65%,占 HDL$_2$ Apo 的 62%,在 CM、VLDL 和 LDL 中也有少量存在。Apo A 的主要生理功能是组成脂蛋白并维持其结构的稳定与完整性。已经证实 Apo AⅠ是通过激活 LCAT,再催化胆固醇酯化。

1.检测方法

决定性方法为氨基酸分析,常规方法为免疫透射比浊法。

2.参考区间

《中国成人血脂异常防治指南》规定,正常人群空腹血清 Apo AⅠ水平多在 1.20～1.60g/L 范围内,女性略高于男性。中国人 Apo AⅠ危险水平临界值为 1.20g/L。

3.临床意义

血清 Apo AⅠ水平反映血液中 HDL 的数量,与 HDL-C 呈明显正相关,与冠心病发生危险性呈负相关。Apo AⅠ是 HDL 的主要 Apo,反映的是 HDL 的颗粒数,缺乏时可出现严重低 HDL-C 血症。

4.评价

Apo AⅠ<1.20g/L、1.20～1.59g/L 和≥1.60g/L,相应男性冠心病发病率分别为 14.3%、8.0% 和 4.4%,女性分别为 6.0%、3.3% 和 2.3%。男性和女性 Apo AⅠ<1.20g/L 冠心病发病率比 Apo AⅠ≥1.60g/L 高 3 倍。

(二)载脂蛋白 B

载脂蛋白 B(Apo B)可分为两个亚类,即 Apo B48 和 Apo B100。前者主要存在于 CM 中,参与外源性脂质的消化、吸收和运输;后者存在于 LDL 中,参与 VLDL 的装配和分泌,在血液中,VLDL 可代谢转化为富含胆固醇的 LDL。

1.检测方法

常规方法为免疫透射比浊法。

2.参考区间

《中国成人血脂异常防治指南》规定,正常人群血清 Apo B 水平多在 0.80～1.10g/L 范围内。中国人 Apo AⅠ危险水平临界值为 1.00～1.10g/L。

3.临床意义

血清 Apo B 水平反映血液中 LDL 的数量。研究提示,血清 Apo B 浓度升高与冠心病发生危险性呈明显正相关。Apo B 是 LDL 的主要 Apo,反映的是 LDL 的颗粒数。Apo B 可介导 LDL 的摄取,Apo B 升高与 CHD 发生有关。

4.评价

根据美国 Framingham 子代研究显示，Apo B<1.00g/L、1.00～1.19g/L 和≥ 1.20g/L，相应男性冠心病发病率分别为 7.8%、9.6% 和 11.8%，女性分别为 1.5%、5.4% 和 5.9%。

（三）载脂蛋白 E

载脂蛋白 E(Apo E)存在于多种脂蛋白颗粒中，是正常人血浆脂蛋白中重要的 Apo 成分，主要功能为运输并介导某些脂蛋白与相应的受体。Apo E 主要由肝脏产生，其他组织如脑、脾、肾上腺等组织和单核-巨噬细胞也可合成 Apo E(为总量的 10%～20%)，在中枢神经系统中，Apo E 主要由星型胶质细胞及小胶质细胞合成和分泌。

1.检测方法

常规方法为免疫透射比浊法。

2.参考区间

健康人血浆 Apo E 浓度为 0.03～0.06g/L，Apo E 的浓度与血浆 TG 含量呈正相关。

3.临床意义

近年来研究发现，Apo E 及其单核苷酸多态性(SNP)与高脂血症、冠心病、阿尔茨海默病以及肝病、人类长寿等有关。

（四）Apo B/Apo AI、TC/HDL-C、TG/HDL-C、LDL-C/HDL-C 比值

研究发现，TC/HDL-C 比值比非 HDL-C 更能预示冠心病的危险。而 Quijada 研究表明，TG/HDL-C 比值可以成为一个有效的指标，以测量血脂异常、高血压和代谢综合征。TC/HDL-C、TG/HDL-C、Apo B/Apo A I、LDL-C/HDL-C 比值可能比单项血脂检测更具临床意义，而 Apo B/Apo AI 可能是其中最具说服力的指标。

评价：是否将脂蛋白残粒、SD-LDL、HDL 亚类或 Apo 等作为心血管疾病的常规筛查项目还存在争议。

五、磷脂

磷脂(PL)并非单一的化合物，而是含有磷酸基和多种脂质的一类物质的总称。血清中 PL 包括：①磷脂酰胆碱(70%～75%)和鞘磷脂(18%～20%)；②磷脂酰丝氨酸和磷脂酰乙醇胺等(3%～6%)；③溶血卵磷脂(4%～9%)。PL 测定并不能为血浆脂蛋白异常的检测提供帮助，但是在 PL 浓度、组成和脂蛋白分布异常(包括梗死性黄疸、高密度脂蛋白缺乏症、低 β-脂蛋白血症和 LCAT 缺陷)的情况下，它可以用于描述总 PL，评估个体 PL 水平。

1.检测方法

化学法和酶法。

2.参考区间

1.3～3.2mmol/L(化学法和酶法)。

3.临床意义

(1)血清 PL 与胆固醇密切相关,两者多呈平行变动,正常人的胆固醇与 PL 的比值平均为 0.94。高胆固醇血症时也常有高 PL 血症,但 PL 的增高可能落后于胆固醇;TG 增高时 PL 也会增高。

(2)PL 增高常见于胆汁淤积(可能与富含 PL 成分的 LP-x 增高有关)、原发性胆汁淤积性肝硬化、高脂血症、脂肪肝、LCAT 缺乏症、肾病综合征。

(3)PL 及其主要成分的检测,对未成熟儿(胎儿)继发性呼吸窘迫综合征出现的诊断有重要意义。

六、游离脂肪酸

临床上将 C10 以上的脂肪酸称为游离脂肪酸(FFA),主要由存储于脂肪组织中的 TG 分解释放入血,在末梢组织以能源形式被利用。正常情况下,FFA 在血浆中与白蛋白结合,含量极微,而且易受各种生理和病理变化(如脂代谢、糖代谢和内分泌功能等)的影响,如饥饿、运动、情绪激动(精神兴奋)、糖尿病及某些内分泌改变时,可使血中 FFA 水平升高。正常人血浆中存在 LPL,可使 FFA 升高,因此采血后应注意在 4℃条件下分离血清并尽快进行测定;肝素可使 FFA 升高,故不可在肝素治疗时(后)采血,也不可利用抗凝血作 FFA 测定;不能立即检测时,标本应冷冻保存。

1.检测方法

有滴定法、比色法、原子分光光度法、高效液相层析法和酶法等,一般多用酶法测定。

2.参考区间

成年人 0.4～0.9mmol/L;儿童和肥胖成人稍高。

3.临床意义

(1)生理性改变:饥饿、运动、情绪激动时;饭后及用葡萄糖后可使 FFA 降低,故 FFA 检测时必须注意各种影响因素,以早晨空腹安静状态下采血为宜。

(2)病理性升高:①甲亢;②未经治疗的糖尿病患者(可高达 1.5mmol/L);③注射肾上腺素或去甲肾上腺素及生长激素后;④任何能使体内激素(甲状腺素、肾上腺素、去甲肾上腺素、生长激素等)水平升高的疾病;⑤药物,如咖啡因、甲苯磺丁脲、乙醇、肝素、烟酸、避孕药等。

(3)病理性降低:①甲状腺功能低下;②胰岛素瘤;③垂体功能减低;④艾迪生病及用胰岛素或葡萄糖后的短时间内;⑤某些药物,如阿司匹林、氯贝丁酯、烟酸和普萘洛尔等。

4.评价

FFA水平易受各种因素的影响,应动态观察。

七、过氧化脂质

过氧化脂质(LPO)是氧自由基与多聚不饱和脂肪酸反应的产物。在正常情况下,LPO的含量极低,但在病理情况下,脂质过氧化反应增强可导致LPO升高,LPO升高可对细胞及细胞膜的结构和功能造成种种损伤。

1.检测方法

常用荧光法和比色法。

2.参考区间

荧光法:$2\sim4\mu mol/L$;比色法:男$(4.14\pm0.781)\pm mol/L$,女$(3.97\pm0.77)\pm mol/L$。

3.临床意义

(1)生理性升高:血浆(清)LPO水平有随年龄增高而增加的趋势;男性和女性的差异不明显。

(2)病理性增高:①肝疾病,如急性肝炎、慢性肝炎活动期、脂肪肝以及肝硬化等;②糖尿病;③动脉硬化,脑梗死,心肌梗死和高脂血症;④肾脏疾病如慢性肾炎和肾功能不全;⑤恶性肿瘤;⑥骨质疏松症等。

八、脂蛋白-X

脂蛋白-X(LP-X)为胆汁淤积时在血液中出现的异常脂蛋白,是胆汁淤积敏锐而特异的生化指标,对胆汁淤积的临床诊断有重要意义。琼脂糖电泳时,其他脂蛋白均向阳极侧泳动,唯有LP-X向阴极侧泳动。

1.检测方法

常用抽提和比浊法。

2.参考区间

乙醚提取测磷法:$<100mg/L$;免疫透射比浊法:$0\sim90mg/L$。

3.临床意义

(1)LP-X是胆汁淤积敏锐而特异的生化指标,其含量与胆汁淤积程度相关,可用于鉴别阻塞类型,肝外性胆汁淤积LP-X值高于肝内性和混合性胆汁淤积,恶性阻塞高于良性阻塞。

（2）在卵磷脂胆固醇酯酰转移酶（LCAT）缺乏症中，LP-X含量增高，主要是因为其分解代谢减少。

（3）LP-X有抗动脉粥样硬化的功能，可能会降低动脉粥样硬化的风险。

4.评价

用于胆汁淤积检测优于总胆红素、碱性磷酸酶和γ-谷氨酰转肽酶；在原发性胆汁性肝硬化中，血清总胆固醇水平的升高主要是由于LP-X升高所致。

九、卵磷脂胆固醇酯酰转移酶

卵磷脂胆固醇酯酰转移酶（LCAT）由肝合成释放入血液，以游离或与HDL脂蛋白结合的形式存在，是一种在血浆中起催化作用的酶，其作用是催化HDL中的游离胆固醇转变成胆固醇酯，PL转变成溶血卵磷脂；参与Ch的逆向转运和组织中过量Ch的清除。其中Apo AⅠ为其主要激活剂。血浆胆固醇几乎70%～80%是胆固醇酯，均是LCAT催化生成所致。LCAT常与HDL结合在一起，在HDL颗粒表面活性很高并起催化作用，对VLDL和LDL的颗粒几乎不起作用。

1.检测方法

酶法、放射免疫分析法等。

2.参考区间

放射免疫分析法：5.19～7.05mg/L；共同基质法（370C）：262～502U/L；核素标记自身基质法：58～79U/L。

3.临床意义

（1）病理性降低：急性肝炎、重症肝炎、肝癌、肝硬化、先天性卵磷脂胆固醇酯酰转移酶缺乏症、无β-脂蛋白（β-LP）血症、阻塞性黄疸、尿毒症、甲状腺功能减退症、心肌梗死、Tangier病、鱼眼病、低胆固醇血症、吸收不良综合征。

（2）病理性升高：原发性高脂血症、脂肪肝、胆汁淤积症初期、肾病综合征。

十、脂蛋白代谢相关基因检测

脂蛋白代谢异常有一定的家族性和遗传性，属于多基因病，是多基因协调作用及环境因素共同作用的结果。因其发生涉及2个以上基因表达调控的改变，在难以获得家系分析的情况下，目前多采用以同胞对或人群为基础的关联分析方法研究候选基因多态性与疾病的关系，其中确定研究样本的代表性是最重要的一步，并应对目标对象进行详细的流行病学调查，通过分子生物学、遗传统计学和生物信息学技术，最终确定易感基因。

Apo、脂蛋白和脂蛋白受体等基因缺陷的种类并非是单一的，而是多位点、多类型、多种基因突变。不同种族、不同人群基因缺陷的位点、性质及其突变点可能不一样。此部分内容在分子生物学检验中介绍。

人类 Apo E 是一种多态性蛋白质,同一基因位点上存在 3 个主要复等位基因:ε2、ε3、ε4,编码产生 3 种基因产物,即 E2、E3、E4,因此 Apo E 共有 6 种主要表型:三种纯合子(E2/2、E3/3、E4/4)和三种杂合子表型(E2/3、E3/4、E2/4)。其中 E4 的碱性高于 E2 和 E3。ε3 等位基因在群体中出现的频率最高,因此 Apo E3 也是最常见的一种表型。不同民族 Apo E 等位基因频率不同,随着研究的深入,发现了其他少见的异构体(E5、E7)和一些 Apo E 的突变体,E7 可能与高脂血症和动脉粥样硬化有关。

许多证据认为 Apo E 多态性是动脉粥样硬化早期及发展过程中个体差异的主要原因。大量人群调查发现,Apo Eε4 等位基因可以显著升高健康人的总胆固醇浓度,使之易患动脉粥样硬化。相反,Apo Eε2 等位基因的一般作用是降低胆固醇浓度,其降低效应是 Apo Eε4 升高胆固醇的 2~3 倍,现认为 Apo Eε2 等位基因对冠状动脉粥样硬化的发展有防护作用,临床研究发现,患心血管疾病如心肌梗死幸存者,或血管造影证明有动脉粥样硬化者,比对照组的 Apo Eε4 等位基因频率高。Apo E4/3 杂合子比 Apo E3/2 和 Apo E3/3 基因型者发生心肌梗死的年龄更年轻。Apo E 多态性变异还与肾病综合征、糖尿病有关。值得重视的是,Apo E 与阿尔茨海默病和其他神经系统退行性病变有关。

十一、其他

近年来,为了更好地反映脂质代谢状况,出现了以下一些新的检测指标,如脂蛋白残粒、小而密低密度脂蛋白(sdLDL)、HDL 亚类等。

(一)非高密度脂蛋白胆固醇

1.检测方法

非高密度脂蛋白胆固醇(non-HDL-C)是指除 HDL 以外其他脂蛋白中含有胆固醇的总和,主要包括 LDL-C 和 VLDL-C,其中 LDL-C 占 70% 以上。计算非HDL-C 的公式如下:非 HDL-C=TC-HDL-C。

2.参考区间

治疗目标为 3.36mmol/L(130mg/dL)。

3.临床意义

冠心病及其高危人群防治是降脂治疗的第二目标,适用于 TG 水平在 2.27~5.64mmol/L(200~500mg/dL)时,特别适用于 VLDL-C 增高、HDL-C 偏低而 LDL-C 不高或已达治疗目标的个体。

(二)脂蛋白残粒

富含 TG 的脂蛋白(TGRLP)(包括 VLDL、IDL、CM 等)通过 LPL 和 CEPT

等作用后,脂蛋白成分和脂质成分发生改变,称为脂蛋白残粒(RLP)。

临床意义:脂蛋白残粒胆固醇(RemL-C)和残粒样微粒胆固醇(RLP-C)之间有明显的相互联系,不过 RemL-C 能更有效地反映个体 IDL 的增高。RLP-C 浓度在动脉粥样硬化性疾病及与动脉粥样硬化有关的代谢性疾病中显著增加。高浓度血清 RLP-C 可能是影响 CHD 发病的一个重要危险因素,并且与疾病的严重程度有一定的关系。RLP 是冠心病、2 型糖尿病和代谢综合征等与动脉粥样硬化相关性疾病的危险因素。

(三)血清脂蛋白谱

血清脂蛋白谱(SLPG)指血清脂蛋白经 DG-PAGE 分离后的扫描结果,呈连续的曲线,表达了非酯化脂肪酸白蛋白(AL-NEFA)、α-脂蛋白(α-LP 1~5)、β-脂蛋白(β-LP)、中间 β-脂蛋白(intβ-LP)、前 β-脂蛋白(preβ-LP1、2)和乳糜微粒(CM)之间的相对平衡状态。

1.参考区间

各指标正常范围:AL-NEFA≥3.0%,α-LP 总量≥23.0%,β-LP<50.0%,intβ-LP<8.0%,preβ-LPl<25.0%,preβ-LP2<3.5%,CM:原点宽度<3mm,量化结果为 0.17。

2.临床意义

SLPG 能表达常规血脂检测"正常"患者的血清脂蛋白动态平衡(SLDB)的真实情况。在治疗中,SLPG 可作为一种新的判别指标。

(四)致动脉粥样硬化脂蛋白谱

致动脉粥样硬化脂蛋白谱(ALP)是指一组血脂异常,包括 TG 升高、HDL-C 降低和 SD-LDL 颗粒增多。这三种血脂异常共同存在,常是糖尿病和代谢综合征所伴随的血脂异常的特征。由于这三种血脂异常同时存在时发生冠心病的危险性明显增加,因而引起临床上的重视。

临床意义:致动脉粥样硬化血脂谱如 TC、LDL-C 或 LP(a)水平增高可能与骨密度降低有关。研究发现,多囊卵巢综合征患者 TG、胆固醇和 LDL-C 水平较高,而 HDL-C 降低。

十二、血脂检测的临床应用

目前,国内一般以成年人空腹血清总胆固醇超过 5.72mmol/L,甘油三酯超过 1.70mmol/L,诊断为高脂血症。将总胆固醇在 5.2~5.7mmol/L 者称为边缘性升高。

根据血清总胆固醇、甘油三酯和高密度脂蛋白-胆固醇的测定结果,通常将高脂血症分为以下四种类型:

1.高胆固醇血症

血清总胆固醇含量增高,超过 5.72mmol/L,而甘油三酯含量正常,即甘油三酯＜1.70mmol/L。

2.高甘油三酯血症

血清甘油三酯含量增高,超过 1.70mmol/L,而总胆固醇含量正常,即总胆固醇＜5.72mmol/L。

3.混合型高脂血症

血清总胆固醇和甘油三酯含量均增高,即总胆固醇超过 5.72mmol/L,甘油三酯超过 1.70mmol/L。

4.低高密度脂蛋白血症

血清高密度脂蛋 H-胆固醇(HDL-胆固醇)含量降低,＜0.9mmol/L。

(1)TG 增高主要见于家族性高甘油三酯血症、家族性混合性高脂血症、冠心病、AS、糖尿病、肾病综合征、甲减、胆道梗塞、糖原累积症、妊娠、口服避孕药、酗酒、急性胰腺炎(＞11.3mmol/L)。高甘油三酯血症是否为冠心病的独立危险因素,对于这一问题,以往学术界存在争议。一些研究发现,在单因素分析中,TG 水平上升与冠心病危险呈正相关。TG 升高常伴随高密度脂蛋白胆固醇(HDL-C)降低,经多因素分析修正 HDL-C 等其他危险因素后,TG 与冠心病危险的相关性在许多情况下会减弱或消失。但近些年许多大规模流行病学和前瞻性研究分析显示,高 TG 也是冠心病的独立危险因素,提示一些 TRLs 被认为是致 AS 因素,TG 和 HDL-C 一样,成为冠心病防治的目标之一。虽然继发性或遗传性因素可升高 TG 水平,但临床中大部分血清 TG 升高见于代谢综合征。鉴于 TG 和冠心病之间的关系,有必要对 TG 水平高低做出分类,为临床诊断治疗提供依据。

(2)总胆固醇偏高会导致高胆固醇血症、冠心病、糖尿病、脑血栓、中风等,肝硬化。总胆固醇偏高对人体造成的危害是很大的,会诱导各种疾病的发生。

①增多:见于高脂血症、动脉粥样硬化、糖尿病、肾病综合征、甲状腺功能减退、胆总管阻塞、高血压(部分)以及摄入维生素 A、维生素 D、口服避孕药等药物。

②减少:见于低脂蛋白血症、贫血、败血症、甲状腺功能亢进、肝病、严重感染、营养不良、肺结核和晚期癌症,以及摄入对氨基水杨酸、卡那霉素、肝素、维生素 C 等药物。

(3)高密度脂蛋白胆固醇(HDL-C):高密度脂蛋白胆固醇可通俗地理解为胆固醇,抗动脉粥样硬化的胆固醇,因为 HDL-C 可减少患冠状动脉心脏病的危险。高密度脂蛋白主要是由肝脏合成。它是由载脂蛋白、磷脂、胆固醇和少量脂肪酸组成。

增高:是大家梦寐以求的愿望,最主要的临床价值是能够将动脉粥样硬化斑块的泡沫细胞转移至肝脏排出体外,可见于原发性高 HDL 血症(家族性高 α-脂蛋白血症),并发现此群家族中长寿者多。接受雌激素、胰岛素或某些药物(如烟酸、维生素 E、肝素等)治疗者,亦可增高,虾青素可显著提升人类高密度脂蛋白胆固醇。

降低:常见于脑血管病、冠心病、高甘油三酯血症、肝功能损害如急慢性肝炎、肝硬化、肝癌、糖尿病、吸烟、缺少运动等。其降低可作为冠心病的危险指标。

(4)低密度脂蛋白增高,主要可分为非病理性因素和病理性因素两类:

①非病理性因素。

a.饮食不均衡,摄入的脂肪过高。

b.吸烟饮酒引起的偏高。

c.超重和肥胖的人容易引起低密度脂蛋白偏高。

②病理性因素。

a.肝功能异常、肝炎患者

b.动脉粥样硬化、高血压、心血管疾病。低密度脂蛋白可以携带胆固醇进入人体动脉壁细胞,低密度脂蛋白高于正常值时,过量的胆固醇在血管壁堆积,形成动脉粥样硬化,甚至是冠心病的发生。

(5)Apo-A1 为高密度脂蛋白(HDL)的主要结构蛋白,Apo-B 为低密度脂蛋白(LDL)的主要结构蛋白,所以它们可以直接反映 HDL 和 LDL 的含量与功能。血清中出现高 LDL,高 Apo-B,高胆固醇时,易早患冠心病。Apo-A1/Apo-B 比值与动脉粥样硬化有密切关系,可作为心血管疾病的危险性大小的指标。

第六节　心肌酶的检验

心肌酶谱包括:天门冬氨酸氨基转移酶(AST),肌酸激酶(CK),肌酸激酶同工酶(CK-MB),乳酸脱氢酶(LDH),α-羟丁酸脱氢酶(HBDH),心肌肌钙蛋白-I(cTnI)。

一、天门冬氨酸氨基转移酶

该酶在心肌细胞中含量较高,所以当心肌细胞受到损伤时,大量的酶释放入血,使血清含量增加,因此血清天门冬氨酸氨基转移酶一般用于心脏疾病的诊断。

1.别名

谷草转氨酶。

2.英文缩写

GOT、AST、SGOT。

3.参考值

<40U/L。

4.影响因素

(1)溶血可导致 AST 活性升高,应注意避免。

(2)很多药物如利福平、四环素、庆大霉素、红霉素、卡那霉素、氯霉素、环孢菌素、非那西丁、苯巴比妥、口服避孕药、地西泮、磺胺类、呋喃类等,尤其是长期使用时,由于对肝细胞有损害,可引起 AST 增高。

(3)妊娠时,血清 AST 活性可升高。

(4)正常新生儿 AST 活性较成年人高出 2 倍左右,出生后 3 个月降至成人水平。

5.临床意义

病理性升高见于:

(1)心肌梗死发病 6～12 小时显著升高,增高的程度可反映损害的程度,并在发作后 48 小时达到最高值,3～5d 恢复正常。

(2)各种肝病 AST 可增高,肝病早期和慢性肝炎增高不明显,AST/ALT 比值小于 1。严重肝病和肝病后期增高,AST/ALT 比值大于 1。

(3)其他疾病如心肌炎、肾炎及肺炎等 AST 也轻度升高。

6.采血要求及注意事项

空腹 12 小时取静脉血。

二、肌酸激酶

肌酸激酶主要用于诊断心脏疾病特别是心肌梗死。

1.英文缩写

CPK、CK。

2.参考值

20～200U/L。

3.影响因素

(1)红细胞不含 CK,故轻度溶血标本对结果无影响,但严重溶血影响测定结果。

(2)剧烈运动可使 CK 活性明显升高。

(3)CK 稳定性差,室温放置 4 小时或于 4℃放置 12 小时以上可使酶失活。

(4)宜用血清或肝素抗凝血浆标本进行测定。

4.临床意义

(1)心肌梗死 4～8 小时开始上升,16～36 小时达峰值,2～4 天可恢复正常。

CK 为急性心梗早期诊断指标之一,增高程度与心肌受损程度基本一致。溶栓治疗出现再灌注时,达峰时间提前。

(2)各种肌肉疾病,如进行性肌营养不良、多发性肌炎、严重肌肉创伤(如挤压综合征)时,CK 明显增高;全身性惊厥、心肌炎、心包炎时,CK 也可增高。

(3)急性脑外伤、癫痫时 CK 增高;甲状腺机能减退出现黏液性水肿时 CK 也增高。

(4)手术后、心导管、冠脉造影、运动试验、反复肌内注射、剧烈运动,CK 可一过性增高。

(5)CK 随年龄、性别、种族有差异,青壮年高于小孩、老人,男高于女,黑人高于白、黄种人。

5.采血要求及注意事项

空腹 12 小时取静脉血,取血前不要剧烈运动。

三、乳酸脱氢酶测定

常与乳酸脱氢酶同工酶一起测定诊断心肌梗死。

1.英文缩写

LDH。

2.参考值

114～240U/L。

3.影响因素

(1)溶血、剧烈运动及妊娠可导致血清 LDH 水平升高,应注意鉴别。

(2)导致 LDH 升高的药物较多,如磺胺甲基异噁唑、甲氨蝶呤、光辉霉素、磺胺甲氧嗪、可待因、吗啡、哌替啶、丙米嗪、奎尼丁及甲睾酮等。

4.临床意义

(1)LDH 存在于各种组织中,以肝、肾、心肌、骨骼肌、胰腺和肺中最多。急性心肌梗死发生后 6～12 小时开始增高,24～60 小时达峰,7～15 天恢复正常。LDH 用于急性特别是亚急性心肌梗死的辅助诊断。

(2)由于分布广泛,在各种急性相反应,如肝炎、肺梗塞、恶性肿瘤、恶性贫血、休克时,LDH 增高;肿瘤转移所致的胸腹水中,LDH 也增高。

(3)常通过观察此酶是否正常,来除外组织器官损伤或对癌症化疗疗效观察。

5.采血要求及注意事项

空腹 12 小时取静脉血。

四、血清 α-羟丁酸脱氢酶

临床上用于心肌梗塞的诊断。

1.英文缩写

HBDH。

2.参考值

72～182U/L。

3.影响因素

同 AST 测定。

4.临床意义

(1)α-HBDH 主要是反映 LDH 活性,故心肌梗死时明显增高,且维持时间较长可达 2 周左右。

(2)肌营养不良及叶酸、VB_{12} 缺乏时,α-HBDH 也可增高。

5.采血要求及注意事项

空腹 12 小时取静脉血。

五、心肌肌钙蛋白-I

是诊断心肌梗死的特异指标。

1.英文缩写

cTnI、TnI。

2.参考值

＜0.35ng/mL。

3.影响因素

(1)标本采集后应尽快分离血清或血浆进行测定。

(2)标本防止溶血。

4.临床意义

病理性升高见于:

(1)AMI 发作 6.5 小时后 Tn-I 值增高,11.2 小时达峰,可持续 4～7 天,其临床意义同 Tn-T,尤其对于肾衰患者的 AMI 诊断没有假阳性(在肾衰时 Tn-T 与 CK-MB 可增高)。

(2)当心梗发作时间＞36 小时时,测定 Tn-I 更有意义。

(3)以 EIA 法测定 Tn-I,Tn-I 为 1～3.5ng/mL 的患者要考虑有不稳定心绞痛、心绞痛等可能性,在 2～10ng/mL 可能为心梗早期。

患者入院经 12 小时观察,CK-MB 和 Tn-I 持续阴性可除外心梗。

5.采血要求及注意事项

无禁食要求。

六、血清心肌酶的临床应用

(一)临床诊断用心肌酶的选择原则

在诊断疾病时,应该测定哪些心肌酶在临床是一个重要的问题。临床当然希望测定高度敏感、高度特异的指标,高(或低)就能确诊,否则就可排除,但这类理想化的指标是很难存在的,因此我们选择诊断用指标时就得依照如下原则:①有较高的组织/血清酶活力比,这样轻微的组织损伤也能得到明显的指标变化;②组织损害时能较快的释放,以便早期诊断;③生物半寿期较长,否则难以捕获;④测定方法简单易行,试剂稳定廉价。

(二)血清心肌酶诊断心肌梗塞的病理基础

心脏是人体最活跃的脏器之一,为完成各种生理活动心脏内存在大量的细胞酶。AMI 发生后,因为心肌缺血坏死或细胞膜通透性增加,使得心肌内的细胞酶释放入血,根据心肌所损情况不同,血清酶升高的幅度也不同,因此可以用血清酶的变化来反应 AMI 的发生以及病灶的大小。同时,由于各种酶的生理特性不同,如在细胞内定位不同、分子量大小不同、生物半寿期不同等,造成了各种酶入血的时间、入血的快慢以及在血清内的持续时间不同,为临床病程和愈后的判断提供了依据。

(三)临床常用心肌酶检测

心脏内的细胞酶很多,但作为诊断用血清必须符合诊断的要求(即符合上述选择原则),其中组织特异性是最重要的,但不是唯一的,例如线粒体异柠檬酸脱氢酶(ICDM)在心肌的含量很高,但其一经入血很快就失活,故不能用于临床诊断。目前国内外常用于诊断心肌梗塞的血清酶主要有谷草转氨酶(GOT),乳酸脱氢酶(LDH)和肌酸激酶(CK),尤以 LDH 和 CK-MB 同工酶具有较高的阳性率和特异性,应用更广。

(四)GOT、LDH、CK 及其同工酶的分布与诊断价值

1.GOT、LDH、CK 的特异性比较

心肌的 GOT 含量是人体各组织中最高的,LDH 和 CK 的含量占第二位。从这三种酶活性和心肌的比值来看,CK 的脏器特异性最高,除骨骼肌病变(包括肌细胞膜通透性变化如酒精中毒)和严重脑血管意外外,其他疾病很少引起血清 CK 活性增高,并且红细胞几乎不含 CK,故测定不受溶血的影响,所以 CK 诊断效率高,假阳性低。其阳性率与心电图 ST 段异常符合率达(95%),高于 GOT;心电图不明

显的心内膜下梗塞、合并传导阻滞、多发性小灶坏死及再发性梗塞,CK 大多升高,而肺梗塞、心绞痛、陈旧性梗塞等则 CK 活性一般不升高。CK 的假阳性仅为 $10\%\sim15\%$,而 GOT 高达 32%,LDH 也由于分布广泛而特异性不高。

2.GOT 的同工酶

测定血清 GOTm 并不能提高对 AMI 的诊断特异性,但因 GOTm 定位于线粒体,故不是很严重的损伤一般难以释放入血,因此测定 GOTm 对于推测预后有一定意义,特别是在推测死亡率方面较 CK-MB 更有价值。

3.LDH 的同工酶

LDH 在人体内有五种同工酶,其中心肌中以 LDH_1、LDH_2 为主。在正常血清中,LDH_1 一般在 $0.45\sim0.74$ 之间,由于 AMI 发生后心肌释放 LDHi 含量,大于 LDH_2,故可使血清 LDH_1/LDH_2 比值上升。在 101 例经临床和心电确诊的 AMI 患者的血清检测中,LDH_1/LDH_2 的比值均在 0.76 以上,阳性率 100%;在 101 例非 AMI 患者中,也有 12 例 LDH_1/LDH_2 比值升高,特异性为 90.5%。其他疾病 LDH 同工酶谱明显不同,但恶性贫血和肾梗死患者的与 AMI 相似,需配合其他检查鉴别。对于 AMI LDH_1 升高,兼有 LDHs 升高者可提示心源性休克或心力衰竭引起继发性肝损伤。由于 LDH 同工酶试剂较为昂贵,曾用 α-羟丁酸脱氢酶来诊断,实际上是用 α-酮丁酸为底物测 LDH 活性,其灵敏度和专一性略高于 LDH 总活性不及 LDH_1 同工酶。

4.CK 同工酶

肌酸激酶具有 3 种同工酶,即 CK-BB、CK-MB、CK-MM、CK-MB 是至今为止诊断心肌梗塞最佳的血清酶指标。人体各组织除腓肠肌外,只有心肌含有较高的 CK-MB,可达 40% 以上,故此同工酶对诊断心肌梗塞的特异性可高达 100%。心梗发生时,血清 CK-MB 可增高 $10\sim25$ 倍,超过 CK 总活力增高的倍数($10\sim12$)倍。其他组织也有 CK-MB,如肌肉疾病、中毒性休克、创伤、脑血管意外、甲状腺功能低下、急性酒精/CO 中毒、急性精神病甚至分娩初期都可见 CK-MB 升高。不过在这些非心肌梗塞疾病中,血清 CK-MB 占总 CK 的百分比平均为 $2.5\%\sim7.5\%$(正常人$<2\%$),均低于心梗的 $7.5\%\sim19.5\%$(MB 占总 CK 的%因测定方法不同而差别很大)。

5.GPT、GOT、LDH、CK 及其同工酶在心肌梗死后的时相变化

急性心肌梗死发生后,心肌的损伤是一个渐进的过程,因此血清酶活性的升高有一个延缓期,与梗死区的大小、酶从受损心肌释出的速度以及酶在血液中稀释和破坏程度有关。见(表3-4)。

表 3-4　GPT、GOT、LDH、CK 及其同工酶在心肌梗死后的时相变化

酶	延缓期（h）	高峰期（h）	维持时间（d）	增高倍数
CK-MB	3～8	16～24	1～4	20
总 CK	4～10	20～30	3～6	10
GOT	4～10	20～30	3～6	1
LDH	6～12	30～60	7～14	6
GOTm	8～24	48	8	4
γ-GT	48～96	192～240	25～30	3

CK-MB 的延缓期较短，为 3～8 小时；GOT 和总 CK 为 4～10 小时，而 LDH（包括 LDH$_1$）为 6～12 小时。线粒体中的 GOTm 因难以释出，延缓期可长至 8～24 小时。以上各种血清酶的活力均在一定时间后达峰值。CK-MB 的峰值通常是在心肌梗死后 16～24 小时；CK 总活力和 GOT 稍后，为 20～80 小时；而心肌特异的 LDH$_1$ 及 LDH 总活力需 30～60 小时才达高峰，GOTm 与 LDH 达到峰值的时间相仿。然而，上升较快的血清酶，其维持较高的时间也较短，CK-MB 只有 1～4d，总 CK 和 GOT 为 3～6d，LDH 可维持 7～14d，GOTm 约 8d。

上述情况表明：在心肌梗死的晚期可见血清 γ-GT 升高，发生率约 50%，机制不明。过去曾认为这是心肌修复的结果。但不论是正常心肌或修复心肌均不含有 γ-GT，故有学者认为是肝继发性损害而致肝中的 γ-GT 释出所致。但血中 γ-GT 的活性又和肝的临床表现和其他肝功能试验不相平行，故血清 γ-GT 的增高机制还有待于研究。

（五）心肌酶谱

因为实验室诊断指标的特殊性，对于灵敏度和特异性不高的指标，常根据临床诊断的需要和相关指标的特点进行适当的组合，以便提供较为准确和全面的临床信息，对于本节而言，就是我们常说的心肌酶谱。一般来说根据各个医院的情况和出发点不同，所以制定的心肌酶谱也不全相同但原理差不多。CK-MB 是诊断 AMI 的金标准，是心肌酶谱的核心，但是因 CK-MB 生物半寿期较短，对于一些临床症状不明显的患者可能错过捕获期，而 LDH 在血液中持续时间长并且来身就能反应心肌的损伤，因此与 CK-MB 配合更能提高诊断效率。当然，LDH 的同工酶更好，但费用较高，故也可用 α-羟丁酸脱氢酶代替。虽然 CK-MB 的特异性比较高，但毕竟不是绝对特异，骨骼肌中的含量也不少，对于缺乏临床症状的亚临床型骨骼肌病患者，有心肌梗死发生时，就会为诊断带来一定困难。故有学者建议，由于心肌内 GOT 的含量高出骨骼肌很多而 CK 较骨骼肌低 4 倍，可以用 CK/GOT 来鉴别以提高诊断特异性，同时这两种酶本身也能反应心肌梗死的发生，也可提高

诊断灵敏度。测定 GOTm 虽然不能对诊断有帮助,但因其本身的生物学特性对临床的预后判断有很大帮助。总之正确和有效的使用心血酶谱可以为临床带来很大的便利。

第七节 电解质和微量元素的检验

电解质包括血清钾(K^+)、钠(Na^+)、氯(Cl^-)、钙离子(Ca^{2+})和总二氧化碳(TCO_2);无机微量元素包括磷(P)、镁(Mg)、锌(Zn)、铜(Cu)、铁(Fe)等。

一、血清钾

钾在参与蛋白质和糖的代谢,维持心肌和神经肌肉正常的应激性,维持酸碱平衡等方面起重要作用。

1.英文缩写

K

2.参考值

$3.5\sim5.5mmol/L$

3.影响因素

(1)防止标本溶血,红细胞内钾浓度是血清中 20 倍,轻微溶血即可严重干扰测定结果。

(2)含钾离子的抗凝剂、柠檬酸钠、草酸盐及 EDTA 等均可影响测定结果。

(3)测定用的器皿必须用去离子水冲洗干净,不得有离子污染。

(4)肾上腺素、四环素、新霉素、螺内酯、去氧皮质酮、肝素、苯乙双胍、环磷酰胺等可使血钾测定结果升高。

(5)呋塞米、依他尼酸、醛固酮、双氢氯噻嗪、环噻嗪、泼尼松、去氧皮质酮、糖皮质激素、氢化可的松、胰岛素等可使血钾测定结果降低。

(6)抽血过程中,反复握拳可使血钾升高,止血带使用时间过长,可使得静脉旁细胞受损,钾离子渗出到血浆,使钾测定结果升高。

4.临床意义

(1)病理性降低

①钾的摄入不足,如饥饿、营养不良、吸收不良。另外,严重感染、败血症、消耗性疾病、心力衰竭、肿瘤等疾病的晚期以及手术后长期禁食等。

②钾的过度丢失,如严重的呕吐、腹泻及胃肠引流等。

③钾的细胞内转移,如家族性周期性四肢麻痹、肌无力症、给予大量葡萄糖等。

④肾上腺皮质功能亢进,如库兴综合征、醛固酮增多症。

⑤肾脏疾病：如急性肾功能衰竭的多尿期，肾小管酸中毒。

⑥碱中毒。

⑦药物作用：长期使用大量肾上腺皮质激素，如可的松、地塞米松等；使用利尿剂；大剂量注射青霉素。

（2）病理性升高

①肾脏功能障碍。

②细胞内钾的移出：如重度溶血反应、组织破坏、灼伤、运动过度、注射高渗盐水或甘露醇使细胞脱水。

③肾上腺皮质功能减退，即阿狄森病。

④组织缺氧：如急性支气管哮喘发作、急性肺炎、中枢或末梢性呼吸障碍、休克及循环衰竭、全身麻醉时间过长。

⑤酸中毒。

⑥含钾药物及潴钾利尿剂的过度使用，如注射大剂量青霉素钾或长期应用安体舒酮、氨苯蝶呤等。

二、血清钠

钠的生理功能是维持体内的电解质平衡、酸碱平衡和渗透压平衡，当血清钠的含量发生变化时，体内这些平衡就会被打破，出现病态。

1.英文缩写

Na

2.参考值

135～145mmol/L

3.影响因素

（1）标本勿溶血。

（2）含钠离子的抗凝剂、柠檬酸钠、草酸盐及 EDTA 等均可影响测定结果。

（3）测定用的器皿必须用去离子水冲洗干净，不得有离子污染。

（4）糖皮质激素、氢化可的松、皮质类固醇、醛固酮、黄体酮、雌激素、四环素、甲基多巴等可使测定结果升高。

（5）依他尼酸、甘露醇、呋塞米、氯丙嗪等利尿药可使测定结果降低。

4.临床意义

（1）病理性降低：血清钠低于 130mmol/L 时为低血钠症，最低可达 100mmol/L，常见于：

①胃肠道失钠，如幽门梗阻、呕吐、腹泻，胃肠道、胆道、胰腺术后，造瘘或引流等。

②尿中钠排出增多,原因有:a.肾小管重吸收功能减低;b.肾上腺皮质功能不全,如阿狄森病;c.糖尿病;d.使用利尿剂后;e.大量注射盐水后。

③皮肤失钠:大面积烧伤、创伤或出汗。

④钠的摄入量不足,如饥饿、营养不良、低盐疗法等。

⑤酸中毒。

(2)病理性增高:血清钠超过145mmol/L为高血钠症,常见于:

①肾上腺皮质功能亢进症,如柯兴综合征、原发性醛固酮增多症。

②高渗性脱水症。

③脑性高血钠症,如脑外伤、脑血管意外、垂体肿瘤等。

④钠进量过多,如注射高渗盐水或进食过量钠盐且伴有肾功能失常时。

⑤潴钠性水肿,常见于心脏病、心力衰竭、肝硬化、肾病等。

三、血清氯

氯的主要生理功能与钠相同,维持体内的电解质、酸碱平衡和渗透压平衡。

1.英文缩写

CL

2.参考值

96～108mmol/L

3.影响因素

(1)测定用的器皿必须用去离子水冲洗干净,不得有离子污染。

(2)取血后迅速分离血浆或血清,以避免因血浆中 HCO_3 与红细胞内 Cl^- 发生交换而使测定结果偏高。

(3)利尿药可使 Cl^- 测定结果降低。

(4)氢氯噻嗪可使 Cl^- 测定结果升高。

4.临床意义

(1)病理性降低

①体内氯化物丢失过多:a.严重的呕吐、腹泻、胃肠道引流;b.糖尿病酸中毒;c.慢性肾功能衰竭;d.失盐性肾炎;e.阿狄森病。

②摄入氯化物过少:a.出汗过多,未补充食盐;b.慢性肾炎,长期忌盐饮食后;c.心力衰竭,长期限盐并大量利尿后。

(2)病理性升高

①体内氯化物排出减少:a.泌尿道阻塞、急性肾小球肾炎无尿者;b.肾血流量减少,如充血性心力衰竭。

②摄入氯化物过多。

③换气过度所致的呼吸性碱中毒。

④高钠血症脱水时。

四、血清钙

钙主要存在于人体的骨骼和牙齿中,细胞外液中含量很少,但对维持正常的神经肌肉应激性、腺体分泌以及一些酶系统的活性,特别在血凝过程中起重要作用,血钙浓度通过骨骼、肾脏和肠道之间进行调节,同时,甲状旁腺素(升高血钙)、降钙素(降低血钙)和 1,25-双羟维生素 D_3 参与调节,当骨骼和细胞外液钙的动态平衡被破坏时,就呈现出病态。

1.英文缩写

Ca

2.参考值

成人:2.03~2.54mmol/L(8.1~10.2mg/dL)

儿童:2.25~2.67mmol/L(9.0~10.7mg/dL)

3.影响因素

(1)使用血清或肝素抗凝血浆标本,不能使用钙螯合剂(如 EDTA)及草酸盐做抗凝剂的标本。

(2)血清总钙受蛋白浓度影响,血清蛋白异常时,需校正。

(3)在使用离子选择电极测定离子钙时,为保证电极的稳定性,离子钙分析仪需 24 小时开机。

(4)样品采集后应尽快测定,否则样品 pH 易发生变化,血清 pH 每增加 0.1,离子钙降低 0.1mmol/L。

(5)在治疗中使用维生素 D、葡萄糖酸钙、双氢氯丙嗪、雄性激素、雌激素、黄体酮、己烯雌酚、睾酮等药物可使结果偏高。

(6)使用苯妥英钠、苯巴比妥、利尿药、硫酸钠等药物可使测定结果偏低。

4.临床意义

(1)病理性增高。多见于甲状旁腺机能亢进、维生素 D 过多、多发性骨髓瘤、肿瘤广泛骨转移、阿狄森病、结节病。

(2)病理性降低。多见于甲状旁腺机能减退、佝偻病、软骨病、吸收不良性低血钙、慢性肾炎、尿毒症、大量输入柠檬酸盐抗凝血后。

五、总二氧化碳

血清或血浆中的 TCO_2 主要以三种化学形式存在:溶解的 CO_2(3%)、血浆蛋白的氨基甲酰衍生物(33%)和碳酸氢根离子(HCO_3^-,64%),碳酸和碳酸根离子

CO_3^{2-} 含量很少。目前测定总二氧化碳的方法主要有 CO_2 电极法和酶法。

1.英文缩写

TCO_2。

2.参考值

$21\sim31$mmol/L。

六、血清无机磷

人体内的磷大部分存在于骨骼中,其余在软组织和细胞内,体内许多重要物质都含有磷,在酸碱平衡中,磷酸盐也具有重要的作用。

1.英文缩写

P

2.参考值

成人:$0.97\sim1.62$mmol/L($3.0\sim5.0$mg/dL)

儿童:$1.45\sim2.10$mmol/L($4.5\sim6.5$mg/dL)

3.影响因素

(1)黄疸和脂血标本应做标本空白。

(2)溶血标本会使结果偏高,不宜采用。

(3)使用四环素、甲氧西林、雄激素、合成类固醇、维生素 D 等药物可引起磷增高。

(4)吩噻嗪、甘露醇、口服避孕药可使磷结果降低。

4.临床意义

(1)病理性升高:多见于甲状旁腺机能减退、假性甲状旁腺机能减退、维生素 D 过多、肾功能不全或衰竭、尿毒症或慢性肾炎晚期、多发性骨髓瘤、骨折愈合期。

(2)病理性降低:多见于甲状旁腺机能亢进、佝偻病或软骨病、糖利用增加或患胰腺瘤、肾小管变性病变、乳糜泻。

七、血清镁

在许多生理化学过程中,镁都参与反应并占重要地位,如是多种酶的激活剂,是人类的遗传物质核酸所必需的元素,也是维持正常神经功能和肌肉功能的重要元素。测定血清镁可知体内是否缺镁。

1.英文缩写

Mg

2.参考值

成人:$0.70\sim1.15$mmol/L($1.70\sim2.79$mg/dL)

儿童:0.60～0.78mmol/L(1.46～1.89mg/dL)

3.影响因素

(1)污染的玻璃器皿最容易影响测定,建议使用一次性聚乙烯试管。

(2)因红细胞内含镁量较高,故溶血标本有干扰。

(3)不能采用含有枸橼酸盐、草酸盐、乙二胺四乙酸二钠等能与镁结合的抗凝剂。

(4)大量使用维生素、长期服用皮质激素、大量使用利尿药等可使血清镁降低。

4.临床意义

(1)病理性升高

①肾脏疾病,如慢性肾炎少尿期、尿毒症、急性或慢性肾功能衰竭等。

②内分泌疾病,如甲状腺机能减退症、甲状旁腺机能减退症、阿狄森病、未治疗的糖尿病昏迷等。

③其他疾病,如多发性骨髓瘤、严重脱水症、关节炎、急性病毒性肝炎、阿米巴肝脓肿、草酸中毒等。

④镁制剂中毒。

(2)病理性降低

①消化道丢失,如慢性腹泻、吸收不良综合征、肠道或胆道瘘管等。

②内分泌疾病,如甲状腺机能亢进、甲状旁腺机能亢进、原发性醛固酮增多症以及长期使用皮质激素治疗后。

③用利尿剂治疗而未及时补充镁。

④其他疾病,如急性胰腺炎、晚期肝硬化、急性心肌梗死、急性酒精中毒等。

八、血清锌

锌是细胞生长和繁殖以及许多酶的活性所必需的微量元素之一,体内缺锌将影响物质代谢及各脏器功能的发挥,影响细胞生长分裂。测定血清锌可知体内是否缺锌。

1.英文缩写

Zn

2.参考值

70～115μg/dL

3.影响因素

(1)由于红细胞含锌比血浆高,故应尽快分离血清,及时测定。

(2)橡胶制品含锌较高,故检验容器不可用橡胶制品。

(3)所用器皿必须经10%硝酸或盐酸浸泡过夜,洗净备用。建议使用一次性聚乙烯试管。

（4）整个过程严格防止锌污染。

（5）比色杯尽可能专用，以免污染影响测定结果。

（6）加入显色剂后，应在 30 分钟内完成测定。显色剂试液在低温时会浑浊，37℃水浴 5 分钟即会澄清，否则会影响测定结果。

（7）口服避孕药可使锌测定结果偏低。

4.临床意义

（1）病理性降低：见于严重烧伤、发热、营养不良、味觉障碍、生殖机能减退、肝硬化、酒精性肝损伤、肾功能不全、皮质类固醇治疗、肢端皮炎、肺癌等。

（2）病理性升高：见于创伤、溶血性贫血、红细胞增多症、嗜酸性粒细胞增多症和甲状腺功能亢进等。

九、血清铜

铜是人体的必需微量元素之一，它可以和蛋白质结合形成铜蛋白，具有保护细胞的功能；铜还是某些酶的组成部分或激活剂。血浆中的铜大部分与球蛋白结合形成铜蓝蛋白，对红细胞的生成具有重要作用。测定血清铜可知体内是否缺铜。

1.英文缩写

Cu

2.参考值

成年男性：$11.00 \sim 25.00 \mu mol/L$（$70 \sim 140 \mu g/dL$）

成年女性：$12.59 \sim 24.39 \mu mol/L$（$80 \sim 155 \mu g/dL$）

新生儿：$1.89 \sim 10.54 \mu mol/L$（$12 \sim 67 \mu g/dL$）

$3 \sim 10$ 岁：$4.25 \sim 24.08 \mu mol/L$（$27 \sim 153 \mu g/dL$）

3.影响因素

（1）送检标本应避免溶血。

（2）三碘酪胺、女性激素、口服避孕药等可使血清铜升高；饮用大量牛奶、口服制锌剂可使血清铜降低。

（3）所用器皿必须经 10% 硝酸或盐酸浸泡过夜，洗净备用。建议使用一次性聚乙烯试管。

（4）比色杯尽可能专用，以免污染影响测定结果。

4.临床意义

（1）病理性降低

①肝豆状核变性（Wilson 病）：因体内 α-球蛋白缺乏，血清结合铜的能力降低，使游离铜进入组织沉积。

②Menke卷发综合征:先天性肠道吸收铜障碍,铜在组织中分布不平衡,血清、尿、肺、毛发、脑和肝中含量低,肾、脾、十二指肠、胰的含量高,肾皮质铜的含量特别高。

③低蛋白血症:如恶性营养不良、吸收不良、肾病综合征等。

④其他疾病:如婴儿口炎性腹泻、婴儿自发性低蛋白症、烧伤等。

（2）病理性升高

①急性和慢性感染,急性和慢性白血病等。

②肿瘤,如淋巴瘤、霍奇金病等。

③贫血,如再生障碍性贫血、恶性贫血、缺铁性贫血、镰刀状红细胞性贫血、地中海性贫血等。

④其他疾病,如血红蛋白沉着症、甲状腺功能亢进、系统性红斑狼疮等。

十、血清铁

铁是人体的必需元素,具有生理活性的铁除以血浆的转铁蛋白形式存在外,主要以血红素的形式存在,因此,缺铁会引起贫血。测定血清铁可诊断缺铁性贫血。

1.英文缩写

Fe

2.参考值

成年男性:11.0～32.0μmol/L(61～167μg/dL)

成年女性:9.0～27.0μmol/L(50～150μg/dL)

儿童:9.0～32.2μmol/L(50～180μg/dL)

老年:7.2～14.4μmol/L(40～80μg/dL)

3.影响因素

（1）标本避免溶血。

（2）血清铁含量有昼夜波动,早上最高,然后逐渐降低,午夜时最低,因此标本最好固定时间进行采集。

（3）右旋糖酐、口服避孕药和铁剂可使测定结果升高。阿司匹林、考来烯胺（消胆胺）、糖皮质激素、促肾上腺皮质激素和肾上腺素可使结果降低。

（4）测定所用玻璃器皿必须用10%盐酸浸泡24小时,再用去离子水冲洗干净烘干方可使用,防止因污染而影响测定结果。

（5）比色杯专用,建议使用一次性塑料器皿。

4.临床意义

（1）病理性增高

①红细胞破坏增多,如溶血性贫血。

②红细胞再生或成熟障碍性疾病,如再生障碍性贫血、巨幼红细胞性贫血等。

③铁的利用率降低,如铅中毒或维生素 B_6 缺乏引起的造血功能减退。

④贮存铁释放增加,如急性肝细胞损害、坏死性肝炎等。

⑤铁的吸收率增加,如血液色素沉着症、含铁血黄素沉着症、反复输血治疗或肌内注射铁剂引起急性中毒症等。

(2)病理性降低

①机体摄取不足,如营养不良、胃肠道病变、消化性溃疡、慢性腹泻等。

②机体失铁增加,如失血,包括大量和隐性失血,特别是肾炎、肾结核、阴道出血、溃疡病等,泌尿生殖道和胃肠道的出血。

③体内铁的需要增加又未及时补充,如妊娠、婴儿生长期等。

④体内贮存铁释放减少,如急性和慢性感染、尿毒症等均可引起铁释出减少。

⑤某些药物治疗,如促肾上腺皮质激素或肾上腺皮质激素、大剂量的阿司匹林、消胆胺等。

十一、血清硒

1.英文缩写

Se

2.参考值

$46\sim143\mu g/L$

3.影响因素

(1)妊娠妇女血清硒浓度下降。

(2)测定过程应注意防止硒污染。

(3)参考范围不同地区差别较大,应根据该地区调查参考范围。

4.临床意义

(1)硒是人体必需的微量元素之一,是构成谷胱甘肽过氧化酶及Ⅱ型甲状腺素脱碘酶的成分。正常人血硒的 2/3 存在于红细胞内,1/3 存在于血浆中。硒在组织中以硒蛋氨酸和硒半胱氨酸两种形式存在。其生理功能主要为抵抗氧化剂的氧化及参与甲状腺激素的代谢。

(2)血清硒含量降低主要见于克山病、心肌病、肝炎、肝硬化、溶血性贫血、糖尿病性视网膜症、白内障以及消化道癌症和骨骼肌无力。

(3)血清硒含量升高主要见于急慢性硒中毒,急性硒中毒患者可表现为"盲人步态",严重者可有心肝肾等脏器出血性坏死性改变。慢性硒中毒患者可表现为脱发、脱甲、皮损、牙齿坏死及神经系统异常。

十二、血清铬

1.英文缩写

Cr

2.参考值

$2.3\sim40.3nmol/L$

3.影响因素

(1)采样及测定过程中应严格防止铬污染。

(2)禁止接触玻璃器皿,可用无菌一次性聚丙烯样品杯或其他无铬污染的器皿收集。

4.临床意义

(1)铬广泛分布于所有组织,其中以肌肉、肺、肾、肝脏和胰腺的含量较高。铬是胰岛素的激活剂,无铬的参与胰岛素将不能有效调节人体血糖浓度。此外,铬还能增加胆固醇的分解和排泄,因此铬的主要生理功能是控制葡萄糖和脂肪的代谢。

(2)血清铬升高主要见于急性铬中毒(主要为四价铬)和从事含铬作业工人的慢性铬中毒。铬中毒可导致胃肠综合征、肝炎及肺癌。此外,还见于肾透析患者。

(3)血清铬降低可见于糖尿病、冠心病等,表现为体重减轻、糖耐量异常、呼吸商减低、抗胰岛素现象和神经系统损伤。

十三、血清碘

1.英文缩写

I

2.参考值

$4.5\sim9.0\mu g/L$

3.影响因素

(1)标本避免溶血。

(2)测定过程要防止碘的污染。

4.临床意义

(1)人体吸收后的碘70%~80%被摄入甲状腺细胞内贮存、利用,合成甲状腺激素。碘通过甲状腺素促进蛋白质的合成,活化多种酶,调节能量代谢。因此碘是通过甲状腺素而发挥其生理作用的,甲状腺素具有的生理作用都与碘有关。

(2)血清碘含量降低主要见于长期碘摄入不足引起的一类疾病,由于这些病具有地区性特点,故称为地方性甲状腺肿和地方性克汀病。地方性甲状腺肿一般指碘缺乏所致的甲状腺肿,以甲状腺代谢性肿大,不伴有明显甲状腺功能改变为特征。地方性克汀病是全身性疾病,碘缺乏是引起克汀病的根本原因,其临床表现主要为生长发育迟缓、身材矮小、智力低下、聋哑、神经运动障碍及甲状腺功能低下。

(3)血清碘含量升高通常见于摄入含碘量高的饮食物,及在治疗甲状腺肿等疾病中使用过量的碘剂等情况,常见的有高碘性甲状腺肿、高碘性甲状腺功能亢进等。

十四、血清铅

1.英文缩写

Pb

2.参考值

儿童<1.45μmol/L;成人1.93~4.83μmol/L

3.影响因素

(1)标本避免溶血。

(2)测定过程中防止铅污染。

(3)血清铅水平在铅中毒后的早期过程中升高。

4.临床意义

(1)铅是一种具有神经毒性的重金属元素,其理想浓度为零,主要经呼吸道、消化道和皮肤吸收,入血后随血流分布到全身各器官和组织。铅在人体内无任何生理作用。

(2)铅增高主要见于铅中毒,目前认为铅中毒机制中最重要的是卟啉代谢紊乱,使血红蛋白的合成受到障碍。铅还可致血管痉挛,又可直接作用于成熟红细胞,引起溶血;可使大脑皮质兴奋和抑制的正常功能紊乱,引起一系列神经系统症状。由于铅对机体的毒性作用涉及多个系统和器官且缺乏特异性,所以临床表现复杂,如易激惹、抽搐、反复腹痛、反复呕吐、小细胞低色素性贫血、氨基尿、糖尿等,主要累及神经、血液、造血、消化、泌尿和心血管系统。

(3)铅降低见于心肌梗死,可出现于发病后的几天内。

第四章　临床免疫检验

第一节　免疫学基础

一、医学免疫学基础简介

免疫系统是执行机体免疫功能的组织系统,通过对"自己"和"非己"物质的识别及应答,主要发挥免疫防御、免疫自稳和免疫监视的功能,维持机体内环境的稳定及动态平衡。免疫系统由免疫组织与器官、免疫细胞和免疫分子三部分组成。

(一)免疫组织与器官

免疫器官由中枢免疫器官和外周免疫器官组成,二者通过血液循环和淋巴循环相互联系。人和其他哺乳动物的中枢免疫器官包括胸腺和骨髓。

胸腺是 T 淋巴细胞(简称 T 细胞)发育成熟的场所,在胸腺激素、胸腺细胞、细胞因子等构成的微环境中,淋巴样祖 T 细胞分化发育为成熟的 T 细胞,输出并定居于外周淋巴器官及组织,发挥细胞免疫功能。骨髓是造血器官,可产生多能造血干细胞,是各种免疫细胞的发源地,也是红细胞、单核细胞、粒细胞及 B 淋巴细胞(简称 B 细胞)分化发育成熟的场所。

外周免疫器官是成熟淋巴细胞定居和接受抗原刺激后产生免疫应答的主要场所,在淋巴细胞再循环和归巢中,外周免疫器官也是再循环的起点、中途站和归巢的终点。外周免疫器官主要包括淋巴结、脾脏和皮肤、黏膜相关淋巴组织。

(二)免疫细胞

免疫细胞可分为髓系细胞和淋系细胞。髓系细胞包括红细胞、粒细胞、单核-巨噬细胞、树突状细胞(DC)、肥大细胞、血小板,介导非特异性免疫应答。淋系细胞也就是淋巴细胞,包括执行适应性免疫应答的淋巴细胞(αβT 细胞、B2 细胞)和非特异性免疫应答的固有淋巴细胞(NK 细胞、ILC 细胞)、具有固有免疫特性的淋巴细胞(NKT 细胞、γδT 细胞、B1 细胞)等。

1.树突状细胞和吞噬细胞

树突状细胞、吞噬细胞(单核-巨噬细胞、中性粒细胞)不表达特异性抗原识别受体,但能通过表面的模式识别受体(PRR)直接识别、结合病原体表面某些高度保守的共有特定分子(如革兰阴性菌脂多糖、革兰阳性菌肽聚糖、病毒单/双股 RNA 等);对病原微生物等非己异物的识别缺少专一性,即对各种病原微生物和其他抗原性异物均可识别,并迅速产生非特异性免疫效应。DC 和巨噬细胞作为抗原提呈细胞(APC),在摄取病原体等抗原性异物后,还具有加工处理和提呈抗原的能力,通过细胞内 MHC 分子将加工处理后形成的抗原肽运载到细胞表面,供抗原特异性淋巴细胞识别、结合并启动适应性免疫应答。

2.固有淋巴细胞

固有淋巴细胞(ILC)是缺乏特异性抗原识别受体的一群淋巴细胞,包括 NK 细胞和三组 ILC 细胞(ILC1、ILC2 和 ILC3)。①NK 细胞可直接杀伤某些肿瘤细胞或病毒等胞内病原体感染的靶细胞,是执行机体免疫监视作用的重要效应细胞。②三组 ILC 活化后迅速产生各种细胞因子(IFN-γ、IL-5、IL-13、IL-22、IL-17),发挥免疫作用。

3.具有固有免疫特性的淋巴细胞

具有固有免疫特性的淋巴细胞也称为固有样淋巴细胞,是表达泛特异性抗原识别受体的一群淋巴细胞,已发现的主要包括 NKT 细胞、γδT 细胞、B1 细胞。①NKT 细胞表达 NK1.1 分子和泛特异性 T 细胞受体(TCR)复合分子,可直接识别、结合某些病原体的共有磷脂和糖脂类抗原成分,迅速活化,产生细胞毒效应,并分泌细胞因子(如 IL-4、IFN-γ),调节 T 细胞分化。②γδT 细胞的 TCR 由 γ 和 δ 两条肽链组成,其 TCR 为泛特异性抗原识别受体,可直接识别、结合某些病原体或感染、突变细胞表达的磷脂和糖脂类抗原、热休克蛋白等共同抗原成分,迅速产生免疫效应。③B1 细胞是执行非特异免疫功能的 B 细胞,其表面抗原识别受体(BCR)也为泛特异性抗原识别受体,主要识别某些病原体表面共有的多糖抗原,并迅速产生以 IgM 类抗体为主的多反应性抗体(又称泛特异性抗体),在机体早期发挥抗细菌感染和清除变性自身抗原过程中具有重要作用。

4.适应性免疫细胞

适应性免疫细胞主要包括 αβT 细胞和 B2 细胞,即通常所说的 T 细胞、B 细胞。此类 T 细胞、B 细胞表面具有特异性抗原识别受体,即 T 细胞受体(TCR)和 B 细胞受体(BCR)。

T 细胞表面的 TCR 不能直接识别、结合抗原分子,只能识别抗原肽-MHC 分子复合物。T 细胞是具有高度异质性的细胞群体,αβT 细胞根据其表面标志(CD 分子)和功能特性的不同分为 CD4+ 辅助性 T 细胞(Th 细胞)、CD8+ 细胞毒性 T 细胞(CTL 细胞)、CD4+ 调节性 T 细胞(Treg 细胞)。Th 细胞包括多个亚群,CD4+ Th1 细胞主要参与适应性细胞免疫应答;CD4+ Th2 细胞和 CD4+ Tfh 细胞主要参与体液免疫应答;CD4$^+$Th17 细胞主要参与抗真菌和胞外菌感染作用;CD8$^+$CTL 细胞主要参与适应性细胞免疫应答;CD4$^+$Treg 细胞对免疫功能具有负调节作用。

B2 细胞则可通过表面 BCR 直接识别、结合相应的抗原分子,而无须抗原提呈细胞参与。B2 细胞在 CD4$^+$Th2 细胞和 CD4$^+$Tfh 细胞辅助下增殖分化为浆细胞,合成并分泌抗体,介导特异性体液免疫应答。

(三)免疫分子

免疫分子主要包括补体、抗体、细胞因子和表达于细胞膜表面参与免疫应答及发挥免疫效应的各种膜型分子,如主要组织相容性抗原(MHC 分子)、白细胞分化抗原(CD 分子)、黏附分子、TCR 或 BCR、细胞因子受体和模式识别受体等。

1.补体(C)

补体是指存在于血清、组织液和细胞膜表面的一组不耐热的蛋白质,又称补体系统。体内多种组织细胞均能合成补体蛋白,主要由肝细胞和巨噬细胞合成。补体系统激活后,具有产生溶细胞溶菌、促进调理吞噬、免疫调节及释放炎症介质参与炎症反应等作用。

2.抗体(Ab)

抗体是指 B 细胞接受抗原刺激,增殖分化为浆细胞后合成分泌的一种能与相应抗原特异性结合的球蛋白,并在补体、吞噬细胞和 NK 细胞参与下,具有产生溶菌、促进吞噬杀菌的调理作用和抗体依赖性细胞介导的细胞毒作用。

3.细胞因子(CK)

细胞因子是由多种免疫细胞或非免疫细胞合成分泌的一类具有多种生物学活性的小分子蛋白。细胞因子及细胞因子受体的检测,对了解机体的免疫状态和细胞功能具有重要的临床意义。少数重组细胞因子和细胞因子的抗体已开始应用于临床特定疾病的治疗,在肿瘤、自身免疫性疾病、排斥反应、感染性疾病等临床疾病诊疗领域中有广泛的应用价值。

4.MHC 分子

由主要组织相容性复合体(MHC)基因编码的抗原分子,简称 MHC 分子。MHC 分子在哺乳动物中普遍存在,这一基因群彼此紧密连锁在同一染色体上,具有极其丰富的多态性。检测 HLA 型别在器官移植、疾病的易感性及法医学等临床疾病领域中有广泛的应用。

5.模式识别受体

模式识别受体是指表达于吞噬细胞和树突状细胞等固有免疫细胞表面,可直接识别、结合病原体表面某些高度保守的共有特定分子,如革兰阴性菌脂多糖、革兰阳性菌肽聚糖、病毒单/双股 RNA 等,并迅速产生免疫效应的分子。

6.白细胞分化抗原(LDA)

白细胞分化抗原是指不同谱系白细胞在分化成熟的不同阶段及活化过程中,

出现或消失的细胞表面标志。通常将来源于不同实验室的单克隆抗体所识别、鉴定的同一分化抗原统一命名，归为同一分化群（CD），亦称 CD 分子或 CD 抗原。白细胞分化抗原大都是跨膜的蛋白或糖蛋白，含有胞膜外区、跨膜区和胞质区。检测白细胞分化抗原是实验室识别细胞及不同分化阶段细胞或细胞亚群最主要的方法。

7.黏附分子（AM）

黏附分子是指介导细胞间或细胞与细胞外基质间相互接触和结合的膜分子，通常以受体-配体形式发挥作用。黏附分子广泛参与机体的免疫应答调节、炎症发生、自身免疫病和引导淋巴细胞归巢等一系列生理病理过程，检测其在血清及组织液中浓度水平，对临床了解机体免疫状况、免疫病理研究和免疫治疗具有重要的指导意义。

（四）免疫应答

免疫应答是指机体免疫细胞通过识别抗原性异物而发生活化、增殖和分化，有效清除异物的一系列生理效应过程。根据种系和个体免疫系统的发育过程及免疫细胞对抗原性异物的识别特点和效应机制的不同，免疫应答可分为固有免疫和适应性免疫两种类型。

1.固有免疫

固有免疫又称天然免疫或非特异性免疫，是机体在长期种系发育和进化过程中逐渐形成的一种天然防御功能，是机体抵御病原体入侵的第一道防线，并参与适应性免疫应答的全过程，其特点是：经遗传获得，与生俱有，作用范围广，并非针对特定抗原物质，即对各种侵入的病原体或其他抗原性异物均可迅速应答，产生非特异性免疫作用。中性粒细胞、嗜酸性粒细胞、嗜碱性粒细胞和肥大细胞等亦称为炎性细胞，在炎症和固有免疫应答中发挥其功能。

2.适应性免疫

适应性免疫又称获得性免疫或特异性免疫，是 T 细胞、B 细胞接受抗原性异物刺激后，自身活化、增殖、分化为效应 T 细胞/浆细胞，并通过分泌不同类型细胞因子或特异性抗体，产生一系列生物学效应（包括清除抗原异物）的全过程。

适应性免疫应答过程可人为地分为以下三个阶段：

（1）抗原识别阶段：抗原识别阶段是指抗原提呈细胞摄取、加工处理、提呈抗原，及抗原特异性 T 细胞、B 细胞识别抗原后，在细胞间共刺激分子协同作用下，启动 T 细胞、B 细胞活化的阶段。

（2）活化增殖分化阶段：活化增殖分化阶段是指抗原特异性 T 细胞、B 细胞接受相应抗原刺激后，在细胞因子协同作用下，活化、增殖，进而分化为免疫效应细胞，即形成效应 T 细胞和浆细胞的阶段。

（3）效应阶段：效应阶段是效应 T 细胞释放细胞因子、细胞毒性介质和浆细胞分泌抗体后，在巨噬细胞、NK 细胞、补体和细胞因子等固有免疫细胞和分子参与下产生免疫效应的阶段。

与固有免疫应答相比，适应性免疫应答有明显的个体差异，具有对抗原识别的特异性、在免疫应答过程形成免疫记忆、出生后对自身组织成分形成天然免疫耐受以及克隆扩增性、调节自体内环境稳定及细胞群体多样性等特点。免疫应答效应多为生理性的，当机体的内环境平衡被破坏，免疫应答的调节紊乱时，可导致机体组织或器官发生病理性损伤，出现自身免疫病、超敏反应性疾病等。因此，了解免疫应答的基本原理、参与免疫应答效应分子的种类、特性及其检测方法，有助于系统评价机体免疫应答状态和水平。

二、抗原抗体反应原理和特点

抗原抗体反应是指由抗原物质刺激机体产生相应的抗体后，两者在体内或体外发生的特异性结合反应。此种反应在体内可以产生杀菌、溶菌、中和毒素及促进吞噬等免疫保护效应；但在某些情况下，也可引起超敏反应或其他免疫性疾病，对机体造成损伤。抗原与抗体在体外结合时，可因抗原的物理性状不同或参与反应的成分不同而出现各种反应，例如凝集、沉淀、补体结合及中和反应等。抗原与抗体的特异结合，主要是基于抗原和抗体分子结构及立体构型的互补，以及由多种因素造成两者分子间引力参与下发生的可逆性免疫化学反应。

（一）抗原抗体反应基本原理

1.抗原抗体的胶体特性与极性基的吸附作用

抗体和多数抗原在水溶液中具有胶体性质，带电荷，与水分子有很强的亲和力，在粒子外周构成水化膜，使之成为亲水胶体。同种胶体粒子在一定 pH 的水溶液中带有相同电荷，互相排斥。因此亲水胶体凭借其所带的水层和电荷，能均匀地分布于溶媒介质中，保持相对稳定，不发生凝集或沉淀。

抗原与抗体之间有相对应的极性基.当两者由于物理和化学特性相吻合互相吸引而结合后，不再与环境中水分子结合，因而失去亲水性能，成为疏水胶体系统。它们在水溶液中的稳定性，主要依赖其表面电荷。此时如有一定浓度的电解质存在，中和胶体粒子表面所带电荷，便会促使其发生凝集或沉淀。

2.抗原抗体结合力

抗原与抗体分子由于立体构型互相吻合且所带电荷相对应即可互相吸引、结合。这主要依靠下列各种分子间引力。

（1）库伦吸引或静电力：抗原和抗体分子上带有相反电荷的氨基和羧基基团之间相互吸引而促进结合；抗原与抗体间所带的相反电荷产生的静电力，也可互相吸引而促进结合。

（2）范德华力：抗原与抗体分子的外层电子之间相互作用产生一种引力，即范德华力，使分子吸引而结合。抗原与抗体分子的空间互补关系有助于该引力作用，增加两种分子结合的倾向，形成特异性抗原抗体复合物。这种引力的能量小于静电引力。

（3）氢键：具有亲水基团的抗体与相应抗原相互接近，可形成相对微弱和可逆的氢键桥梁，通过氢键使抗原与抗体相互结合。氢键结合比范德华力强，更具有特异性。

（4）疏水作用：抗原与抗体分子侧链上的某些氨基酸（如亮氨酸、缬氨酸及苯丙氨酸等）具有疏水性，在水溶液中与水分子间不形成氢键。当抗原与抗体分子表面此种疏水基团密切接触时，可排斥水分子，在两者之间产生相互吸引力而结合。疏水作用力在抗原抗体反应中的作用最大，约占总结合力的 50%。

（二）抗原抗体反应的特点

1.特异性

抗原与抗体的结合具有高度特异性，即一种抗原分子只能与由它刺激产生的抗体结合而发生反应。抗原的特异性取决于抗原决定簇的数量、性质及其立体构型；而抗体的特异性则取决于 Ig Fab 段的高变区与相应抗原决定簇的结合能力。

2.可逆性

抗原与抗体的结合是可逆的，在一定条件下，如低 pH、冻融、高浓度盐类等，结合物可以发生解离。解离后的抗原或抗体的化学结构、生物活性及特异性不变。

3.最适比例性

抗原抗体只有比例合适时，才发生最强的结合反应。在免疫学检测中，如抗体浓度大于抗原当量浓度，形成的免疫复合物（IC）会减少。抗体过剩越多，形成的 IC 量越少，这种现象称为前带现象。反之，当抗原浓度大于抗体的当量浓度，IC 量亦会减少，称为后带现象。1977 年 Green 等根据反应曲线的形状提出了钩状效应。严格地说，前带现象系指抗体过剩时，使反应信号弱化，信号的剂量（浓度）曲线呈钩状的现象；后带现象是指抗原过剩时，使反应信号弱化，信号-剂量曲线亦呈钩状的现象。因此钩状效应概括了前、后带现象，在命名上较为确切。

4.反应的阶段性

抗原抗体反应的过程可分为两个阶段。

（1）特异性结合阶段：抗原决定簇与相应抗体 Fab 段的高变区特异结合，反应进行较快，大多在几秒钟至数分钟内即可完成，但无可见反应出现。

（2）反应的可见阶段：抗原与抗体特异结合后，受电解质、温度、pH 等因素的影响，表现为凝集、沉淀、补体结合、细胞溶解等反应。此阶段较长，历时数分钟、数小时乃至数天。但若为单价抗体或半抗原，则仍不出现可见反应。

上述两个阶段并无严格界限，往往第一阶段反应还未完全完成，即开始第二阶段反应。

（三）抗原抗体反应的影响因素

抗原抗体反应的影响因素很多，除了抗原和抗体本身的性质、活性及浓度（或效价）等之外，还受到下列环境条件的影响。

1.电解质

电解质是抗原抗体反应系统中不可缺少的成分。如有适当浓度的电解质存在，可中和其表面电荷，使电势降低，出现可见的沉淀或凝集现象。一般用 0.85％NaCl 生理溶液作为抗原和抗体的稀释剂和反应溶液。

2.酸碱度

适当 pH 是抗原抗体反应必要的条件之一。抗原抗体反应一般在 pH 6.0～8.0 的条件下进行，pH 过高或过低都将影响抗原和抗体的理化性质。

3.温度

抗原抗体反应受温度的影响较大。在一定范围内，温度升高可促进分子运动，使抗原抗体分子碰撞机会增多，两者的结合反应加速。但温度过高（56℃以上），可导致抗原抗体变性或遭破坏，补体被灭活，已形成的免疫复合物亦将发生解离。一般试验常在 37℃恒温条件下进行。此外，适当振荡也可促进抗原与抗体分子的结合。利用微波，可使溶液中的有极分子剧烈运动，加速抗原抗体反应。

第二节　放射免疫技术

放射免疫技术是用放射性核素标记抗原或抗体分子，通过测定放射性强度评估抗原抗体反应的情况，从而实现对待测抗体或抗原分子的定量（或定性）分析。放射免疫技术将放射性核素的高灵敏性、精确性与抗原抗体反应的高特异性结合于一体，具有较高的分析敏感性和特异性。放射免疫技术主要包括经典的放射免疫分析（RIA）和免疫放射分析（IRMA）。1959 年，Yatow 和 Berson 用 [131]I 标记胰岛素，用抗胰岛素抗体检测血清胰岛素获得成功，创立了经典 RIA，并因此荣获1977 年的诺贝尔医学或生理学奖。1968 年，Miles 和 Hales 用 [125]I 标记抗胰岛素抗体，检测牛血清胰岛素获得成功，创立了 IRMA。放射免疫技术开创了体液微量物质定量分析的新纪元，并为其他标记技术的发展奠定了基础。但是放射免疫技术伴有不同程度的放射性污染，目前逐渐被化学发光免疫技术所替代。

一、放射免疫技术概述

放射免疫技术运用放射示踪原理,基于抗原抗体结合反应,利用现代放射性测量技术的高敏感性和精确性,通过检测放射性计数分析待测物浓度,是一种超微量分析技术。

1.放射免疫分析(RIA)

是放射免疫技术最经典的模式,以放射核素标记的抗原与反应系统中未标记抗原竞争性结合特异性抗体为基本原理来测定待检样品中抗原量的分析法。

2.免疫放射分析(IRMA)

是用放射性核素标记过量抗体与待测抗原直接结合,采用固相免疫吸附载体分离结合部分(B)与游离部分(F)的非竞争性放射免疫分析。

放射免疫技术的基本分析试剂主要包括了放射性核素标记的示踪剂、标准品、特异性结合物质(抗体)及分离剂,其与放射免疫技术的准确性、精确性、特异性和灵敏度等质量控制指标的优劣密切相关。

(一)常用的放射性核素

放射免疫技术中,常用的放射性核素有^{125}I、^{131}I、^3H 和 ^{14}C 等。使用最广泛的是^{125}I,其具有以下特点:①^{125}I的化学性质较活泼,容易用较简便的方法制备标记物;②其衰变过程不产生电离辐射强的 β 射线,对标记多肽、蛋白抗原分子的免疫活性影响小;③^{125}I 释放的 γ 射线测量方法简便,易于推广应用;④^{125}I 的半衰期(60d)、核素丰度(>95%)及计数率较^{131}I(半衰期 8d,核素丰度仅 20%)更为适用。

(二)放射性核素标记物制备及鉴定

放射性核素标记物是通过直接或间接的化学反应将放射性核素连接到被标记分子上所形成的化合物。

制备高纯度和具有完整免疫活性的标记物是进行高质量放射免疫分析法的重要条件。被标记的化合物纯度一般要求大于 90%,且具完整的免疫活性,以避免影响标记物应用时的特异性和测定灵敏度;标记过程中,引入的分子结构不能掩盖抗原-抗体决定簇。

1.^{125}I标记化合物的制备

①直接标记法:采用化学或酶促氧化反应直接将^{125}I结合于被标记物分子中酪氨酸残基或组胺残基上。该标记方法操作简便,容易将较多的^{125}I结合到被标记分子上,得到比放射性较高的标记物。但该法不适用于分子中不含前述可用碘标记残基的化合物或可碘化残基位于被标记物的生物/免疫活性功能域等情况。该标记方法最常用于肽类、蛋白质和酶的碘化标记。主要包括氯胺 T(ch-T)法和乳过氧化物酶标记法。②间接标记法:将用氯胺 T 法预先标记的^{125}I化酯(市售 bolton-

Hunter 试剂)与待标记物混合反应后,^{125}I 化酯的功能基团即与蛋白分子上的氨基酸残基反应,从而使待标记物被碘化。联接标记(Bolton-Hunter 法)是最常用的间接碘标记方法,该法避免了标记反应中的氧化/还原剂对待标记物免疫活性的损伤,尤适用于对氧化敏感的肽类化合物,以及某些不含酪氨酸残基的蛋白质(如半抗原)和酪氨酸残基未暴露在分子表面化合物的碘标记。但标记物的添加基团可能影响被标记物的免疫活性。该法主要用于甾体类化合物等缺乏可供碘标记部位的小分子化合物。

标记物的化学损伤和自身辐射损伤是放射性核素标记中的重要问题。化学损伤是由标记过程中所使用的试剂对被标记物造成的损伤,因此,标记时应采取比较温和的反应条件。自身辐射损伤是标记物贮存过程中,由于标记放射性核素原子所发出的射线对标记物造成的损伤,因此,试剂一旦溶解不宜长期保存。

2.放射性核素标记物的纯化

常采用凝胶过滤法、离子交换层析法、聚丙烯酰胺凝胶电泳法(PAGE)及高效液相色谱法(HPLC)进行标记物的纯化。纯化标记物在储存中可因脱碘和自身辐射造成蛋白质破坏,故需对标记物重新纯化。

3.放射性核素标记物的鉴定

①放射化学纯度指单位标记物中,结合于被标记物上的放射性占总放射性的百分率,一般要求大于 95%。该项参数是观察在贮存期内标记物脱碘程度的重要指标。②免疫活性反映标记过程中被标记物免疫活性受损情况。方法是用少量的标记物与过量的抗体反应,然后测定与抗体结合部分(B)的放射性,并计算与加入标记物总放射性(T)的百分比(B/T%),此值应大于 80%,该值越大,表示抗原损伤越少。③比放射性是单位化学量标记物中所含的放射性强度,也可理解为每分子被标记物平均所挂放射性原子数目,常用 Ci/g、mCi/mg 或 Ci/mmol 等单位表示。标记物比放射性越高,所需标记物含量越少,检测灵敏度越高;但比放射性过高时,辐射自损伤大,标记物免疫活性易受影响,且贮存稳定性差。

(三)抗血清鉴定

抗血清的质量直接影响分析方法的特异性和灵敏度,其质量的鉴定评价主要利用亲和力、特异性和滴度等参数。

1.亲和力

在特定的抗原-抗体反应系统中,亲和力常数 Ka 是正/逆向反应速度常数的比值,单位为 mol/L,表示需将 1mol 抗体稀释至多少升,才能使抗原-抗体结合率达到 50%。抗血清的 Ka 值越大,RIA 的灵敏度越高,当 Ka 值为 $10^9 \sim 10^{12}$ mol/L 才适于 RIA 分析。

2.特异性

是一种抗体识别相应抗原决定簇的能力。常用交叉反应率来鉴定抗体的特异性。交叉反应率是将反应最大结合率抑制并下降50%时特异性抗原与类似物的剂量（ED_{50}）之比。交叉反应率越低,特异性越强。

3.滴度

抗血清能与抗原发生有效反应的最大稀释度。通常采用将一株抗血清作系列稀释后与标记抗原反应,计算不同稀释度时抗体与标记抗原的结合率,绘制抗体稀释度曲线。放射免疫技术中的滴度一般指结合50%标记抗原时的抗血清稀释度。

二、放射免疫分析

放射免疫分析（RIA）是以放射性核素作示踪剂的标记免疫分析方法,具有高灵敏性、特异性和精确性,特别适用于激素、多肽等含量微少物质的超微量分析。

（一）基本原理

经典放射免疫分析（RIA）是采用标记抗原（Ag＊）和非标记抗原（Ag）竞争性结合有限量特异性抗体（Ab）的反应。该反应体系中随着 Ag 的增加则反应体系中 Ag＊分子与 Ab 结合的机会减少,形成 Ag＊Ab 复合物少以及测定时的放射量也降低。若以未结合的 Ag＊为 F,Ag＊Ab 复合物为 B,则 B/F 或 B/（B＋F）与 Ag 的量变存在着函数关系。RIA 设计为用定量的 Ag＊,限量的 Ab 及一系列已知浓度的 Ag（标准抗原）共同反应平衡后,将 Ag＊-Ab 复合物（B）与游离的 Ag＊（F）分离,测定各自放射性强度并计算出相应反应参数 B/F 比值或 B/（B＋F）结合率;以标准抗原浓度为横坐标,反应参数作纵坐标,绘制成标准曲线(也称剂量-反应或竞争-抑制曲线)。待测样品同条件进行反应,可在标准曲线上对应查得待测抗原含量。样品中待测抗原的含量与所测放射性成反比。

（二）测定的技术要点

1.选择适当的反应条件

放射免疫分析的反应温度和时间可根据具体待检抗原的特性和所用抗体亲和力（Ka 值）高低等条件选择。抗原性质稳定且含量高,可选室温或 37℃短时间(数小时)反应;抗原性质不稳定(如某些小分子肽)或含量甚微或抗体的 Ka 较低,则应选低温(4℃)长时间(20～24 小时)反应。

2.有效的分离结合与游离标记物

RIA 反应中 B、F 分离步骤所致误差是 RIA 实验误差的重要组成部分,可影响方法的灵敏度和测定的准确性。理想的分离方法应是 B、F 分离完全迅速,分离剂和分离过程不影响反应平衡,分离过程经济、操作简单、重复性好。

三、免疫放射分析

免疫放射分析(IRMA)是在 RIA 的基础上发展的核素标记免疫分析。与经典 RIA 不同,IRMA 是以过量^{125}I 标记抗体与待测抗原进行非竞争性免疫结合反应,用固相免疫吸附载体对 B 或 F 进行分离,其灵敏度和可测范围均优于 RIA,操作程序较 RIA 简单(表 4-1)。

表 4-1 RIA 与 IRMA 异同点分析

	RIA	IRMA
标记物质	核素标记抗原	核素标记抗体
反应模式	竞争抑制	非竞争结合
特异性	多克隆抗体,可有交叉反应	单克隆抗体,交叉反应低
灵敏度	高	较 RIA 更高
反应速度	较慢	较快
反应曲线	呈负相关曲线	呈正相关曲线
线性范围	2~3 数量级	3 个数量级以上
抗体用量	少,限量	多,过量
加样分析误差	严重影响结果	较小影响结果
测定的物质	测定大分子和小分子物质	只能测定具有 2 个以上的抗原表位的物质

1.单位点 IRMA

是先将过量标记抗体与待测抗原进行反应,形成抗原-抗体复合物,反应平衡后,用固相抗原结合反应液中剩余的未结合标记抗体(F)并将其分离,测定上清液中抗原与标记抗体结合物(B)的放射量。

2.双位点 IRMA

是先用固相抗体与抗原反应结合,然后再用过量的标记抗体与已结合于固相的抗原另一抗原决定簇结合,形成固相抗体-抗原-标记抗体复合物(B),洗弃反应液中剩余的标记抗体(B),测定固相上的放射性。

两种 IRMA 最后测得的放射性均与样品中待测抗原的含量成正相关。

第三节　细胞免疫检测

一、免疫细胞的分离技术

免疫细胞分离是进行细胞计数和功能检测的前提。有关免疫细胞功能的体外试验,须将各种具有不同功能的免疫细胞从血液或组织中分离出来。由于检测目的和方法的不同,分离细胞的需求和技术各异。分离免疫细胞选用的方法应力求简便可行,并可获得高纯度、高获得率、高活性的细胞。常规的密度梯度离心法分离外周血单个核细胞的技术因简单、快捷、实用而被广泛使用。免疫磁珠、流式细胞仪分离细胞亚群等精细尖端的分离方法逐渐发展成熟,成为免疫细胞分离的重要方法。

(一)外周血单个核细胞的分离

外周血单个核细胞(PBMC)包括淋巴细胞和单核细胞。将单个核细胞与其他血细胞分离是进行 T 淋巴细胞、B 淋巴细胞分离纯化的第一步,因此获取高纯度和高活性的 PBMC 是开展免疫细胞检验的重要前提条件。目前应用最多的且简便实用的方法是密度梯度离心法。

单个核细胞的相对密度与外周血其他细胞不同,红细胞和多核白细胞的相对密度在 1.092 左右,较单个核细胞的相对密度大(1.075～1.090)。因此可以利用一种相对密度在 1.075～1.090 之间的介质进行分离,单个核细胞由于相对密度较小可以在这种介质中浮起,红细胞和多形核白细胞的相对密度较大,在该介质中将下沉,据此可以将单个核细胞从外周血细胞中分离出来。

分离介质是分离各类细胞的关键,作为分离介质有一定的要求:

(1)对细胞无毒。

(2)基本等渗。

(3)不溶于血浆等分离物质。

(4)有适当的相对密度。

常用分离介质主要有聚蔗糖-泛影葡胺和 Percoll(聚乙烯吡咯烷酮处理的硅胶颗粒悬液),Ficoll 密度梯度离心法最为常用。

1.Ficoll 密度梯度分离法

Ficoll 分离液是由 2 份 6%聚蔗糖蒸馏水溶液＋1 份 34%泛影葡胺生理盐水溶液混合后形成相对密度为 1.077＋0.002 的溶液,可作为常规的淋巴细胞分离液。人的红细胞的相对密度为 1.093,粒细胞的相对密度为 1.092,单个核细胞的相对密度在 1.075～1.090 之间。分离时先将分层液置试管底层,然后将肝素抗凝全血用 Hanks 液或 PBS 做适当稀释后,轻轻叠加在分层液上面,使两者形成一个清晰的界面。水平离心后,便形成了不同层次的液体和细胞区带。由于红细胞和粒细胞相对密度大于分层液,同时因红细胞在 Ficoll 液中凝聚成串而沉于管底,血小板则因密度小而悬浮于血浆中,唯有与分层液密度相当的单个核细胞密集在血浆层和分层液的界面之中,呈白膜状为白膜层。吸取该层细胞经洗涤离心重悬即为单个核细胞。该方法分离的单个核细胞纯度可达 95%,淋巴细胞约占 90%～95%,细胞收获率可达 80%以上,但室温超过 25℃时影响细胞收获率。

此外,应该注意,不同动物的单个核细胞的相对密度是不同的,如小鼠的单个核细胞的相对密度为 1.085,大鼠的单个核细胞的相对密度为 1.087,故不宜直接采用人的淋巴细胞分离液分离动物的单个核细胞。有时为了获得比较纯的单个核细胞或提高单个核细胞的收获率也需要适当调整分离液的相对密度,调整方法可参考下列公式:

$$dm = \frac{V_1 \times d_1 + V_2 \times d_2}{V_1 + V_2}$$

式中 dm 为淋巴细胞分离液的相对密度;d_1 为以蒸馏水配制的 9%的聚蔗糖溶液的相对密度,约为 1.020;d_2 为以生理盐水配制的 34%泛影葡胺溶液的相对密度,约为 1.20;V_1 为聚蔗糖溶液的体积;V_2 为泛影葡胺溶液的体积。配制完成后实测相对密度稍高于理论值时可加聚蔗糖溶液调整,反之可加泛影葡胺调整,即可得到预期相对密度的分离介质。

2.Percoll 密度梯度分离法

Percoll 是经聚乙烯吡咯烷酮(PVP)处理的大小不一的硅胶颗粒混悬液,对细胞无毒性和刺激性。分离细胞时,首先将 Percoll 原液与等量 PBS 均匀混合,置离心管中高速离心(21000r/min,40 分钟),由于硅胶颗粒大小不一,使分层液形成一个从上到下密度递增的连续密度梯度;再将 PBMC 悬液轻轻叠加在液面上,低速离心(1000r/min,20 分钟),可使密度不等的细胞分离、纯化。此时离心管中的细胞分为 4 层,从上到下依次为死细胞层、单核细胞层、淋巴细胞层、粒细胞和红细胞层,可以按照需要收集相应的细胞群。该方法是一种分离淋巴细胞和单核细胞较好的方法,淋巴细胞纯度可高达 98%,单核细胞纯度可达 78%,但操作流程较长,步骤较烦琐,设备要求较高,试剂耗费亦较大。

(二)淋巴细胞的分离

如前所述,根据密度梯度离心分离原理得到的单个核细胞中约 90%～95%为淋巴细胞,由于淋巴细胞在数量上占单个核细胞的大多数,因此,某些实验中单个核细胞大致代表了淋巴细胞,但严格地讲,应将采用 Ficoll 法获得的单个核细胞去除单核细胞后才能较为准确地代表淋巴细胞用于实验。去除单核细胞的主要方法有以下几种。

1.贴壁黏附法

利用单核细胞具有贴壁生长的特点,将已制备的单个核细胞悬液倾于玻璃或塑料平皿或扁平培养瓶中,37℃温箱静置 1 小时,单核细胞贴附于平皿壁上,而未贴壁的细胞几乎全为淋巴细胞。然后用橡皮棒刮下贴壁的细胞,即为纯单核细胞群。该方法简单易行,对细胞损伤极少,但因 B 细胞也有贴壁现象,采用此法分离到的淋巴细胞群中 B 细胞会有所损失。此法的细胞收获率和纯度还会受到静置时间的影响。

2.吸附柱过滤法

同样利用单核细胞贴壁生长的特点,将单个核细胞悬液注入装有玻璃纤维或葡聚糖凝胶 Sephadex G10 的层析柱中,凡有黏附能力的细胞绝大部分被吸附而黏滞在柱层中,而从柱上洗脱下来的细胞主要是淋巴细胞。已知有关细胞的黏附能力大小为:巨噬细胞或单核细胞＞树突细胞＞B 细胞＞T 细胞＝红细胞。据此可以通过控制柱体和洗脱条件获得有关细胞。此法对细胞的损伤较小。

3.Percoll 分离液法

原理与 Percoll 密度梯度分离法分离单个核细胞相同。

4.磁铁吸引法

利用单核细胞具有吞噬作用的特性,在单个核细胞悬液中加入直径 $3\mu m$ 的羰基铁颗粒,置 $37℃$ 温箱内,不时旋转摇动,待单核细胞充分吞噬铁颗粒后,将磁铁置于管底,单核细胞将被吸引,上层液中即为较纯的淋巴细胞。

(三)T 细胞、B 细胞及其亚群的分离

分离、纯化淋巴细胞的基本原理是根据相应细胞的不同标志加以选择性分离、纯化,凡根据细胞的标志进行选择纯化得到所需要的细胞为阳性选择法;而选择性去除不需要的细胞,仅留下所需要的细胞则为阴性选择法。类似的方法也可以用于淋巴细胞的分离、T 细胞和 B 细胞的分离以及其他细胞的分离。随着新的方法和技术的不断出现,目前比较成熟的有以下两种方法。

1.磁性微球分离法

磁性微球的核心一般为金属小颗粒(Fe_2O_3,Fe_3O_4),磁性材料颗粒表面包裹了高分子材料(聚苯乙烯、聚氯乙烯等),可结合不同的生物大分子物质(抗原、抗体、核酸等)。表面结合有免疫物质的磁性微球称为免疫磁珠(IMB),其兼有免疫配基的性质和磁响应性质,即在磁场中显示磁性,移出磁场时磁性消除。

免疫磁珠法分离细胞是基于细胞表面抗原能与连接有磁珠的特异性单抗相结合,借助于抗体将磁珠结合于相应的细胞表面,形成细胞-抗体-磁珠复合物,该复合物在外加磁场中,通过抗体与磁珠相连的细胞被吸附而滞留在磁场中,无该种表面抗原的细胞由于不能与连接着磁珠的特异性单抗结合而没有磁性,不在磁场中停留,从而使细胞得以分离。目前,通过磁珠分离细胞越来越简便,且纯度和获得率高,对细胞影响小。可以直接用磁铁吸附阳性细胞进行细胞分离即淘洗法,方法简单,设备成本不高。

此外,也可以采用层析的方法,将层析柱放于强磁场中,与磁珠结合的细胞运动将受限,而未与磁珠结合的细胞则将先被洗脱出来,再将该柱移出磁场,与磁珠

结合的细胞也将被洗脱出来,达到分离的目的。

免疫磁珠法分离细胞也分正选法和负选法:磁珠结合的细胞就是所要分离获得的细胞为正选法;磁珠结合不需要的细胞,游离于上清液的细胞为所需细胞为负选法。一般而言,负选法比正选法的磁珠用量大。

评价免疫磁珠法分离细胞的重要指标是纯度和得率。这与磁珠所连接单抗的特异性和磁珠大小(磁性)有关。太大的磁珠会影响细胞活性,无法直接上流式细胞仪进行下一步检测。为减小磁珠对细胞活性的影响,磁珠应小于细胞,并应尽可能地小,但太小的磁珠得率又不高。因此,小磁珠一般为 50nm,大磁珠为 1200～4500nm,大、小磁珠分离细胞各有优缺点。

除用单抗直接标记磁珠外,还有间接标记磁珠法。间接法利用了生物素-亲合素间的高特异性、高亲合力及生物放大效应,用链霉亲合素包被磁性微球。在实验系统中加入生物素标记的单抗,磁珠通过链霉亲合素与生物素标记的单抗结合,单抗与细胞表面相应抗原特异性结合而使细胞被磁珠间接捕获,从而达到分离的目的。这种磁珠可根据需要选择生物素标记的各种单抗去分离目的细胞,因此应用范围更广泛,使用更灵活。

当作用条件改变时,抗体与细胞解离,磁珠与细胞分开,获得完整的活性细胞。这种方法提高了细胞的分离效率和所获细胞的纯度。近年来,磁性微球细胞分选技术在细胞生物学、血液学及免疫学的研究中已广泛采用。

2.流式细胞仪分选法

流式细胞仪在对目的细胞进行高速、高纯度、高精度分选、单个细胞分析等方面更具优势。荧光激活细胞分选仪(FACS)主要用于对具有某种特征的细胞需进一步培养和研究时,是先进的细胞分离手段和有效的方法。

(四)不同细胞分离方法的综合评价

早期的免疫细胞分离技术主要是根据不同免疫细胞的物理属性(如相对密度不同)和生物学属性(如黏附力不同)进行分离的,以目前的标准看其分离的灵敏度或分辨率都不高。因为某种细胞与另一种细胞的相对密度或黏附力往往比较接近,处于中间状态的细胞也很多,因此这类分离方法的得率和纯度往往不能兼顾,但作为一种传统的分离手段其分离效果已被认可,如用单个核细胞进行的某些实验,一般被认为可以代表淋巴细胞,但目前大多要进一步采用免疫磁性微球法或FACS分选纯化淋巴细胞或淋巴细胞亚群。

传统的细胞分离技术主要采用离心法,利用密度梯度原理进行细胞分离。近期发展起来的细胞分离技术大多是利用细胞表面标志(抗原或受体)进行细胞分离,如磁性微球分离法、流式细胞分选技术等,这些技术的出现使细胞分离技术产生了实质性的进步。但需要注意两点:①以细胞表面标志物为分离标志的细胞分离技术依赖于对细胞表面标志的研究水平,对细胞表面标志研究未明的细胞进行分离时采用这类技术应当慎重。②免疫磁珠法分离细胞往往根据单一的细胞标志分离纯化细胞,如果需要根据多种细胞标志分离、纯化细胞则需要采用分选型流式细胞仪,分选型流式细胞仪分离、纯化细胞已逐渐成为分离、纯化细胞的主流技术,但目前还不够成熟和完善,主要用于科研,在常规临床实验室中并未广泛应用。

(五)分离细胞的保存及活力测定

为了防止分离、纯化的细胞活力下降,甚至死亡,需要对其进行适当的保护。可用适量的含有 10%～20%灭活小牛血清的 Hanks、Tc-199 或 RPMI1640 等培养液将细胞稀释重悬。所用培养液要求等渗,有 pH 缓冲作用,无细胞毒性。如短期保存,置 4℃放置,可减低细胞代谢活动。注意不要迅速改变细胞所处的温度,以免造成细胞"温度"休克。长期保存细胞应放入液氮罐中在深低温(－196℃)条件下保存。深低温环境可中断细胞的代谢,但在降温过程中,由于冰晶的形成和渗透压的改变均可导致细胞的损伤和部分死亡,所以在冷冻过程中一定要加用冷冻保护剂,常用的保护剂为二甲基亚砜(DMSO)。需要注意:细胞冷冻时,降温速度宜慢;解冻时,升温速度宜快。

细胞活力常用活细胞占总细胞的百分比表示,活力的大小直接影响实验结果,故分离得到的细胞须经活力检测,通常细胞活力应>95%。细胞活力检测的常用方法是台盼蓝染色法。台盼蓝是一种阴离子型染料,这种染料不能透过活细胞正常完整的细胞膜,故活细胞不着色,死细胞的细胞膜不完整,通透性增加,染料可进入细胞着色而呈蓝色。在显微镜下计数 200 个细胞,不着色细胞的百分率即代表细胞的活力。

二、T 淋巴亚群测定

1.英文缩写

Tc 亚群。

2.参考范围

CD_3^+ T 细胞:60.0～80.0%。

CD_4^+ T 细胞:35.0～55.0%。

CD_8^+ T 细胞:20.0～30.0%。

CD_4^+ T 细胞/CD_8^+ T 细胞:比值 1.20～2.10。

3.影响因素

(1)标本最好用 EDTA 抗凝,其次用肝素。

(2)标本要新鲜采集,不能发生凝血。

(3)制备细胞悬液时,使用标准溶血剂以使红细胞充分溶解。

（4）血液采集后，应尽快进行免疫荧光染色和固定，最迟不能超过 6 小时。

（5）标记后的细胞应尽快上机检测，最迟不能超过 72 小时。

4.临床意义

检测细胞免疫功能高低的一般指标和原发性细胞免疫缺陷性疾病的诊断指标。

（1）CD_3^+ T 细胞降低见于免疫缺陷性疾病如：AIDS、联合免疫缺陷病等，亦见于恶性肿瘤、系统性红斑狼疮、采用放疗及化疗或应用免疫抑制剂等。CD_3^+ T 细胞升高见于甲状腺功能亢进症、慢性淋巴细胞性甲状腺炎、重症肌无力、中度病毒性肝炎及器官移植后的排斥反应等。

（2）CD_4^+ T 细胞降低见于某些病毒感染性疾病，如 AIDS、巨细胞病毒感染、全身麻醉、严重创伤及应用免疫抑制剂等。CD_4^+ T 细胞升高见于类风湿性关节炎活动期。

（3）CD_8^+ T 细胞减低见于类风湿性关节炎、重症肌无力、2 型糖尿病、膜性肾小球肾炎等。CD_8^+ T 细胞升高见于传染性单核细胞增多症、巨细胞病毒感染、慢性乙肝病毒感染等。

（4）CD_4^+ T 细胞/CD_8^+ T 细胞比值降低见于 AIDS（常<0.5）、恶性肿瘤进行期和复发时，亦可见于传染性单核细胞增多症、巨细胞病毒感染等。升高见于类风湿性关节炎活动期、系统性红斑狼疮、多发性硬化病、重症肌无力、膜性肾小球肾炎等。器官移植后 CD_4^+ T 细胞/CD_8^+ T 细胞比值动态升高，预示可能发生排斥反应。

三、B 细胞免疫检测

1.B 细胞分化抗原的检测

B 细胞表面有 CD19、CD20、CD21 等分化抗原，其中有些系全部 B 细胞所共有，而有些仅活化 B 细胞所特有，据此可用相应的 CD 系列单克隆抗体，通过间接荧光免疫法、酶免疫组化或 ABC 法加以检测。

（1）参考范围：CD19 8%～14%。

（2）临床意义：增高见于急性淋巴细胞白血病（B 细胞型，且有 SmIg，HLA-D 表达）、慢性淋巴细胞白血病和 Burkitt 淋巴瘤等；降低见于无丙种球蛋白血症、使用化疗或免疫抑制剂后。

2.B 细胞受体的检测

B 细胞膜表面有一种特征性的免疫球蛋白（SmIg），而 T 淋巴细胞表面没有，是鉴定 B 细胞可靠的指标。

（1）参考范围：SmIg 阳性细胞为 16%～28%，SmIgG 为 4%～13%。

SmIgM 为 7%～13%；SmIg A 为 1%～40/<；SmIgD 为 5%～8%；SmIgE

为 1%～1.5%

（2）临床意义：主要用于检测外周血 B 细胞的百分率。升高见于慢性淋巴细胞白血病、巨球蛋白血症；降低见于原发性免疫缺陷病、恶性肿瘤。

四、自然杀伤细胞

1.英文缩写

NK

2.参考范围

(7.0～25.0)%

3.临床意义

1NK 细胞通过自然杀伤和 NDCC 发挥的细胞毒作用，在机体抗病毒感染、免疫监视中起重要作用。如超出正常范围提示体内免疫力异常。

第四节　体液免疫检测

一、免疫球蛋白的检测及临床应用

免疫球蛋白测定主要针对人体血液、尿液、脑脊液等标本中的免疫球蛋白进行，不同来源标本的 IgG、IgM、IgA 测定方法可不同。临床上测定免疫球蛋白的方法由最初的单向免疫扩散法，发展到全自动的免疫比浊法，灵敏度逐步提高。

（一）血液免疫球蛋白测定方法及临床意义

1.血液 IgG、IgM.IgA 测定方法及临床意义

（1）测定方法：血液 IgG、IgM、IgA 测定方法有单向免疫扩散试验、酶联免疫吸附试验（ELISA）、放射免疫试验（RIA）、免疫浊度测定和免疫固定电泳等。

单向免疫扩散试验尽管操作简便，不需特殊设备，但由于耗时长，灵敏度较低，免疫球蛋白相对分子质量大，在固相中沉淀环不明，导致结果不准确，临床已基本不用；ELISA 由于检测免疫球蛋白时间长，批量检测，临床应用较少；RIA 因放射性核素污染，临床基本不用；免疫固定电泳主要用于 M 蛋白测定。

免疫比浊法是目前临床实验室检测 Ig 最常用的方法，不受免疫球蛋白相对分子质量大小的影响。根据检测原理不同，分为透射免疫比浊法和散射免疫比浊法。在抗体稍过量以及增浊剂作用的情况下，形成的免疫复合物混浊程度与待测抗原含量呈正相关。

透射免疫比浊法灵敏度比单向免疫扩散试验高 5～10 倍，结果准确，操作简单，可使用全自动或简单比色计进行检测，特别适合基层单位临床应用。散射免疫

比浊法具有线性范围宽、灵敏度高(最小检测量可达 $\mu g/L$)、准确度高、精密度高、检测时间短(一般在几分钟内即可完成测试)和稳定性好等优点,在临床广泛应用。散射免疫比浊法又分为终点法和速率法,其中速率散射比浊法最常用。

(2)临床意义

①生理性变化:年龄、性别不同其血液中的免疫球蛋白的含量有一定变化。新生儿可由母体获得通过胎盘转移来的 IgG,故血液中含量较高,接近成人水平。婴幼儿体液免疫功能尚不成熟,免疫球蛋白含量低于成人。女性稍高于男性。

②血清 Ig 降低

a.先天性低免疫球蛋白血症:主要见于体液免疫缺陷病和联合免疫缺陷病。一种情况是免疫球蛋白全缺,如 Bruton 型无免疫球蛋白血症,血中 IgG 常小于 $1g/L$,IgA 与 IgM 含量也明显降低,为正常人的 1%。另一种情况是三类免疫球蛋白中缺一种或缺两种,如 IgA 缺乏患者,易发生反复呼吸道感染;IgG 缺乏患者,易发生化脓性感染;IgM 缺乏患者,易发生革兰阴性细菌败血症。

b.获得性低免疫球蛋白血症:患者血清中 IgG 常小于 $5g/L$,引起的原因较多。大量蛋白丢失的疾病(如烧伤、剥脱性皮炎、肾病综合征等)、淋巴系统肿瘤(如白血病、霍奇金淋巴瘤等)、感染性疾病、长期使用免疫抑制剂的患者等均可造成获得性低免疫球蛋白血症。

③血清 Ig 增高

a.单克隆免疫球蛋白升高:主要是指患者血清中某一类免疫球蛋白含量显著增多,大多在 $30g/L$ 以上,这种异常增多的免疫球蛋白理化性质十分一致,称为单克隆蛋白(MP),即 M 蛋白。此类异常增多的免疫球蛋白多无免疫活性,故又称副蛋白,由它所致的疾病称为免疫增殖性疾病,如多发性骨髓瘤、巨球蛋白血症、恶性淋巴瘤、重链病、轻链病等。

b.多克隆高免疫球蛋白增高:常见于肝脏疾病,如慢性活动性肝炎、原发性胆汁性肝硬化、隐匿性肝硬化等;在慢性细菌感染如肺结核、麻风、慢性支气管炎等血中 IgG 可升高。宫内感染时脐血或出生后的新生儿血清中 IgM 含量可增高。自身免疫病患者的免疫球蛋白均可升高,如系统性红斑狼疮患者以 IgG、IgA 升高较多见,类风湿关节炎患者以 IgM 升高为主。

2.血液 IgE/IgD 测定方法及临床意义

IgE 是正常人血清中含量最少的免疫球蛋白,IgE 测定包括总 IgE(tIgE)和特异性 IgE(sIgE),关于 sIgE 测定及临床意义。正常人血液中 IgD 含量很低,生物学功能尚不清楚,血液 IgD 定量检测临床基本不做。血液 IgD 的定性检测法有免疫固定电泳等。血液中 IgD 升高主要见于 IgD 型骨髓瘤等免疫增殖性疾病。

(1)血液 IgE 测定方法:血液 IgE 测定方法有 ELISA、荧光酶免疫试验(FEIA)

和化学发光免疫试验(CLIA)等,三种方法在临床均常用。相比 ELISA,FEIA 和 CLIA 因检测速度快、自动化程度高等优点在临床应用更为广泛。

（2）血液 IgE 测定的临床意义

①血清 IgE 升高虽不能说明对何种变应原过敏,但提示有 Ⅰ 型超敏反应的可能。

②婴儿血清高水平的 IgE 预示未来有超敏反应的可能,偶尔用于监测有频繁的呼吸系统感染的婴儿。

③寄生虫感染可使 IgE 水平明显升高。

④血液 IgE 水平升高还可见于其他一些非超敏反应,如感染性疾病、IgE 型骨髓瘤、高 IgE 综合征、嗜酸性粒细胞增多症、系统性红斑狼疮、类风湿关节炎等。

⑤在原发性无丙种球蛋白血症、肿瘤及化疗药物应用后 IgE 可下降。

血液 IgE 受多种因素的影响:

①年龄:新生儿 IgE 水平非常低,随着年龄的增长,IgE 的水平随之增高,学龄前儿童 IgE 可接近成人水平,青春期水平最高,30 岁后逐渐下降,老年人 IgE 水平处于较低的水平,这可能与老年人辅助性 T 细胞功能低下,抑制性 T 细胞功能相对较高有关。

②性别:男性高于女性,其机制尚不清楚。

③种族:混血人种的 IgE 比白人高 3～4 倍,黑人水平更高,黄种人水平也较高,这可能受遗传的影响。

（二）血液 IgG 亚类测定方法及临床意义

IgG 有 4 个亚类,即 IgG1、IgG2、IgG3、IgG4,正常人体中含量依次减少。IgG 亚类异常在某些疾病中具有重要临床意义。

1.测定方法

IgG 亚类的测定方法有单向免疫扩散试验、ELISA、散射免疫比浊试验等。临床上采用速度快、灵敏度高、准确性好的散射免疫比浊法进行检测。

2.临床意义

(1)年龄和性别:IgG 亚类的含量随年龄的不同而变化。IgG1 和 IgG3 的含量在 6 个月时为成年人的 50%,3 岁时达到成年人水平,而 IgG2 和 IgG4 产生较晚,1 岁时其含量为成年人的 25%,3 岁时其含量为成年人的 50%,直到青春期时才达到成年人水平。在儿童时期,男性 IgG 亚类缺陷比女性常见,其比例为 3：1;成年男、女的比例为 4：2。儿童中 IgG2 缺陷最常见,成年人 IgG1 和 IgG3 缺陷最常见。

(2)IgG 亚类缺陷:临床上可表现为反复呼吸道感染、腹泻、中耳炎、鼻窦炎、支气管扩张以及哮喘等。有些患者 IgG 亚类异常,但总 IgG 正常甚至还偏高,因此认为 IgG 亚类测定比总 IgG 测定更有价值。

IgG 亚类缺陷可见于：

①糖尿病患者以 IgG1 下降为主。

②某些病毒感染时 IgG1、IgG2、IgG3 显著下降。

③在肾病综合征出现低 IgG 血症时，IgG 亚类并非成比例降低，以 IgG1 下降为主，而 IgG3 代偿性增高。

④IgA 缺乏症常伴有 IgG2 缺陷。

（3）IgG 亚类增高

临床上主要见于 I 型变态反应，如变应原可刺激机体使 IgG4 含量增加。在类风湿关节炎、系统性红斑狼疮等自身免疫病中亦发现 IgG4 型自身抗体或 IgG4 阳性浆细胞的浸润。

（三）尿液免疫球蛋白测定方法及临床意义

正常人尿液中的 Ig 含量甚微。当机体的免疫功能出现异常或由炎症反应引起肾脏疾病时，可导致肾脏肾小球滤过膜分子屏障破坏或电荷屏障受损，从而引起球蛋白及其他大分子蛋白质漏出增多。在肾小球滤过膜损伤较轻微时，尿液中以中相对分子质量的转铁蛋白（TF）等滤出增多为主，随着肾小球滤过膜损伤的加重，尿液中开始出现 IgG，当肾小球滤过膜损伤较严重时，尿液中除 IgG 被滤出外，相对分子质量较大的 IgM 也可被滤出。故临床上测定尿液 Ig 来评估肾脏疾病的疗效及预后。

1.测定方法

临床上采用速率散射比浊法同时测定尿液和血液中的 TF 及 IgG 含量，计算选择性蛋白尿指数（SPI），以此来判断尿液 Ig 测定的临床意义。SPI 计算公式为：

$$SPI＝（尿 IgG/血清 IgG）/（尿 TF/血清 TF）$$

SPI≤0.1 表明肾脏高选择性排泌相对分子质量较小的蛋白质；SPI≥0.2 表明肾脏是非选择性排泌相对分子质量较大的蛋白质；微小病变型肾病的 SPI 大多≤0.1，而膜性肾病、膜增殖性肾炎与肾病综合征其 SPI 通常≥0.2。

2.临床意义

临床上根据尿内免疫球蛋白增高的类型可以鉴别诊断肾小球疾病的种类。尿中 IgG 在原发性肾小球肾炎和慢性肾炎时含量较高，其他类型肾小球疾病时仅轻度增高；在原发性肾小球肾病和慢性肾炎肾病时尿内 IgA 含量最高，在慢性肾炎高血压型及普通型可轻度增高，而在隐匿性肾炎及急性肾炎时含量很少；尿内 IgM 仅出现在慢性肾炎，而原发性肾小球肾炎和隐匿性肾炎时含量甚微；尿液中游离轻链的检测对诊断轻链病是不可缺少的内容，并对多发性骨髓瘤等疾病的分型鉴定及预后判断均有重要意义。

（四）脑脊液免疫球蛋白测定方法及临床意义

在生理情况下，血中免疫球蛋白会通过血脑屏障进入脑脊液（CSF）中。根据 Ig 相对分子质量大小，各类 Ig 通过血脑屏障的难易程度不同，IgG 较易通过血脑屏障，而 IgA 略难，IgM 更难。所以 IgG、IgA、IgM 在 CSF 中的含量依次递减。当脑组织或脑膜出现病变时，血脑屏障发生破坏，通透性增加，或自身病变组织产生的病理性产物进入 CSF，使 CSF 成分发生改变。测定 CSF 中免疫球蛋白含量，对某些神经系统疾病的诊断、疗效观察和预后判断均有一定的临床意义。

1. 测定方法

正常人脑脊液中免疫球蛋白含量低，临床上采用灵敏度高的散射免疫比浊法测定 CSF 中的免疫球蛋白，并同时测定 CSF 中白蛋白（$A1b_{CSF}$）和血液中的白蛋白（$A1b_{S}$），通过计算白蛋白商值（$QA1b$）来反映血脑屏障受损程度。计算公式为：

$$QA1b = (A1b_{CSF}/A1b_{S}) \times 1000$$

由于免疫球蛋白不仅可以在鞘内自身合成，也可以通过血脑屏障进入鞘内。因此区分鞘内免疫球蛋白的来源在神经系统疾病的实验室诊断中有着重要的临床意义。通过计算 IgG 生成指数，来反映 CSF 鞘内免疫球蛋白合成。其公式为：

$$IgG 生成指数 = (IgG_{CSF}/A1b_{S})/(IgG_{S}/A1b_{CSF})$$

2. 临床意义

血清 A1b 相对分子质量较小，容易通过血脑屏障，CSF 中蛋白增高时，A1b 也增高。Q_{A1b} 不仅可以反映血脑屏障损伤的程度，还可以提示神经系统发生疾病的类型。当 $Q_{A1b} < 9$ 时，提示血脑屏障无明显受损；$Q_{A1b} = 9 \sim 15$ 为轻度受损；$Q_{A1b} = 15 \sim 33$ 为中度受损，$Q_{A1b} = 33 \sim 100$ 为重度受损；$Q_{A1b} > 100$ 为完全破裂。

一般来说，Q_{A1b} 轻度升高，常见于急慢性病毒感染、多发性硬化、神经梅毒、带状疱疹性神经节炎、脑萎缩等神经系统疾病；Q_{A1b} 中度升高，常见于急性神经疏螺旋体病、条件致病性脑膜炎、吉兰-巴雷综合征等；Q_{A1b} 重度升高，常见于化脓性脑膜炎、单纯疱疹性脑炎、结核性脑膜炎等严重细菌感染性疾病。

当 IgG 生成指数升高时，表明 CSF 中的 IgG 主要在中枢神经系统鞘内合成。IgG 生成指数升高多见于多发性硬化症。当化脓性脑膜炎、结核性脑膜炎时，CSF 中 IgG、IgA 均增高；当脑血栓、蛛网膜下隙出血、系统性红斑狼疮脑病、神经梅毒、重症肌无力时 CSF 中以 IgG 增高为主；当神经系统肿瘤时，CSF 中以 IgA 和 IgM 升高为主；精神分裂症时 CSF 中 IgG 和 IgM 可明显升高。

（五）冷球蛋白测定及临床意义

冷球蛋白（CG）即冷免疫球蛋白，是血清中一种在低温下（一般 $0 \sim 4 ℃$）易发生沉淀，$37 ℃$ 时可再溶解的病理性免疫球蛋白。CG 低温下产生沉淀的机制目前尚不明确。

1.测定方法

根据冷球蛋白 37℃溶解,4℃时发生可逆性沉淀的物理性质进行检测。冷球蛋白的测定方法有两种:一种是定性测定,即血细胞比容管法;另一种是定量测定,为分光光度法。在冷球蛋白的测定中标本采集及保温处理过程是保证检测结果准确的关键。

2.临床意义

冷球蛋白可分为三种类型,各型具有不同的临床意义。

Ⅰ型冷球蛋白为单克隆冷球蛋白,占 25%~40%,由单一克隆的淋巴细胞合成的免疫球蛋白重链和(或)轻链构成,常见的为 IgM、IgG 型。临床上多见于免疫增生性疾病,如多发性骨髓瘤、巨球蛋白血症、非霍奇金淋巴瘤、慢性淋巴细胞白血病等疾病。

Ⅱ型冷球蛋白为单克隆和多克隆混合型冷球蛋白,占 15%~25%,由单克隆免疫球蛋白和自身 IgG 组成,分为 IgM-IgG、IgG-IgG、IgA-IgG,最常见的是 IgM-IgG。临床上见于自身免疫性疾病,如类风湿关节炎、系统性红斑狼疮、血管炎、干燥综合征等疾病。

Ⅲ型冷球蛋白为多克隆混合冷球蛋白,约占 50%,由两类或两类以上的多克隆免疫球蛋白组成,即抗原和抗体都是多克隆的。临床上见于自身免疫性疾病及感染性疾病,如传染性单核细胞增多症、急性病毒性肝炎、链球菌感染后肾小球肾炎、原发性胆汁性肝硬化、感染性心内膜炎等疾病。

(六)本-周蛋白测定及临床意义

正常尿液中含有少量游离轻链(FLC)及分泌型 IgA 和其他免疫球蛋白。当机体发生免疫增殖性疾病时,血液中可出现大量 M 蛋白,M 蛋白可以是 IgG、IgM、IgA、IgE 或 IgD,也可以是 κ 链或 λ 链中的任何一型。当 κ 链或 λ 链的合成超过重链时,血清中 FLC 增加,易从尿中排出,称本-周蛋白(BJP)。

本-周蛋白在 pH5.0 的条件下,加热至 50~60℃时出现沉淀,继续加热至 100℃后又重新溶解,故又称为凝溶蛋白。根据此特点,本-周蛋白的测定是将尿液标本置于 56℃水浴 15 分钟,如有浑浊或沉淀,再放置沸水中煮沸 3 分钟,如果混浊变清提示该标本本-周蛋白阳性。该方法简单方便,但敏感性低(约 30%~40%检出率),且不能确定轻链类型,需进一步做 κ 链或 λ 链定量检测(如免疫比浊法),也可将尿液透析浓缩到原来的 20%后做免疫固定电泳分析。

检测本-周蛋白常用于轻链病的诊断,并对多发性骨髓瘤、原发性巨球蛋白血症、重链病等具有诊断、鉴别诊断及预后判断的临床价值。

二、补体检测

补体（C）是存在于人和脊椎动物血清及组织液中一组具有酶原活性的蛋白质，包括 30 多种可溶性蛋白及膜结合蛋白，统称为补体系统，广泛参与机体免疫防御和免疫调节。

补体按生物学功能分成三类，即：①补体固有成分，包括 C1（q、r、s）、C4、C2、C3、C5～C9、B 因子、D 因子和 P 因子以及它们的裂解成分和灭活成分等；②补体调控蛋白，如 H 因子、I 因子、C1 抑制物、S 蛋白、CD59、膜辅助因子和衰变加速因子等；③补体受体，如 CR1～CR5、C3aR、C5aR、C1qR 和 B 因子受体等。补体约占血清总蛋白的 5%～6%，多属于糖蛋白且大部分属于 β-球蛋白，C1q、C8 和 P 因子等为 γ-球蛋白，C1s、C9 和 D 因子为 α-球蛋白。补体易受各种理化因素影响，机械振荡、紫外线照射等均可破坏其活性。补体经 56℃30 分钟即可灭活，室温下亦很快失活，在 0～10℃中活性仅能保持 3～4 天。

检测补体的方法有两种：免疫溶血法主要用于经典途径（CH_{50}）和旁路途径（AH_{50}）活性的检测；免疫化学法（单向免疫扩散、免疫电泳、免疫透射比浊法和免疫散射比浊法）主要用于 C3、C4 和 C1q 等补体单个成分含量的检测。溶血法便捷、无需特殊设备、但敏感性较低，影响因素较多，只是检测总补体活性，无法明确特定补体成分的具体含量。单向免疫扩散法和免疫电泳法因其操作烦琐和重复性较差，而趋于淘汰。免疫透射比浊法和散射比浊法具有简单、快速、定量准确、重复性好且自动化程度高等优点，是目前临床实验室的常用检测方法。

（一）补体经典途径溶血活性（CH_{50}）检测

1.原理

补体最主要的生物学活性是免疫溶细胞作用。抗体（溶血素）致敏的绵羊红细胞（SRBC）可通过活化补体（C1～C9）激活经典途径，导致 SRBC 溶解。在一定范围内（如 20%～80% 溶血率），溶血程度与补体活性呈正相关，常以 50% 溶血率（CH_{50}）作为判断指标。CH_{50} 主要反映补体（C1～C9）经经典途径活化的活性，如果新鲜血清（补体来源）加入致敏羊红细胞后，CH_{50} 水平下降，说明其补体系统中的一个或若干成分含量或活性不足。

2.试剂

（1）缓冲液（pH7.4）

①贮备液：NaCl 75g，三乙醇胺 28mL，1mol/L HCl 177mL，$MgCl_2 \cdot 6H_2O$ 1.0g，$CaCl_2 \cdot 2H_2O$ 0.2g。先将 NaCl 溶于 700mL 蒸馏水中，加入三乙醇胺及 HCl。$MgCl_2$ 及 $CaCl_2$ 分别用 2mL 蒸馏水溶解后，逐一缓慢加入，再用蒸馏水加至 1000mL。4℃保存备用。

②应用液：1 份贮备液加 9 份蒸馏水混匀,4℃保存备用。

(2)2% SRBC 悬液：新鲜羊血或无菌阿氏保存液保存羊血(4℃可保存 3 周),使用时用生理盐水洗涤 2 次。第 3 次时加入应用液,2500r/min 离心 10 分钟。取压积细胞用应用液调制成 2%悬液。标准化红细胞浓度时,可将 2% SRBC 悬液以应用液稀释 25 倍,用分光光度计(542nm 波长处)测量吸光度(以应用液调零)。每次实验的红细胞吸光度必须一致,否则应调整悬液浓度。

(3)抗 SRBC(溶血素)：使用时,须根据效价以应用液稀释至 2 单位。如效价为 8000,应按 1∶4000 稀释。

(4)致敏羊红细胞：2% SRBC 加等量 2 单位抗 SRBC,混匀,于 37℃ 水浴 10 分钟。

3.操作

(1)取待测血清 0.2mL,加应用液 3.8mL,1∶20 稀释。

(2)各液混匀,37℃水浴 30 分钟。

(3)50%溶血管为标准管：取 0.5mL 致敏 SRBC 悬液,加 2.0mL 蒸馏水,混匀,将其全部溶解。

4.结果计算

将各管经 2000r/min 离心 5 分钟,先肉眼观察,再用分光光度计(542nm 波长,0.5cm 比色杯)测量吸光度(A),以和 50%溶血管最接近的一管为终点管,结果乘以稀释倍数即可算出待测血清 CH_{50} 单位(U/mL)。计算公式：CH_{50}(U/mL)＝(1/终点管血清用量)×稀释倍数。

5.参考区间

一般 CH_{50} 参考区间为 50～100U/mL。各实验室应根据本室使用的检测系统,检测一定数量的健康人群,建立自己的参考区间。如用文献或说明书提供的参考区间,使用前应加以验证。

6.注意事项

(1)补体对热不稳定,室温下易失活,故待测血清必须新鲜,无溶血。

(2)缓冲液和致敏羊红细胞均应新鲜配制,反应容器应洁净。

(3)各种试剂应于冰浴中预先冷却,操作也应在冰浴中进行,以保持补体活性。

(4)本试验为初筛试验,CH_{50} 降低只反映补体系统 C1～C9 等 9 种成分活性下降,不能具体提示何种成分低下。

7.临床意义

CH_{50} 活性增高：在急性炎症、肿瘤(如骨髓瘤、肝癌)、感染、组织损伤、自身免疫性疾病(如类风湿关节炎、SLE)等,常可见补体活性的升高。

CH_{50} 活性降低：①合成减少：如先天性补体缺陷症、各种肝病患者(如肝炎、肝硬化、肝癌等）、免疫功能不全等；②消耗增加：多见于急性肾小球肾炎、全身性红斑狼疮活动期、类风湿关节炎等；③丢失过多：如大面积烧伤、肾病综合征。

（二）补体旁路途径溶血活性（AH_{50}）检测

1.原理

先用 EGTA[乙二醇双（α-氨基乙基）醚四乙酸]螯合血清中 Ca^{2+}，封闭 Cl 作用，以阻断经典活化途径。再用可使 B 因子活化的未致敏兔红细胞（RE）激活补体旁路途径，导致 RE 溶血。类似于 CH_{50}，其溶血率与补体旁路途径的活性呈正相关，也以 50% 溶血率为判别指标，即 AH_{50}。

2.试剂

（1）0.1mol/L EGTA：取 NaOH 3.5g，加蒸馏水 85mL，再加 EGTA 19g，溶解后用蒸馏水补足至 500mL。

（2）巴比妥缓冲液原液：$NaCl_2$ 1.5g，巴比妥 1.44g，巴比妥钠 0.94g，蒸馏水加至 500mL。

（3）稀释液：0.1mol/L EGTA 80mL，巴比妥缓冲原液 180mL，$MgCl_2 \cdot 6H_2O$ 0.41g，蒸馏水加至 1000mL，以 1mol/L NaOH 溶液调 pH 至 7.5。

（4）0.5% RE：新鲜 RE 或无菌 Alsever 液保存 RE（4℃可保存 2 周），使用前用生理盐水洗涤 2 次，稀释液洗涤 1 次（2000r/min 离心 10 分钟），取压积细胞用缓冲液配制成 0.5%RE 悬液。

（5）50% 溶血标准管：0.5% RE 0.2mL，加蒸馏水 0.8mL。

3.操作

（1）待测血清 0.3mL 加稀释液 0.9mL（1：4 稀释），37℃水浴 10 分钟。

（2）混匀，37℃水浴 30 分钟后，2000r/min 离心 5 分钟。

（3）先目测，再用分光光度计（542nm 波长，0.5cm 比色杯）测量吸光度（A），以和 50% 溶血管最接近的一管为终点管。

4.结果计算

以出现 50% 溶血的被检血清最小含量管作为判定终点。计算公式：AH_{50}（U/mL）=（1/终点管血清用量）×稀释倍数。

5.参考区间

一般为 16.3～27.1U/mL。各实验室应建立自己的参考区间。如用文献或说明书提供的参考区间，使用前应加以验证。

6.注意事项

同 CH_{50} 检测。

7.临床意义

补体 C3、C5～C9、P 因子、D 因子、B 因子等成分参与补体旁路活化，任何成分的异常均可引起旁路溶血活性的改变。AH_{50}增高多见于甲状腺功能亢进、感染、某些自身免疫病、肾病综合征、慢性肾炎和肿瘤等。降低则见于慢性活动性肝炎、肝硬化和急性肾炎等疾病。

（三）补体 C3、C4 含量检测

1.原理

血清 C3、C4 含量均常用免疫比浊法检测。早期多用单向环状免疫扩散法,现一般用速率散射比浊法。

2.试剂

专用商品化试剂盒,内含标准品、缓冲液、稀释液和抗血清等。

3.操作

按仪器和试剂盒说明书或实验室制定的 SOP 操作。

4.结果计算

将 C3、C4 标准血清稀释成不同浓度后与待测血清同时检测。以 C3、C4 标准品浓度为横坐标,相应的光散射值为纵坐标,制备标准曲线。根据标本所测光散射值由标准曲线获得待测血清中 C3、C4 含量。

5.参考区间

C3:0.9~1.8g/L;C4:0.1~0.4g/L。如用文献或说明书提供的参考区间,使用前应加以验证。

6.注意事项

(1)补体易失活、降解。待测血清在室温($20\sim25℃$)放置不得超过 6 小时,2~$8℃$放置不得超过 24 小时,故抽血后应及时分离血清并尽快测定。否则于$-20℃$保存标本,但应避免反复冻融标本。

(2)不同厂家、不同批号试剂不可混用,在有效期内及开启稳定期内使用试剂。

(3)轻度脂血、溶血、黄疸的标本不影响本法的检测结果。

7.临床意义

C3、C4 含量增高:C3、C4 属急性时相反应蛋白,故在急性炎症、全身性感染、风湿热急性期、皮肌炎、心肌梗死、Reiter 综合征、严重创伤、恶性肿瘤和妊娠等时含量均可升高,但对疾病的诊断意义不大。

C3、C4 含量降低:见于补体合成能力下降的疾病,如肝炎、肝硬化;补体消耗或丢失过多疾病,如活动性的 SLE、各类免疫复合物病(类风湿关节炎、冷球蛋白血症、血清病等)和大面积烧伤等;先天性补体缺乏,如遗传性 C3、C4 缺乏症。

在自身免疫性溶血性贫血和遗传性神经血管瘤时,C3 一般正常,而 C4 常下降;在 SLE 时,C4 的降低常早于 C3。

（四）补体 C1q 含量检测

1.原理

早期多用单向免疫扩散法,现多用速率散射比浊法。

2.试剂

专用商品化试剂盒,内含缓冲液、系列标准品、稀释液和抗血清等。

3.操作

按仪器和试剂盒说明书或实验室制定的 SOP 操作,仪器全自动化运行。

4.结果计算

将 C1q 标准血清稀释成不同浓度后与待测血清同时检测。以 C1q 标准品浓度为横坐标,相应的光散射值为纵坐标,制备标准曲线。根据标本所测光散射值由标准曲线获得待测血清中 C1q 含量,通常由仪器直接打印报告。

5.参考区间

临床实验室应该根据所用的方法采用相应的参考区间。如用文献或说明书提供的参考区间,使用前应加以验证。

6.注意事项

参见补体 C3、C4 含量检测。

7.临床意义

C1q 是补体 C1 的重要组成成分,主要参与补体的经典激活途径。其增高见于血管炎、骨髓炎、类风湿关节炎、痛风、硬皮病等。降低见于 SLE 和活动性混合性结缔组织病等。

三、特定蛋白检测

所谓特定蛋白是指机体内具有某种生理功能,当疾病状态时又起着重要病理意义的那些特殊蛋白质。目前临床常用的检测项目包括急性时相反应蛋白如 C 反应蛋白、铜蓝蛋白、α_1 酸性糖蛋白,风湿病相关蛋白如抗链球菌溶血素 O、类风湿因子,贫血相关蛋白如转铁蛋白和触珠蛋白,蛋白酶抑制剂如 α_2 巨球蛋白和 α_1 抗胰蛋白酶,肾脏病相关蛋白如尿微量白蛋白、α_1 微球蛋白和 β_2 微球蛋白等。

（一）C 反应蛋白

1.概况

C 反应蛋白(CRP)首先是在急性炎症患者血清中发现的,是一种急性期蛋白,它是可以结合肺炎球菌细胞壁 C-多糖的蛋白质。分子量约 11.8kDa,含五个多肽链亚单位。CRP 主要在肝脏合成,不耐热,65℃ 30 分钟即破坏。CRP 主要的生物学特性有:①通过经典途径激活补体,消耗补体,释放炎症介质,促进黏附和吞噬细胞反应,使细胞溶解;②作用于淋巴细胞和单核细胞的受体,导致淋巴细胞活化、增生,促进淋巴因子生长,并促进抑制性 T 淋巴细胞增生,也增强了吞噬细胞的吞噬作用;③抑制血小板的聚集和释放反应,还能妨碍血小板引起血块收缩。在急性创伤和感染时,CRP 的血浓度会急剧升高,可达到正常水平的 200 倍,病变好转时又迅速降至正常。CRP 与其他炎症因子如白细胞总数、红细胞沉降率和多形核白细胞等具有密切相关性。CRP 与白细胞存在正相关。在炎症反应中起着积极作用,使人体具有非特异性抵抗力。在患者疾病发作时,CRP 可早于白细胞而上升,恢复正常也很快,故具有极高的敏感性。

2.检测方法

CRP 的检测方法有单向免疫扩散法、胶乳凝集法、酶联吸附法、速率散射比浊法等,其原理都是利用特异抗 CRP 抗体与检样中 CRP 反应,根据形成的沉淀环直径、沉淀峰高度、凝集程度或呈色程度,判定检样中 CRP 含量。目前常用的免疫比浊法参考值为<10mg/L。

3.临床意义

(1)CRP 作为急性时相蛋白在各种急性炎症、组织损伤、心肌梗死、手术创伤、放射性损伤等疾病发作后数小时迅速升高,并有成倍增长之势。病变好转时,又迅速降至正常,其升高幅度与感染的程度呈正相关。

(2)CRP 可用于细菌和病毒感染的鉴别诊断。一旦发生炎症,CRP 水平即升高,而病毒性感染 CRP 大都正常。脓毒血症 CRP 迅速升高,而依赖血培养则至少需要 48 小时,且其阳性率不高。又如 CRP 能快速有效地检测细菌性脑膜炎,其阳性率达 99%。

(3)恶性肿瘤患者 CRP 大都升高。如 CRP 与 AFP 的联合检测,可用于肝癌与肝脏良性疾病的鉴别诊断。手术前 CRP 上升,手术后则下降,且其反应不受放疗、化疗和皮质激素治疗的影响,有助于临床估价肿瘤的进程。

(4)CRP 用于评估急性胰腺炎的严重程度。当 CRP 高于 250mg/L 时,则可提示为广泛坏死性胰腺炎。

(5)CRP 浓度升高与心血管事件发生率增加相关,是动脉粥样化的血栓形成疾病的标志物。CRP 对心绞痛和急性冠状动脉综合征患者,具有预测心肌缺血复发危险和死亡危险的作用。

4.注意事项

应用免疫比浊法检测时注意试剂从冰箱取出后要平衡到室温,另外注意瓶口有否液膜,以免探针测定液面错误。C 反应蛋白、铜蓝蛋白、α_1 酸性糖蛋白同属急性时相蛋白,不同发病时间和采血时间对实验结果影响较大。

(二)铜蓝蛋白

1.概况

铜蓝蛋白(CER)也属于一种急性时相反应蛋白,是一种含铜的 α_2 糖蛋白,分子量为 120～160kDa,不易纯化。目前所知为一个单链多肽,每分子含 6～7 个铜原子,由于含铜而呈蓝色,含糖约 10%,末端唾液酸与多肽链连接,具有遗传上的基因多形性。CER 具有氧化酶的活性,对多酚及多胺类底物有催化其氧化的能力,可催化亚铁原子氧化为高铁原子。CER 起着抗氧化剂的作用,在血循环中 CER 的抗氧化活力可以防止组织中脂质过氧化物和自由基的生成,特别在炎症时具有重要意义。血清中铜的含量虽有 95% 以非扩散状态处于 CER,而有 5% 呈可透析状态由肠管吸收而运输到肝的,在肝中渗入 CER 载体蛋白后又经唾液酸结合,最后释入血循环。在血循环中 CER 可视为铜的无毒代谢库。细胞可以利用 CER 分子中的铜来合成含铜的酶蛋白,例如单胺氧化酶、抗坏血酸氧化酶等。

2.检测方法

铜蓝蛋白的测定方法有免疫扩散法、化学法、免疫比浊法等。目前常用的免疫比浊法参考值为 0.15～0.6g/L。

3.临床意义

(1)CER 升高:见于①炎症性疾病:包括肝炎、骨膜炎、肾盂肾炎、结核等;②恶性肿瘤:包括白血病、恶性淋巴瘤,肝癌等;③胆汁瘀滞:原发性胆汁瘀滞型肝硬化、肝外阻塞性黄疸、急性肝炎、慢性肝炎、酒精性肝硬化等;④其他:运动分裂症、高胱氨酸尿症、妊娠、口服避孕药等。

(2)CER 降低:见于①Wilson 病(肝豆状核变性);②营养不良:肾病综合征、吸收不良综合征、蛋白漏出性胃肠症等;③新生儿、未成熟儿。

4.注意事项

同 CRP 注意事项。

(三)α_1 酸性糖蛋白

1.概况

α_1 酸性糖蛋白(AAG)分子量近 40kDa,含糖约 45%,pl 为 2.7～3.5,包括等分子的己糖、己糖胺和唾液酸。AAG 是主要的急性时相反应蛋白,在急性炎症时增高,显然与免疫防御功能有关。早期工作认为肝是合成 α_1-糖蛋白的唯一器官,近年有证据认为某些肿瘤组织亦可以合成。分解代谢首先经过唾液酸的分子降解而后蛋白质部分很快在肝中消失。AAG 能干扰类固醇和碱性药物浓度。

2.检测方法

α_1 酸性糖蛋白主要用免疫学方法进行测定。目前常用的免疫比浊法参考值为 0.47～1.25g/L。

3.临床意义

(1)AAG 升高:见于各种急性时相反应时,在风湿病、恶性肿瘤及心肌梗死患者亦常增高。

(2)AAG 降低：见于营养不良、严重肝损害。

4.注意事项

同 CRP 注意事项。

（四）抗链球菌溶血素"O"

1.概况

链球菌溶血素"O"（ASO）是 A 群菌产生的一种代谢产物，具有溶血活性，能溶解红细胞。人体感染了 A 群溶血性链球菌后，"O"溶血素在体内作为一种抗原物质存在，能刺激机体产生对应的抗体，为了测定这种能中和链球菌溶血素"O"的抗体含量，就称为抗链球菌溶血素"O"试验。

2.检测方法

实验室常用乳胶凝集法、免疫比浊法测定 ASO。目前常用的免疫比浊法参考值为<200U/mL。

3.临床意义

(1)ASO 升高常见于 A 群溶血性链球菌感染引起的疾病，风湿热、急性肾小球肾炎、结节性红斑、猩红热、急性扁桃体炎等 ASO 明显升高。

(2)ASO 测定对于诊断 A 群链球菌感染很有价值，A 群链球菌感染后 1 周，ASO 即开始升高，4～6 周可达高峰，并能持续数月。因此 ASO 阳性并不一定是近期感染的指标，应多次动态观察。

(3)少数肝炎、肾病综合征、结缔组织病、结核病及多发性骨髓瘤患者亦可使ASO 增高。

4.注意事项

应用免疫比浊法检测时注意试剂从冰箱取出后要平衡到室温，另外注意瓶口有否液膜，以免探针测定液面错误。抗链球菌溶血素 O、类风湿因子同属于风湿病相关蛋白，但并不特异，不同试剂仪器检测临界值有所不同，临床判断结果时应根据各仪器试剂自己的参考值范围。

（五）类风湿因子

1.概况

类风湿因子（RF）是在类风湿关节炎（RA）患者血清中发现，是一种以变性 IgG 为靶抗原的自身抗体，主要存在于类风湿关节炎患者的血清和关节液中，它是一种抗变性 IgG 的抗体，RF 主要为 IgM 类自身抗体，但也有 IgG 类、IgA 类、IgD 类和 IgE 类，可与 IgG Fc 段结合。近年来对 IgM 型类风湿因子的生物作用已有所了解，这些生物作用包括：①调节体内免疫反应；②激活补体，加快清除微生物感染；③清除免疫复合物使机体免受循环复合物的损伤。RA 患者和约 50% 的健康人体内都存在有产生 RF 的 B 细胞克隆，在变性 IgG（或与抗原结合的 IgG）或 EB 病毒直接作用下,可大量合成 RF。

2.检测方法

健康人产生 RF 的细胞克隆较少,且单核细胞分泌的可溶性因子可抑制 RF 的产生,故一般不易测出。由于 IgM 型类风湿因子是类风湿因子的主要类型,而且具有高凝集的特点,易于沉淀,故临床上主要测定 IgM 型类风湿因子,测定方法为乳胶凝集法、酶联免疫吸附法以及免疫比浊法。目前常用的免疫比浊法参考值为<15U/mL。

3.临床意义

(1)类风湿关节炎(RA)患者 RF 的阳性率为 70%～80%,其中尤以病变广泛、病情严重、病程长、活动期及有关节外病变者的阳性率高,滴度高,并长久存在。因此,国际上通常将 RF 作为诊断类风湿关节炎的标准之一。

(2)各种感染性疾病的人,像乙肝、结核病、亚急性细菌性心内膜炎和慢性支气管炎患者以及患有结缔组织病,如系统性红斑狼疮、干燥综合征、皮肌炎、血管炎、硬皮病、预防接种后以及某些恶性疾病的人,RF 阳性率可达 10%～70%。

(3)RF 还见于正常人尤其是老年人,阳性率可达 5%～10%。

4.注意事项

同 ASO 注意事项。

(六)转铁蛋白

1.概况

转铁蛋白(TRF)是血浆中主要的含铁蛋白质,负责运载由消化管吸收的铁和由红细胞降解释放的铁。以 TRF-Fe^{3+} 的复合物形式进入骨髓中,供成熟红细胞的生成。TRF 分子量约 77kDa,为单链糖蛋白,含糖量约 6%。TRF 可逆地结合多价离子,包括铁、铜、锌、钴等。每一分子 TRF 可结合两个三价铁原子。TRF 主要由肝细胞合成,半衰期为 7d。血浆中 TRF 的浓度受铁供应的调节,在缺铁状态时,血浆 TRF 浓度上升,经铁有效治疗后恢复到正常水平。

2.检测方法

转铁蛋白的实验室测定多采用免疫比浊法,目前常用的免疫比浊法参考值为 2.0～4.0g/L(血),<0.2mg/dL(尿液)。

3.临床意义

(1)生理性增高:妊娠及口服避孕药或雌激素注射可使血浆 TRF 升高。

(2)病理性增高:在缺铁性的低血色素贫血中 TRF 的水平增高(由于其合成增加),但其铁的饱和度很低(正常值在 30%～38%)。相反,如果贫血是由于红细胞对铁的利用障碍(如再生障碍性贫血),则血浆中 TRF 正常或低下,但铁的饱和度增高。在铁负荷过量时,TRF 水平正常,但饱和度可超过 50%,甚至达 90%。

(3)病理性降低:①蛋白质丢失性疾病,如肾病综合征、慢性肾衰竭、严重烧伤和蛋白质丢失性胃肠病;②严重肝病(如肝硬化)显著下降;③新任何感染状态和严重疾病时。

(4)尿转铁蛋白:微量转铁蛋白尿即尿总蛋白尚处于正常范围内,尿微量转铁蛋白排泄量已高出正常上限的95%。是反应早期肾损害的敏感指标。

4.意事项

应用免疫比浊法检测时注意试剂从冰箱取出后要平衡到室温,另外注意瓶口有无液膜,以免探针测定液面错误。转铁蛋白和触珠蛋白同属于贫血相关蛋白,应注意区别妊娠及口服避孕药或雌激素注射引起的血浆 TRF 生理性升高和病理性升高。

(七)触珠蛋白

1.概况

触珠蛋白(HP)也称为结合珠蛋白,是一种分子量 85kDa 的糖蛋白,主要由肝脏合成,半衰期为 3.5～4d。其主要功能是与游离血红蛋白结合成稳定的复合物,并很快被单核-巨噬细胞系统处理掉,阻止了血红蛋白从肾小球滤过,避免游离血红蛋白对肾小管的损害。同时结合珠蛋白也是一种急性时相蛋白。

2.检测方法

触珠蛋白的测定常用免疫比浊法,标本应使用新鲜无溶血血清或 $-20℃$ 下放置 2 周以内的血清标本。目前常用的免疫比浊法参考值为 $0.5～1.6g/L$。

3.临床意义

(1)临床上测定 HP 主要用于诊断溶血性贫血。各种溶血性贫血 HP 含量都明显减低,甚至低到测不出的程度。轻度溶血时,血浆中游离血红蛋白全部与 HP 结合而被清除,此时血浆中测不出游离血红蛋白,仅见 HP 减少。当游离血红蛋白量超过 HP 结合能力时方被查出。因此,HP 降低可作为诊断轻度溶血的一项敏感指标。

(2)急、慢性肝细胞疾病 HP 降低,而肝外阻塞性黄疸 HP 含量正常或提高。

(3)传染性单核细胞增多症、先天性结合珠蛋白血症等 HP 可下降或缺如。

(4)急、慢性感染,组织损伤,恶性疾病等也可增高。

4.注意事项

同 TRF 注意事项。

(八)$α_2$-巨球蛋白

1.概况

$α_2$-巨球蛋白($α_2$-MG)是血浆中分子量最大的蛋白质,合成于肝细胞和单核-巨噬细胞系。半衰期约 5d,具有酶抑制剂的作用,能抑制纤溶和增强正常人外周血促凝活性,能与胰岛素结合并起活化作用,也是锌的主要转运蛋白之一。由 4 个亚基组成,是血白蛋白电泳 α_2-球蛋白区带中两种主要成分之一。

2.检测方法

α_2-巨球蛋白主要用免疫学方法检测。目前常用的免疫比浊法参考值为1.75～4.20g/L。

3.临床意义

(1)血清水平升高常见于肝病(肝硬化,急、慢性肝炎)、糖尿病、雌激素药物治疗和肾病综合征等。对于肾病综合征患者,α_2-MG 升高程度与肾小球损害丢失蛋白的严重程度成比例,严重时可达血清总蛋白的 1/2,成为 α_2-球蛋白部分唯一增高的成分。

(2)血清水平降低见于严重急性胰腺炎、胃溃疡患者、大量丢失蛋白质的胃肠道疾病、营养不良、弥散性血管内凝血、心脏手术后。

(3)α_2-MG 是临床评价肾病综合征、蛋白酶水解状态(如胰腺炎、胃溃疡)与分析判断血白蛋白电泳 α_3-球蛋白区带(另一种主要成分为结合珠蛋白)变化的定量指标。

(4)妊娠 10 周胎儿血清 α_2-MG 浓度为非孕正常妇女的 15%,以后继续升高至成人水平。1～3岁水平最高(约为 4.5g/L),以后逐渐下降,至 25 岁稳定至成人水平。

4.注意事项

应用免疫比浊法检测时注意试剂从冰箱取出后要平衡到室温,另外注意瓶口有无液膜,以免探针测定液面错误。α_2 巨球蛋白和 α_1 抗胰蛋白酶同属于蛋白酶抑制剂,注意雌激素及其衍生物、口服避孕药可使血清 α_2-MG 含量增高;右旋糖酐、链激酶可使其降低。

(九)α_1 抗胰蛋白酶

1.概况

α_1 抗胰蛋白酶(α_1-AT)为一种肝脏合成的、分子量 54kDa 的糖蛋白,半衰期 4～5d。蛋白电泳时α_1-AT 位于 α_1 球蛋白带内。血清中有对胰蛋白酶活性起抑制作用的物质,其中 α_1-AT 起 90% 的作用。除抑制胰蛋白酶活性外,α_1-AT 还可抑制糜蛋白酶、凝血因子Ⅻ辅助因子及中性粒细胞的中性蛋白水解酶作用。α_1-AT 存在于泪液、十二指肠液、唾液、鼻腔分泌物、脑脊液、肺分泌物及乳汁中,羊水中 α_1-AT 浓度相当于血清的 10%。正常人体内常存在外源性和内源性蛋白酶,如细菌毒素和白细胞崩解出的蛋白酶对肝脏及其他脏器有破坏作用,α_1-AT 可拮抗这些酶类,以维持组织细胞的完整性,α_1-AT 缺乏时,这些酶均可侵蚀肝细胞,尤其是新生儿肠腔消化吸收功能不完善,大分子物质进入血液更多,α_1-AT 缺乏的婴儿肝脏更易受损害。此外，α_1-AT 还具有调节免疫应答、影响抗原-抗体免疫复合物清除、补体激活以及炎症反应的作用，并可抑制血小板的凝聚和纤溶的发生。α_1-AT 缺乏时上述机体平衡的机制失调，导致组织损伤。

2.检测方法

α_1-AT 主要用免疫学方法检测。目前常用的免疫比浊法参考值为 1.9～3.5g/L。

3.临床意义

(1)α_1-AT 也是一种急性时相蛋白，在恶性肿瘤、外伤、感染、炎症等状况下，迅速升高。

(2)α_1-AT 在妊娠和激素治疗时也会增加。

(3)α_1-AT 减低见于 α_1-AT 缺乏症、重症肝炎肝硬化、严重哮喘发作、新生儿呼吸窘迫综合征、慢性阻塞性肺病等。

4.注意事项

同 α_2-MG 注意事项。

(十)尿微量白蛋白

1.概况

微量白蛋白尿(MAU)是指尿中白蛋白含量超出健康人参考范围，但不能用常规的方法检测出这种微量的变化。为了使这一检测指标标准化，国际上采用白蛋白分泌率表示尿中白蛋白的排出量。健康人 MAU 在＜20～30mg/24 小时(或＜20～30mg/min)的范围内；MAU 在20～300mg/24 小时或 20～200mg/L 时称为 MAU；MAU＞300mg/24 小时时称为大量白蛋白尿。白蛋白占血浆总蛋白量的 60%，分子量为 69kDa，是一种带有负电荷的大分子蛋白。肾小球毛细血管基底膜具有滤过功能，膜孔直径为 5.5nm。白蛋白半径为 3.6nm。正常状态下白蛋白很难通过肾小球基底膜。任何能够引起肾小球基底膜通透性增高的病变，均可导致白蛋白的排出。糖尿病性肾病白蛋白的排出是由于肾小球滤过膜电荷的丢失，尤其是基底膜孔径的改变，导致 Albumin 排出。MAU 排出增加的机制可能与膜上的硫酸肝素合成异常相关。硫酸肝素分子带有许多阴离子侧链，对于维持基底膜电荷和孔径的大小起重要作用。肾血流动力学的改变也是诱发微量白蛋白尿的重要原因。糖尿病患者常伴有肾小球血管调节功能障碍，肾素-血管紧张素(RAS)的变化，引起肾小球通透性改变。糖尿病伴有高血压时更容易导致肾小球血管损伤，从而产生微量白蛋白尿。

2.检测方法

目前可用免疫比浊法定量测定尿微量白蛋白含量。免疫比浊法参考值为＜1.9mg/L。

3.临床意义

（1）MAU 与肾病：蛋白尿是肾病的主要临床症状，微量白蛋白的检测对于判断疾病程度及预后有更大的临床参考价值，MAU 检测对提示肾脏功能改变更具有敏感性，可联合尿常规作为监测早期肾损害的常规检查项目。

（2）MAU 与糖尿病肾病：糖尿病肾病起病隐匿，早期阶段常规检查方法难以发现尿蛋白的阳性结果。糖尿病患者出现 MAU 增高是出现早期肾损伤的指标，对预测糖尿病肾病发生有重要参考价值。

（3）MAU 与高血压肾病：MAU 是高血压肾脏损害的指标，MAU 阳性者血压的增高程度与靶器官损伤有密切关系，对 MAU 阳性者必须强化高血压的治疗，其血压最好控制在 130/80mmHg 以下。

（4）MAU 与心血管疾病：MAU 阳性患者心血管疾病的发病率较高、发病时间较早且病变程度较严重。MAU 阳性患者的心血管事件死亡率比 MAU 阴性患者高 2～8 倍。MAU 不仅与糖尿病、高血压人群的死亡率相关，与心血管事件的死亡率也有良好的相关性。临床上对 MAU 阳性者，应给予足够的重视，加强对原发病的治疗。

4.注意事项

应用免疫比浊法检测时，注意试剂从冰箱取出后要平衡到室温，另外注意瓶口有无液膜，以免探针测定液面错误。尿微量白蛋白、α_1 微球蛋白和 β_2 微球蛋白等同属于肾脏病相关蛋白，采集标本时最好是晨尿，注意正常人群 MAU 随着年龄增长，排出有增高倾向，但是这种改变还在健康人范围之内。

（十一）α_1-微球蛋白

1.概况

α_1-微球蛋白（α_1-MG）属糖蛋白，分子量 27kDa，主要在肝脏和淋巴组织中合成，α_1-MG 有游离型和结合型两种。游离型可被肾小管滤过，结合型不能通过肾小管。血液中游离的 α_1-MG 可自由通过肾小球滤过，并在近曲小管被重吸收，因此尿中含量极微。

2.检测方法

α_1-MG 可用其特异性抗体以免疫学方法定量检测。免疫比浊法参考值为 < 1.25mg/dL。

3.临床意义

（1）血清 α_1-MG 升高主要由于肾小球滤过率下降所致，如肾小球肾炎、糖尿病性肾病、狼疮性肾病、间质性肾炎、急/慢性肾衰竭等。

（2）血清 α_1-MG 降低见于肝炎、肝硬化等。

（3）尿 α_1-MG 升高见小肾小球、肾小管发生病变时。而且认为 A_1-MG 是肾近曲小管损害的标志蛋白。$β_1$-MG 测定也是肾功能受损的早期敏感指标,但是恶性肿瘤时 $β_2$-MG 也升高,因此 $α_1$-MG 与 $β_2$-MG 相比,$α_1$-MG 升高在鉴别诊断早期肾功能受损方面更具价值。

4.注意事项

应用免疫比浊法检测时注意试剂从冰箱取出后要平衡到室温,另外注意瓶口有无液膜,以免探针测定液面错误。尿微量白蛋白、$α_1$-微球蛋白和 $β_2$ 微球蛋白等同属于肾脏病相关蛋白,采集标本时最好是晨尿。

(十二)$β_2$-微球蛋白

1.概况

$β_2$-微球蛋白(BMG)分子量为 11.8kDa,存在于所有有核细胞的表面,特别是淋巴细胞和肿瘤细胞,并由此释放入血循环。它是细胞表面人类淋巴细胞抗原(HLA)的 β 链(轻链)部分(为一条单链多肽),分子内含一对二硫键,不含糖。半衰期约 107 分钟,可透过肾小球,但尿仅有滤过量的 1%,几乎完全可由肾小管回收。

2.检测方法

生理情况下,BMG 低浓度存在于血浆、尿液、脑脊液、唾液、初乳和羊水等多种体液内。BMG 可用其特异性抗体以免疫学方法定量检测。免疫比浊法参考值为成人血清 1~2mg/L,尿低于 0.3mg/L。

3.临床意义

(1)反映肾小球的滤过功能:血 $β_2$-微球蛋白升高而尿 $β_2$-微球蛋白正常,主要由于肾小球滤过功能下降,常见于急、慢性肾炎,肾衰竭等。

(2)判断肾小管的损伤:血 $β_2$-微球蛋白正常而尿 $β_2$-微球蛋白升高主要由于肾小管重吸收功能明显受损,见于先天性近曲小管功能缺陷、范科尼综合征、慢性镉中毒、Wilson 病、肾移植排斥反应等。

(3)鉴别上、下尿路感染:上尿路感染时,尿液 BMG 升高,下尿路感染 BMG 正常。

(4)血、尿 $β_2$-微球蛋白均升高主要由于体内某些部位产生过多或肾小球和肾小管都受到损伤,常见于恶性肿瘤(如原发性肝癌、肺癌、骨髓瘤等)、自身免疫性疾病(如系统性红斑狼疮、溶血性贫血)、慢性肝炎、糖尿病肾病等。

4.注意事项

应用免疫比浊法检测时注意试剂从冰箱取出后要平衡到室温,另外注意瓶口有无液膜,以免探针测定液面错误。尿微量白蛋白、$α_1$ 微球蛋白和 $β_2$-微球蛋白等同属于肾脏病相关蛋白,注意测定 $β_2$-微球蛋白时最好是血尿同时检测,以利于鉴别和判断病情。另外老年人也可见血、尿 $β_2$-微球蛋白升高。使用卡那霉素、庆大霉素、多黏菌素等药也可增高,应注意与疾病状态相鉴别。

第五节 感染免疫检测

一、艾滋病初筛实验

1.英文缩写

HIV

2.参考范围

健康人呈阴性

3.影响因素

假阳性反应的原因多数尚不清楚。经验证明,一些含有针对 HLA 抗原的抗体和患自身免疫性疾病(如系统性红斑狼疮、风湿病等)、寄生虫病(如疟疾等)、其他病毒病(如病毒性肝炎等)患者以及孕妇、经常输血的患者的血清标本容易出现假阳性。越是在传染病流行率高、病种复杂的地区,发生假阳性反应的越多,这可能是由于一些传染病病原体与 HIV 某些抗原决定簇有交叉反应,在分析初筛实验结果时必须考虑到这些因素。

4.临床意义

(1)HIV 筛查试验的基本程序是:①初筛试验:标本验收合格后,用初筛试剂进行抗体检测,如呈阴性反应,报告 HIV 抗体阴性;对呈阳性反应的标本,须进行重复检测。②重复检测:对初筛试验呈阳性反应的标本,用两种不同原理或不同厂家的试剂重复检测,如两种试剂复测均呈阴性反应,则报告 HIV 抗体阴性;如均呈阳性反应,或一阴一阳,需送艾滋病确认实验室进行确认。应尽可能将重新采集的受检者血液标本和原有标本一并送检。

(2)HIV 感染后的临床疾病谱非常广。由于免疫功能遭受破坏,艾滋病患者易患各种机会性感染,主要的病原体有卡氏肺囊虫、鸟型分枝杆菌、CMV 等。

(3)HIV 的传染源是 HIV 携带者和艾滋病患者,从其血液、精液、阴道分泌物、乳汁、唾液、脑脊液、骨髓、皮肤及中枢神经组织标本中均可分离到 HIV 病毒。传播方式主要有三种:①通过同性或异性间的性接触传播;②输入含 HIV 的血液或血制品、器官或骨髓移植、人工授精、静脉药瘾者共用污染的注射器及针头;③母婴垂直传播,包括经胎盘、产道或经哺乳等方式引起的传播。日常生活接触不传播 HIV,即以下行为不传播 HIV:握手、接吻、共餐、生活在同一间房或办公室、共用电话、接触门把、便具、汗液、泪液及蚊子或其他昆虫叮咬。

5.采血要求及注意事项

早上空腹抽取静脉血 3mL,自凝。

二、肺炎支原体抗体

1.英文缩写

MP

2.参考范围

健康人呈阴性

3.临床意义

(1)抗体滴度随时间而改变,发病后1～2周升高,3～4周达峰值水平,8～9周下降。1：40阳性提示早期感染(或旧抗体存在)1：80阳性提示近期感染。

(2)肺炎支原体是引起非典型性肺炎最常见的病原体。支原体肺炎的发病率可占到所有肺炎病例的20％～30％。易感对象主要是5～19岁的儿童和年轻人。但近年来发现65岁以上老年人群发生的社区获得性肺炎中有15％是由MP引起的,5岁以下的婴幼儿也可发生感染,且这些人一旦发病,症状往往更为严重。

4.采血要求及注意事项

早上空腹抽取静脉血3mL,自凝。

三、甲型肝炎病毒检查

1.英文缩写

HAV-IgM

2.参考范围

健康人呈阴性

3.临床意义

HAV属于小RNA病毒科,为嗜肝RNA病毒,在体内主要在肝细胞内进行复制,通过大便-口途径传播,多数学者认为HAV不存在慢性携带状态。HAV是20面体球形颗粒,直径27～28nm,无包膜,病毒颗粒立体对称,沉降系数为156～160秒,其核心为单链正股RNA,由7500个核苷酸组成,核酸外面包裹VP1、VP2、VP3、VP4等四种衣壳蛋白。HAV仅有一个血清型,因而只形成一个抗原-抗体系统,目前临床主要通过抗HAV-IgM和抗HAV-IgG对HAV进行检测。

血清中抗HAV-IgM在发病1～2周内出现,3个月后滴度下降,6个月后则不易测出,抗HAV-IgM阳性已被公认为是早期诊断甲型肝炎的指标。抗HAV-IgG出现较抗HAV-IgM稍晚,可长期或终身存在,抗HAV-IgG阳性表示既往感染,但体内已无HAV,是一种保护性抗体,可用于检测机体或注射甲肝疫苗后是否具有对HAV的免疫力以及流行病学调查。

4.采血要求及注意事项

早上空腹抽取静脉血 3mL,自凝。

四、乙型肝炎检测

1.英文缩写

HbsAg、HbsAb、HbeAg、HbeAb、HbcAb

2.参考范围

健康人呈阴性

3.临床意义

(1)表面抗原呈阳性,提示急性 HBV 感染早期,慢性 HbsAg 携带者,传染性弱。

(2)表面抗体呈阳性,提示 HBV 感染后已恢复,或接受疫苗接种体内已有足够的免疫力。

(3)表面抗原、e 抗原、核心抗体呈阳性,临床为"大三阳",提示急慢性乙肝病情处于活动期,有较强的传染性。

(4)表面抗原、e 抗体、核心抗体呈阳性,临床为"小三阳",提示急性 HBV 感染趋向恢复,传染性弱,长期持续易癌变。

(5)表面抗原、核心抗体呈阳性,提示急性 HBV 感染,HbsAg 携带者传染性较弱,慢性迁延性肝炎。

(6)表面抗体、核心抗体呈阳性,提示既往感染仍有免疫力,非典型恢复型急性 HBV 感染中后期。

(7)表面抗体、e 抗体、核心抗体呈阳性,提示急性 HBV 感染后康复,近期感染过 HBV,但有免疫力。

(8)表面抗体、核心抗体呈阳性,提示 HBV 感染后已恢复,有免疫力

(9)表面抗原、e 抗体呈阳性,提示急性 HBV 感染趋向恢复期,慢性 HbsAg 携带者,易转阴。

(10)表面抗原、e 抗原呈阳性,提示早期 HBV 感染或慢性携带者传染性强,易转成慢性肝炎。

(11)表面抗原、e 抗原、e 抗体、核心抗体呈阳性急性,提示 HBV 感染趋向恢复,慢性肝炎。

(12)e 抗原呈阳性为非典型性急性感染,提示非甲非乙型肝炎。

五、HBV 前 S 和抗前 S(anti-Pre-S)抗体

1.英文缩写

Pre-S

2.参考范围

ELISA 法:阴性

3.临床意义

Pre-S 是 HBV 外膜蛋白成分,Pre-S 第 21～47 位氨基酸为肝细胞膜受体,HBV 可通过此受体粘附于肝细胞膜上,而进入肝细胞。Pre-S 抗原性较强,可刺激机体产生抗 Pre-S 抗体。

Pre-S 阳性提示病毒复制活跃,具有较强传染性;抗 Pre-S 抗体是 HBV 的中和抗体,机体较早出现表示预后良好。抗 Pre-S1 抗体阳性见于急性乙肝恢复期,提示 HBV 正在或已被清除。

六、乙型肝炎病毒 DNA

1.英文缩写

HBV-DNA

2.参考范围

＜1000copy

3.影响因素

PCR 技术灵敏度很高,可由于实验操作不当、实验室设置不规范、消毒处理不彻底、标本收集不符合要求等造成污染,致使结果出现假阳性。因此必须严格按照 PCR 实验室要求进行操作,采血使用一次性试管,标本室温放置不能超过 6 小时,所用物品必须高压灭菌等。

4.临床意义

血清 HBV-DNA 测定是评价 HBV 感染和复制最直接、最灵敏、最特异的指标,也是观察乙肝患者有无传染性最可靠的方法。血清 HBV-DNA 检测结果与乙肝五项指标的关系如下:

(1) HBV-DNA 与 HBsAg:一般 HBsAg 阳性时,HBV-DNA 常阳性;在 HBsAg 含量极低采用 ELISA 法检测不出时,可能会出现 HBsAg 阴性而 HBV-DNA 阳性的情况;或是患者正处于 HBV 感染早期,机体乙肝五项标志物尚未产生,但由于 PCR 检测具有极高的灵敏度,HBV-DNA 含量很低也可检出。

(2)HBV-DNA 与抗-HBs:HBV 感染恢复期抗-HBs 呈阳性,血清 HBV-DNA 一般为阴性,但少数患者特别是在肝组织 HBV-DNA 含量很高时,也可为阳性,提示体内 HBV 尚未完全被清除。

(3)HBV-DNA 与 HBeAg、抗-HBe、抗-HBc HBeAg 阳性时 HBV-DNA 几近全部为阳性;HBeAg 阴性、抗-HBe 和抗 HBc 阳性时,说明 HBV 复制减弱,其 HBV-DNA 阳性检出率仍可高达80％,患者具有传染性。

除此之外还用于乙肝患者抗病毒药物的疗效观察、献血员筛查、血液制品及乙肝疫苗安全性评价。

七、丙型肝炎病毒检查（丙肝抗体、丙肝 RNA）

1.英文缩写

抗-HCV、HCV-RNA

2.参考范围

丙肝抗体：阴性丙肝 RNA：<80copy

3.影响因素

根据包被抗原不同所用试剂可分为第一代（抗原为 CIOO-3）、第二代（抗原包括 C 抗原、NS_3、NS_4）、第三代（抗原又增加 NS。）。随着检测试剂代数的增加，特异性和灵敏度也增加，但由于 HCV 易发生变异、不同患者抗 HCV 抗体出现阳转的时间差异较大（1 个月～1 年），故抗 HCV 抗体阴性也不能排除丙型肝炎。抗 HCV-IgM 的检测影响因素较多，如球蛋白、类风湿因子等，稳定性不如抗 HCV-IgG。

4.临床意义

抗 HCV 分为抗 HCV-IgM 和抗 HCV-IgG，均为非保护性抗体，目前临床上检测的为总抗体，抗 HCV 阳性即是 HCV 感染的重要标志。抗 HCV-IgM 阳性见于急性 HCV 感染，一般持续 1～3 个月，是诊断 HCV 早期感染、病毒复制和传染性的指标，若持续阳性则提示病情易转为慢性；抗 HCV-IgG 出现晚于抗 HCV-IgM，抗 HCV-IgG 阳性表示体内有 HCV 感染，但不能作为早期诊断指标，低滴度抗 HCV-IgG 提示病毒处于静止状态，高滴度提示病毒复制活跃。

八、丁型肝炎病毒抗原抗体测定

1.英文缩写

HDVAg 抗-HDV

2.参考范围

ELISA 法呈阴性

3.临床意义

HDV 是一种缺陷的单股负链 RNA 病毒，呈球形，直径为 35～37nm，其复制需依赖于 HBV 的存在，包括以 HBsAg 作为外壳，核心为 HDAg 和 HDV-RNA，只有与 HBV 共存才能感染患者。HDAg 是 HDV 唯一的抗原成分，因此仅一个血清型，刺激机体所产生的抗 HDV 不是保护性抗体。临床诊断 HDV 感染主要依据为血清 HDAg、抗 HDV-IgM、抗 HDV-IgG 测定。

HDAg:HDV 急性感染早期出现,但很快下降,一般 1～2 周即难以检测到。慢性感染患者血清中 HDAg 可持续阳性。短期内阴转预后较好,持续阳性表示肝损害严重,预后欠佳。

抗 HDV-IgM:抗 HDV-IgM 出现较早,但持续时间较短,用于急性感染早期诊断。抗 HDV-IgG:只能在 HBsAg 阳性患者中检出,是诊断慢性 HDV 感染的可靠指标,急性期时滴度低,慢性感染滴度高,且 HDV 被清除后仍可持续多年。重叠感染 HBV 和 HDV 时,常表现为抗 HBc-IgM 阴性、抗 HDV-IgM 和抗 HBc-IgG 阳性,提示患者可能发展为肝硬化,且进展快。

九、戊型肝炎病毒抗体测定

1.英文缩写

抗-HEV

2.参考范围

ELISA 法呈阴性

3.临床意义

HEV 是引起肠道传播的戊型肝炎之病原体,传播方式及临床表现与甲肝相似,主要流行于亚洲、非洲、墨西哥等国家和地区,常通过饮用被污染的水源而导致戊肝暴发流行,散发病例分布于世界各地。

HEV 为二十面对称体球形颗粒,直径 27～34nm,是一种无包膜 RNA 病毒,在核苷酸和氨基酸水平高度同源性的基础上,具有广泛的地理分布和一定的遗传异质性。在猪、牛、绵羊、山羊和大鼠等动物中分离到 HEV 样病毒,提示 HEV 为人畜共患疾病。HEV 基因组为单股正链 RNA,结构简单,且不同于以往发现的单股正链 RNA,是一种新的类型 RNA 病毒,其基因组复制和基因表达策略、基因产物的性质和功能、病毒的组装机制等不很清楚。根据 HEV 所发现的新特征,国际病毒分类委员会(ICTV)第 8 次报告建议将 HEV 暂归于一个独立的科,即 HEV 样病毒科。HEV 基因组全长约 7.5kb,至少有 2 个基因型,分别以 HEV 缅甸株和 HEV 墨西哥株为代表。我国分离的 HEV 株与缅甸株同源性较高,属于同一亚型,感染后可产生抗 HEV-IgM 和抗 HEV-IgG,两者均为近期感染的标志。

急性期患者血清中可检出抗 HEV-IgM,持续 2～3 个月;恢复期可检出抗 HEV-IgG,持续约 1 年,提示戊肝病后免疫不能持久。戊肝为自限性疾病,一般不会转为慢性,但一部分患者,尤其是妊娠期若合并戊肝时,易发展为重症肝炎,可导致流产或死亡,病死率高达 20％～30％;HBV 感染者重叠感染 HEV 也易发展为重症肝炎。

十、优生四项(风疹病毒、单纯疱疹1,2、巨细胞病毒、弓形虫)

1.英文缩写

弓形虫(TO)、风疹病毒(RV)、巨细胞病毒(CMV)、单纯疱疹病毒(HSV 1,2)

2.参考范围

健康人呈阴性

3.临床意义

(1)妊娠期妇女感染弓形虫会引起流产、早产、胎儿宫内死亡、婴儿脑积水、神经发育障碍等。小动物身上多携带弓形虫。提醒家里养宠物的孕妇注意。

(2)妊娠期妇女感染风疹病会造成胎儿损伤,如新生儿畸形、肝脾肿大、神经发育障碍、先天性心脏病等。

(3)孕妇感染巨细胞病毒后会造成胎儿受损,最终导致胎儿宫内死亡。新生儿感染会造成黄疸、血小板减少性紫癜、溶血性贫血、脑损伤。

(4)孕妇感染HSV可使胎儿产生先天性感染,诱发流产,早产、死胎、畸形,新生儿HSV感染死亡率高,幸存者常有后遗症。女性生殖器HSV感染与宫颈癌的发生关系密切。HSV分为HSV-1和HSV-2两种血清型。常见的为HSV-1,主要引起皮肤、黏膜感染;HSV-2主要引起生殖器感染和新生儿感染,并与宫颈癌的发生有关。

十一、梅毒螺旋体免疫检测

梅毒属于一种性传播疾病,病原体为苍白螺旋体〔又称梅毒螺旋体(TP)〕苍白亚种,人体感染梅毒螺旋体后,可产生多种特异抗体,主要有IgM、IgG两类。IgM抗体持续时间短,IgG抗体可终生存在,但抗体浓度一般较低,不能预防再感染;非特异性抗梅毒螺旋体抗体又称反应素,是由螺旋体破坏的组织细胞所释放的类脂样物质以及螺旋体自身的类脂和脂蛋白刺激机体产生的IgM和IgG类抗体。这种抗体也可在非梅毒螺旋体感染的多种急、慢性疾病患者的血中检出。

梅毒的血清学检测根据抗原不同分为两类:

1.非特异性类脂质抗原试验

试验使用的抗原是从牛心肌中提取的心磷脂、胆固醇和纯化的卵磷脂,即类脂质抗原,用于对梅毒的筛查。方法主要有性病研究实验室试验(VDRL)、不加热血清反应素试验(USR)、甲苯胺红不加热血清试验(TRUST)。

2.梅毒螺旋体抗原试验

用于证实梅毒感染,排除非特异性类脂质抗原试验的假阳性。试验使用的抗原是梅毒螺旋体的特异成分,这类试验有多种,国际上通用的试验是梅毒螺旋体血凝试验(TPHA)和荧光螺旋体抗体吸收试验(FTA-ABS),这些试验多用于梅毒感染的确证。ELISA 和 CLIA 检测目前作为梅毒螺旋感染筛查试验在临床广泛应用。

(一)梅毒特异性抗体检测

1.ELISA 法

原理:采用双抗原夹心法。将 TP 抗原包被于微孔板,待测血清中如存在抗 TP 抗体,即可与之结合。再加入酶标记抗原,在固相上形成"TP 抗原-抗 TP 抗体酶标记 TP 抗原"双抗原夹心复合物,待加入酶底物/色原液时即产生显色反应,显色强度与抗 TP 抗体水平成正比。

试剂:试剂组成:包被 TP 抗原的微孔板、酶标记抗原、酶底物显色溶液以及阴性对照、阳性对照、浓缩洗涤液。

操作:参照前述双抗原夹心 ELISA 检测。

结果判定:阴性和阳性对照检测有效性的判断及 cut-off 值计算按试剂盒说明书进行。待测样本 S/CO 值≥1.0 值时,结果为阳性反应;待测样本 S/CO 值<1.0 值时,结果为阴性。

参考区间:未感染 TP 者,TP 抗体应为阴性。

2.CLIA 法

检测原理为双抗原夹心法或间接法,其中双抗原夹心法的灵敏度和特异性明显好于间接法。

3.胶体金试纸条法

原理:为双抗原夹心模式,玻璃纤维上预包被胶体金标记的重组梅毒抗原(Au-TP-Ag)与样本中的梅毒抗体(anti-TP)结合形成复合物。由于层析作用复合物沿膜向前移动,与硝酸纤维素膜上预包被的重组抗原形成"抗原-抗体-抗原"结构的免疫复合物而凝集显色。游离的 Au-TP-Ag 则在质控线处与 TP 抗体结合而显色。阴性样本仅在质控线处显色。预包被的试纸条(包括在检测线和质控线分别包被抗-TP 单抗 1 和羊抗鼠 IgG 抗体的硝酸纤维素膜,包被金标抗 TP 抗体 2 的玻璃纤维)、阴性对照、阳性对照。

操作:按试剂盒所附的使用说明书或实验室制定的 SOP 进行操作,主要操作过程如下:打开包装取出适量试纸条→加样→温育→读取结果。

结果判定:参照试剂盒说明书。金标记层析法则是在测试后的试验膜条上检测带与质控带均呈现红色线条为阳性反应,仅有质控带呈现红色为阴性,质控带不显色时,则为试纸条失效。

参考区间:未感染 TP 者,检测结果应为阴性。

注意事项：

(1)应尽量使用新鲜标本。溶血标本会影响结果判定。标本在2～8℃可保存3天,长期保存需置−20℃,忌反复冻融。

(2)读取结果应在加样后15分钟。30分钟后读取的结果无效。

(3)测试区出现紫红色条带的深浅,不代表抗TP抗体的滴度。

4.明胶颗粒凝集试验(TPPA)

原理:将梅毒螺旋体Nichols株的精制菌体成分包被于明胶颗粒上,此种致敏颗粒与检样中的抗TP抗体结合时可产生凝集反应。

试剂:试剂组成:血清稀释液、致敏粒子、未致敏粒子、溶解液(用于溶解致敏粒子和未致敏粒子)、阳性对照血清、专用滴管。此外,该方法检测还需要U形微孔板和水平摇床。

操作:按试剂盒说明书或实验室制定的SOP进行操作。定性检测只做4孔(从1:10开始,系列倍比稀释);半定量(测抗体滴度)试验做12孔(从1:10开始,系列倍比稀释)。简述如下:设定和加载阴性对照、阳性对照、质控品和待测样本→倍比稀释血清样本→加入致敏或未致敏明胶颗粒→混合后温育反应→观察记录结果。

结果判定:

(1)判定标准:"2＋"形成均一凝集,凝集颗粒在孔底呈膜状伸展;"1＋"孔底形成较大的环状凝集,外周边缘不均匀;"±"孔底形成小环状凝集,外周边缘光滑、圆整;"－"颗粒在孔底聚集成纽扣状,边缘光滑。

(2)结果判定

阳性反应:第3孔(加未致敏颗粒,待测血清最终稀释倍数1:40)为(－),第4孔(加致敏颗粒,最终稀释倍数1:80)为(1＋),判为阳性。如做12孔检测,则以出现(1＋)的最终稀释倍数为抗体滴度。

阴性:只要第4孔为(－),即判为阴性。

可疑:第3孔为(－),第4孔为(±)时,判为可疑。

参考区间:未感染TP者应为阴性。

注意事项:

(1)结果为阳性或可疑时,应进行随访并结合临床综合考虑。结果可疑时还需用其他方法(如FTA-ABS)复查。对未致敏颗粒和致敏颗粒均出现(±)以上的检样,应参照试剂盒说明书进行吸收试验后再复查。

(2)定性检测时,如抗TP抗体浓度过高,可能会因前带现象出现假阴性结果。

5.梅毒螺旋体特异抗体确认试验

采用WB法,原理、操作及注意事项参见抗-HIVWB法检测。

（二）梅毒非特异性抗体检测

检测方法主要有甲苯胺红不加热血清试验和快速血浆反应素试验。

1.甲苯胺红不加热血清试验（TRUST）

原理：试剂中的心磷脂作为抗原与抗体发生反应，卵磷脂可加强心磷脂的抗原性，胆固醇可增强抗体的敏感性。这些成分溶于无水乙醇中，在加入水后，胆固醇析出形成载体，心磷脂和卵磷脂在水中形成胶体状包裹在其周围，形成胶体微粒。将此抗原微粒混悬于甲苯胺红溶液中，加入待测血清，血清中的抗体与之反应后，可出现肉眼可见的凝集块。

试剂：试剂组成：TRUST 抗原混悬液（抗原为心磷脂的甲苯胺红溶液）、反应纸卡、专用滴管、阳性对照和阴性对照。

操作：按试剂盒所附的使用说明书或实验室制定的 SOP 进行操作，主要操作过程如下：设定和加载阴性对照、阳性对照、质控品和待测样本到反应圈内→加抗原试剂→混匀反应→观察结果。

如需做效价检测，可将待测血清用生理盐水做倍比系列稀释（$1:2$、$1:4$、$1:8$、$1:16\cdots1:2^n$），然后按上述定性方法进行试验。

结果判定：

阴性：呈粉红色均匀分散沉淀物。

阳性反应：出现粉红色凝集块，根据凝集块大小记录 $1+\sim4+$。

阳性反应若需定量检测，可将待测血清用生理盐水倍比稀释后，按定性方法进行。

参考区间：未感染 TP 正常健康人应为阴性。

注意事项：

（1）试验需在室温（$20\sim25\,℃$）中操作。

（2）待测血清须新鲜、无污染，否则可能出现假阳性或假阴性结果。

（3）在规定的时间内及时观察结果。

（4）本法仅为非特异性血清学筛查试验，阴性结果不能排除梅毒感染，阳性反应结果需进一步做梅毒螺旋体抗体试验确认。

2.快速血浆反应素试验（RPR）

与 TRUST 方法相近，只是将抗原性心磷脂吸附在活性炭上，阳性反应时在白色卡片上出现黑色颗粒凝集。其他同 TRUST 检测。

（三）临床意义

早期感染出现的 IgM 抗体和稍后出现的 IgG 抗体都是相同抗原刺激产生的，虽然在治疗后和疾病后期 IgM 反应减弱，但 IgG 抗体在治愈后仍会存在，甚至终生阳性。因此，TP 抗体 ELISA 和（或）CLIA 检测为阳性反应只能说明正在感染或既往感染,不能作为梅毒疾病活动与否的判定,也不能作为治疗监测手段。非特异抗体检测(TRUST 和 RPR)可用于有临床症状的梅毒患者的辅助诊断筛查检测和治疗效果的监测,而梅毒特异性抗体检测的特异性和灵敏度较高,可以用于梅毒早期感染的辅助诊断。

第六节　自身免疫检测

一、抗链球菌溶血素"O"、类风湿因子、C-反应蛋白

1.英文缩写

ASO、RF、CRP

2.参考范围

ASO:0.00～125.00IU/mL;RF:0.0～20.0IU/mL;CRP:0.00～8.00mg/L

3.影响因素

(1)标本不宜污染。

(2)如不能及时处理,应冷冻保存。

4.临床意义

(1)ASO 偏高见于 A 群溶血性链球菌感染及感染后免疫反应所致的疾病,如急性肾小球肾炎、肝炎、结缔组织病、结核病、高胆固醇血症、巨球蛋白血症、多发性骨髓瘤等。

(2)类风湿因子偏高多见于风湿性关节炎,且某些结缔组织病如系统性红斑狼疮、硬皮病、皮肌炎,其他如风湿活动、肝硬化等也可使 RF 偏高。

(3)CRP 升高可见于各种急性化脓性感染、菌血症、组织坏死、恶性肿瘤、结缔组织病和风湿热急性期或有活动时等疾病。

5.采血要求及注意事项

早上空腹抽取静脉血 3mL,自凝。

二、抗核抗体

1.英文缩写

ANA

2.参考范围

健康人呈阴性

3.影响因素

(1)ELISA 法影响因素较多,标本要防止溶血,因红细胞中含有过氧化物酶,

红细胞裂解后造成标本溶血,过氧化物酶释放于血清中,与试剂中的辣根过氧化物酶作用相似,易造成假阳性。

(2)要注意 HOOK 效应,即标本含量过高时,由于抗原-抗体比例不合适,易出现假阴性结果。

(3)抗心律失常药物,如普鲁卡因,胺肼苯达嗪、异烟肼、苯妥英钠、保泰松等药物可引起假阳性。

(4)洗涤次数要适当,防止洗涤不彻底致假阳性或洗涤过多致假阴性;严格按照试剂盒说明书要求进行操作。

4.临床意义

(1)ANA 是以真核细胞核成分为靶抗原的自身抗体的总称,无种属特异性和器官特异性。由于 ANA 的核抗原不同,从而产生针对细胞核多种成分的抗体,目前至少有 4 种类型:核蛋白抗体(即红斑狼疮生成因子)可引起红斑狼疮细胞现象,是 ANA 中最主要的一种,其相应的抗原是 DNA 与核组蛋白复合物;可溶性核蛋白抗体其相应的抗原是可溶性核蛋白;DNA 抗体其相应的抗原是 DNA;RNA 抗体其相应抗原为 RNA。由于 ANA 的多样性,使其检测方法很多,用荧光抗体法检测 ANA 时,可见以下 4 种荧光图谱:

①均质型:此型与抗组蛋白抗体有关,几乎所有活动性 SLE 患者均可检出,但某些自身免疫性疾病此抗体的检出率也可达 20%～30%。

②周边型:其对应抗体为抗 ds-DNA 抗体,多见于 SLE,特别是有肾炎患者,在此型 ANA 阳性时,应进一步检测抗 ds-DNA 抗体。

③斑点型:与此型相关抗体有抗 Ul-RNA、抗 Sm、抗 Scl-70(Og)、抗 SS-B(La)、抗 SS-A(Ro)、抗 Ki、抗 Ku 及抗其他非组蛋白抗体,多见于混合型结缔组织病(MCDT),也可见于 SLE 和 60% 以上的进行性全身性硬化患者。

④核仁型:此型与核糖体、U3-RNP、RNA 聚合酶的抗体有关,当其阳性时抗核的核糖体阳性的可能性较大,除 SLE 外,硬皮病患者阳性率可达 40%。

(2)正常人有少数 ANA 阳性,一般当血清稀释 1：4 时,男性有 3% 阳性,女性有 7% 阳性,而 80 岁以上者阳性率可达 49%,临床上以血清稀释度大于 1：16 以上者判为阳性。

(3)测定 ANA 对 SLE 等自身免疫性疾病有重要意义,SLE 活动期阳性率达 100%,以周边型为主,缓解期以均质型为主;混合型结缔组织病以斑点型多见;系统性硬化症、口眼干燥及关节综合征以核仁型多见;ANA 阳性的其他疾病还包括自身免疫性肝炎(狼疮性肝炎)、慢性淋巴细胞性(桥本)甲状腺炎、重症肌无力、类风湿性关节炎、皮肌炎、溃疡性结肠炎、巨球蛋白血症和药物引起的狼疮等。

(4)荧光抗体测定结果判断受主观因素影响较大,因此荧光染色图谱只有相对参考意义,不能据此得出定论,必要时应进一步做特异性 ANA 检测。

5.采血要求及注意事项

早上空腹抽取静脉血 3mL,自凝。

三、抗双链 DAN 抗体

1.英文缩写

ds-DNA

2.参考范围

健康人呈阴性

3.影响因素

标本要新鲜,取血后及时检测;所用器皿要清洁,防止蛋白酶对 ds-DAN 的破坏。

4.临床意义

(1)抗 DNA 抗体属于 ANA 的一种,共有 3 类,即抗 ds-DNA 抗体(其中包括两种:一种只与 ds-DNA 结合、另一种可同时与 ds-DNA 和 ss-DNA 结合)、抗 ss-DNA 抗体、抗 z-DNA 抗体。仅与 ds-DNA 结合的抗 ds-DNA 对 SLE 有较高的特异性,但出现概率极低,临床上检出的一般是与 ds-DNA 和 ss-DNA 都结合的抗 ds-DNA 抗体。目前研究认为能结合补体的抗 ds-DNA 抗体,在 SLE 特别是狼疮性肾炎患者的发病机制中起重要作用。SLE 及狼疮性肾炎是由抗 DNA 介导的一种免疫复合物病,在 SLE 患者的肾小球中有抗 DNA 抗体沉积,可与肾小球上的补体 C3 结合,产生免疫应答反应,引起病理损伤。由于抗 ds-DNA 抗体对 SLE 有较高的敏感性,并且早于临床复发出现于血液循环中,因此抗 ds-DNA 抗体已成为 SLE 的诊断标准之一。

(2)其他结缔组织病患者抗 ds-DNA 抗体也可阳性,但此类患者一般认为是 SLE 重叠综合征。抗 ss-DNA 抗体特异性较差,SLE、其他结缔组织病、药物诱发的 LE、慢性活动性肝炎等均可检出;抗 z-DNA 抗体对 SLE 有很高的特异性,90% 以上的患者均可检出,且与抗 ds-DNA 抗体水平变化一致。

四、抗 EAN 抗体

1.英文缩写

EAN

2.参考范围

健康人呈阴性

3.影响因素

标本要新鲜,取血后及时检测;所用器皿要清洁,防止蛋白酶对 EAN 的破坏。

4.临床意义

ENA 为可提取性核抗原的简称,是人或动物细胞的正常组分,主要包括 Sm、RNP,RO(SS-A)、La(ss-B)、PM-1 等 10 余种抗原。研究表明,RNP 与 Sm 抗原参与基因转录后的修饰过程,Ro 与 La 在 RNA 合成和装配中起重要作用。抗 ENA 抗体是针对核内可提取性核抗原的一种自身抗体,主要为抗 Sm 抗体和抗 RNP 抗体。抗 Sm 抗体针对的核抗原与 U1、U2、U4、U5、U6RNP 有关,抗 RNP 抗体针对的核抗原主要与 U1RNP 有关,一般情况下 RNP 与 Sm 抗原极难分开,具有很高的相似性,这可能因为 RNP 与 Sm 抗原代表同一大分子复合物上不同的抗原决定簇,亦可能是 RNP 与 Sm 抗原为不同分子上的交叉反应决定簇。

目前临床已将抗 ENA 抗体检测作为结缔组织病的重要诊断标准之一,蛋白质印迹法可同时检测数种多肽抗体,但与免疫电泳法比较其阳性率并无明显提高,因此 ENA 抗体阴性,不能排除某种风湿病的可能性。

(1)抗 Sm 抗体主要见于 SLE 及其重叠综合征,有学者认为抗 Sm 抗体可作为 SLE 的标志性抗体;也有报告认为抗 Sm 抗体阳性的 SLE 患者雷诺现象较多见,可发生肾脏病变,预后不良;与其相反的观点是抗 Sm 抗体阳性与 SLE 活动期和肾脏损害无关,不能作为判断 SLE 及临床活动、好转和疗效的依据。

(2)抗 RNP 抗体见于多种风湿病患者,SLE、类风湿性关节炎、进行性全身性硬化症、皮肌炎患者阳性率为 10%～50%,但混合性结缔组织病患者阳性率可达 95%～100%,且效价很高。抗 RNP 抗体阳性的 SLE 患者雷诺现象和肿胀者较多,RF 阳性也多见,但肾脏病变少,预后较好。

(3)抗 La 和抗 Ro 抗体为干燥综合征的特异性抗体;抗 Scl-70 为全身性硬皮病的标志性抗体。

五、抗中性粒细胞细胞质抗体

1.英文缩写

ANCA

2.参考范围

间接荧光免疫法:正常人为阴性

ELISA 法:正常人为阴性

3.影响因素

(1)参见抗核抗体测定中的间接荧光免疫法和 ELISA 法。

(2)注意区别其他类型的自身抗体,如抗 Sm、抗 UIRNA 及抗着丝点;另外,如基底细胞为非中性粒细胞,虽也出现类似的荧光着染,但并非是 ANCA,可用 ELISA 或 RIA 法加以鉴别。

4.临床意义

血管炎是以血管壁,主要是动脉发炎和坏死为基本病理改变所致的一组疾病。目前已证实 ANCA 是存在于血管炎患者血清中的自身抗体,是诊断血管炎的一种特异性指标。采用间接免疫荧光法可将 ANCA 分为胞质型(CANCA)、核周型(PANCA)和不典型(XANCA)三种类型。

CANCA 又称为抗蛋白酶 3 抗体,主要见于魏格纳肉芽肿(WG),灵敏度为 93%～96%,特异性达 97%～99%;活动性 WG 患者在病变尚未影响到呼吸系统时,CANCA 灵敏度为 65%,当患者出现呼吸系统和肾脏损害时其灵敏度达 90% 以上。少数未治疗的活动性 WG 患者 CANCA 可呈阴性反应,但随病情发展最终将转为阳性,非活动性 WG 患者 CANCA 阳性检出率亦可达 40%。坏死性血管炎、微小多动脉炎、结节性多发性动脉炎等疾病 CANCA 也有一定检出率。

PANCA 又称为抗髓过氧化物酶抗体,进行性血管炎性肾炎、多动脉炎、Churg-Strauss 综合征和自身免疫性肝炎中 PANCA 阳性率较高,可达 70%～ 80%;PANCA 主要与多发性微动脉炎相关,除此之外还见于风湿性和胶原性血管炎、肾小球肾炎、溃疡性结肠炎、原发性胆汁性肝硬化等,在 WG 患者中少见。XANCA 可见于溃疡性结肠炎、克罗恩病和原发性硬化性胆管炎等。

六、抗中性粒细胞胞质抗体检测

抗中性粒细胞胞质抗体(ANCA)是针对中性粒细胞胞质成分为靶抗原的一类自身抗体,与临床多种小血管炎性疾病密切相关,对其诊断、分类及预后具有重要意义。1982 年首先由 Davies 等在节段性坏死性肾小球肾炎患者血清中发现。至今已经有十余种中性粒细胞胞质成分被确认为 ANCA 的靶抗原,包括蛋白酶 3 (PR3)、髓过氧化物酶(MPO)、人白细胞弹性蛋白酶(HLE)、乳铁蛋白(LF)、组织蛋白酶 G(CatG)、杀菌通透性增强蛋白(BPI)、人溶酶体相关膜蛋白 2、溶菌素、天青杀素、防御素、烯醇化酶及葡萄糖醛酸酶等。

总 ANCA 通常采用间接免疫荧光法检测,特异性 ANCA 通常采用 ELISA 法进行检测。

(一)间接免疫荧光法检测总 ANCA

1.原理

检测 ANCA 的经典方法为间接免疫荧光法,为初筛试验。底物基质片通常包括乙醇固定的中性粒细胞和甲醛固定的中性粒细胞,待测标本加载于基质片上,标本中的 ANCA 与中性粒细胞相关抗原结合后,再加入荧光素标记的抗人 IgG(二抗或抗抗体),洗涤去除未结合的荧光二抗后,在荧光显微镜下进行结果观察。

2.试剂

试剂组成:中性粒细胞抗原片、荧光素标记的抗人 IgG、阳性和阴性对照、标本稀释液、洗涤液和加样板等。

3.操作

按试剂盒使用说明书或实验室制定的 SOP 进行操作,主要操作过程如下:

标本稀释→加载标本→温育反应→洗涤→加荧光二抗→温育反应→洗涤→封片→观察结果。

4.结果判定

在荧光显微镜下观察荧光模型。甲醛固定的中性粒细胞可以判断是否有甲醛抵抗的 ANCA 存在,并可协助判断 ANA 对 ANCA 是否有影响,但无法区别 ANCA 的荧光模型,其荧光模型总表现为中性粒细胞胞质颗粒型荧光。乙醇固定的中性粒细胞可以区分为三种不同的荧光模型:

第一种是胞质型(cANCA):乙醇固定的中性粒细胞胞质可见均匀分布的颗粒型荧光,位于中性粒细胞嗜苯胺蓝颗粒中,但部分粒细胞(可能是嗜酸性粒细胞或嗜碱性粒细胞)无反应,细胞核无荧光(ANA 阴性时),肝组织基质片可在肝血窦区见到粒细胞产生强荧光,其主要的靶抗原是蛋白酶 3(PR3)。

第二种为核周型(pANCA):乙醇固定的中性粒细胞核周围的平滑带状荧光,肝组织基质片同样可在肝血窦区见到粒细胞产生强荧光。pANCA 可由多种抗原引起,主要靶抗原主要包括 MPO、HLE、LF、CatG 和 BPI 等,这些抗原和乙醇固定的中性粒细胞核膜有很高的亲和力,在温育过程中,抗原从颗粒中扩散至核周而形成核周型荧光。

第三种为非典型 ANCA(atypicar ANCA,aANCA 或 xANCA):它代表了 pANCA 和 cANCA 两者之间的非典型表现。至于是何种特异性抗体,需要通过纯化抗原的 ELISA 法进行确认。

5.参考区间

正常人 ANCA 通常为阴性。

6.注意事项

(1)方法学特点:间接免疫荧光法需操作者有丰富的经验,有时结果难以判定,可用 ELISA 法检测特异的 ANCA(如抗蛋白酶 3 抗体和抗髓过氧化物酶抗体等)来进行鉴别。

(2)参见间接:免疫荧光法"抗角蛋白抗体检测"注意事项。

(3)pANCA 阳性的荧光模型应与 ANA 相区别。在乙醇固定的中性粒细胞膜片中,ANA 表现为整个细胞核的荧光,而在甲醛固定的中性粒细胞中,抗弹性蛋白酶、乳铁蛋白、溶酶体的抗体通常不反应,但能与抗髓过氧化物酶抗体反应,在此种情况下,可见细胞质内颗粒型荧光。ANA通常不引起甲醛固定的中性粒细胞核的荧光反应或仅有微弱反应。

7.临床意义

cANCA阳性最主要见于Wegener肉芽肿以及全身性血管炎,特异性>97%,敏感性在初发非活动期患者为50%,活动期患者可达100%。

pANCA多见于显微镜下多血管炎(MPA)、变态反应性肉芽肿性脉管炎、坏死性新月体型肾小球肾炎等患者,溃疡性结肠炎和原发性硬化性胆管炎等,其他疾病有时也可出现pANCA,主要为MPO以外的其他抗原的抗体,其中部分抗原尚不明确。由于pANCA靶抗原种类较多,特异性ANCA与疾病的关系见"ELISA法检测特异性ANCA"临床意义。

aANCA的靶抗原种类尚不太明确,临床意义不明。

(二)ELISA法检测特异性ANCA

1.原理

由于PR3、CatG、MPO、HLE、LF等均有纯化抗原,故可用纯化抗原作为包被抗原的ELISA法检测特异性ANCA。以ELISA间接法检测抗PR3抗体为例:即将纯化的PR3包被于聚苯乙烯微孔板上,待测标本中如有抗PR3抗体可与之结合,洗涤去除非特异性结合物,然后加入酶标记的抗人免疫球蛋白抗体(又称二抗或抗抗体,通常为抗IgG抗体),该抗体与已和固相抗原反应的抗体再特异性结合,洗涤去除未结合酶标二抗,加入底物,酶催化生成显色产物,显色深浅与标本中抗PR3抗体的浓度成正比。其他特异性ANCA检测原理与此相同。

2.试剂

试剂组成:包被特异性中性粒细胞胞质抗原的微孔板、酶标记的二抗、酶底物溶液、阴性对照、阳性对照、标本稀释液和浓缩洗涤液等。

3.操作

按试剂盒使用说明书或实验室制定的SOP进行操作,主要操作过程如下:

标本稀释→加载标准品或标本→温育反应→洗涤→加酶标二抗→温育反应→洗涤→显色→终止反应→结果判读。

4.结果判定

(1)定性检测:显色程度低于cut-off值为阴性,若高于cut-off值则为阳性。

(2)定量检测:酶标仪检测标准反应孔的吸光度值,绘制吸光度,浓度标准曲线,通过标准曲线即可获得特异性ANCA抗体的浓度。

5.参考区间

(1)定性试验正常人通常为阴性。

（2）定量试验各实验室应建立自己的参考区间。如用文献或说明书提供的参考区间，使用前应加以验证。

6.注意事项

参见 ELISA 法"抗环瓜氨酸肽抗体检测"注意事项。

7.临床意义

（1）PR3：是 cANCA 的主要靶抗原，抗 PR3 抗体对于诊断 Wegener 肉芽肿（WG）具有重要价值。Wegener 肉芽肿是 1939 年由 Wegener 等首先描述的一种以广泛的、进行性坏死性肉芽肿和弥散性、坏死性血管炎为特征的全身性疾病。病变常波及耳、鼻、咽、肺和肾脏，严重者会发生肺和肾衰竭。WG 的发病机制不太清楚，有学者认为抗 PR3 抗体与 PR3 形成抗原-抗体复合物通过血液循环到达肺和肾等组织，复合物中的蛋白酶如保留酶的活性就可能引起局部组织的破坏。此外，ANCA 也能直接刺激中性粒细胞释放各种溶酶体酶或超氧活性基团引起血管内皮损伤。抗 PR3 抗体在多种细胞因子协同下能促进中性粒细胞对血管内皮细胞的黏附，这可能是内皮细胞损伤的起始步骤。抗 PR3 抗体在 WG 患者的阳性率为85%，另外，在显微镜下多血管炎患者的阳性率为 45%，其他血管炎患者阳性率5%～20%，该抗体水平与疾病活动性密切相关，常用作判断疗效和疾病复发的评估指标。

（2）MPO 是 pANCA 的主要靶抗原，MPO 约占中性粒细胞蛋白总量（干重）的5%，是中性粒细胞杀灭吞噬微生物的重要物质。抗 MPO 抗体的阳性率在特发性肾小球肾炎为 65%，变应性肉芽肿性脉管炎为 60%，显微镜下多血管炎为 45%，而在 Wegener 肉芽肿患者阳性率仅 10%。此抗体水平也与病情活动性相关，可用于疗效与预后判断。

（3）抗乳铁蛋白抗体、抗弹性蛋白酶抗体和抗组织蛋白酶 G 抗体等的致病性及其与临床疾病的相关关系，尚需进一步研究。

第五章 临床微生物检验

第一节 细菌检验

一、细菌的基本检验技术

细菌的基本检验技术包括传统检验技术和现代检验技术。传统检验技术包括形态学检查、分离培养与鉴定、血清学检查等。而近年来发展起来的技术包括现代免疫学检测技术、分子生物学技术等。

（一）形态学检查

形态学检查是细菌检验的重要方法之一，它是细菌分类和鉴定的基础，根据其形态、结构和染色反应性等，为进一步鉴定提供参考。

1.不染色标本检查

不染色标本通常用于观察细菌形态、动力及运动状况。未染色细菌呈无色透明，主要靠折光率与周围环境区别。有鞭毛的细菌运动活泼，无鞭毛的细菌则呈不规则布朗运动。弧菌、螺旋体、弯曲杆菌等细菌形态和运动方式特征鲜明，具有诊断意义。常用的检查方法有压滴法、悬滴法和毛细管法等。

2.染色标本检查

在普通光学显微镜下，可清楚地观察染色标本中细菌的形态和特殊结构，并可根据染色反应性对细菌加以分类鉴定。可根据检测目的选择染色方法，如观察普通细菌选用革兰染色，观察分枝杆菌选用抗酸染色或金胺 O 染色法，观察隐球菌通过墨汁染色法。其他还有观察细菌特殊结构的鞭毛染色、荚膜染色等。

细菌的显微镜检查是一种很有意义的基本检查方法，通过标本的直接镜检，不但可以初步判断细菌的感染类型，还能判断标本的合格与否，炎症反应程度。为了保证镜检结果的准确可靠，严格的质量控制是必不可少的，显微镜应每日维护，进行保养，并定期请厂家专业技术人员进行校正。各种染色液也应选用标准菌株定期质量控制，革兰染色可每周进行 1 次，其他染色方法如不是经常使用，也可在进行标本操作同时随标本质控。

（二）细菌分离培养与鉴定

1.分离培养

传统细菌检验的前提条件是获得纯培养菌落,因此采取合适的培养方法是很重要的,大多数细菌可以通过人工方法培养。根据待检标本的性质、培养目的和所用培养基的种类采用不同的接种方法。常用的接种方法有平板划线分离培养法、琼脂斜面接种法、穿刺接种法、液体培养基接种法、倾注平板法、涂布接种法等。通常把细菌的培养方法分为需氧培养、二氧化碳培养、微需氧培养和厌氧培养 4 种,根据不同的标本及不同的培养目的,选择培养方法。

获得细菌的纯培养菌落后,根据菌落的大小、形状、气味,在血平板上的溶血特征做出初步判断,完整的鉴定尚需通过生化试验,特殊细菌还需依赖血清学试验才能正确鉴定到种。

2.生化反应

病原体鉴定过程中,常常根据病原体对营养物质的分解能力及其代谢产物的差异进行区分和鉴定。常用的生物化学试验包括糖代谢试验、蛋白质和氨基酸代谢试验、碳源和氮源利用试验、酶类试验,其他生化试验如胆汁溶菌试验。

目前已有多种微量、快速的细菌生化反应试剂盒以及半自动或全自动检测仪器应用于临床,不但快速准确,简化了工作步骤,减轻了人力,而且缩短了检验流程。无论半自动、全自动仪器或手工微量反应管,还是生化反应试剂,都必须进行严格的质量控制,才能保证结果的准确。各实验室根据经济状况及规模,采用不同的鉴定方式,无论如何,从培养基的配制到细菌接种,培养仪器的选择和生化方法的进行,都应该有一套行之有效的质量控制措施,并保证其完善、可执行及持续改进。

3.抗生素敏感性试验

常用于细菌鉴定,如新生霉素、杆菌肽,optochin 敏感性试验等。应用时需要注意纸片药物含量,例如杆菌肽有 $10\mu g$ 和 $0.04\mu g$ 两种规格,用于化脓性链球菌鉴定的是后一种规格;纸片的有效期,保存条件也应注意,定期用质控菌株进行质量控制。

（三）细菌的免疫学检测方法

免疫学检测是通过检测抗原或抗体确定患者是否被感染或对感染与免疫接种的免疫应答。采用免疫学方法诊断感染性疾病的实质是检测微生物具有抗原性质的组分或检测非自身蛋白相应的特异性抗体。

免疫学检测技术包括免疫学鉴定和免疫学诊断两方面。免疫学鉴定即抗原检测,可用于直接鉴定标本中的微生物或经培养后的特定微生物,以确定病原微生物的种或型。免疫学诊断即抗体测定,用于检测任何类别抗体的免疫应答、鉴定特异性抗体及检测其效价的动态变化。优点是可为患者抗感染治疗提供信息,即使当培养和革兰染色为阴性时。目前应用于细菌检测的免疫学技术有:

1.凝集反应

用于细菌鉴定的凝集反应包括玻片法凝集试验、反向间接血凝试验、胶乳凝集试验和协同凝集试验。玻片法凝集试验简单易行,特异性强,主要用于鉴定菌种及分型。如伤寒沙门菌属、痢疾志贺菌属、霍乱弧菌等细菌的鉴定及分型。反向间接血凝试验敏感性较高,反应快速,结果易于观察,常用于脑膜炎奈瑟菌、布鲁菌、鼠疫耶尔森菌、炭疽芽孢杆菌等细菌的快速鉴定,还可用于金黄色葡萄球菌肠毒素、肉毒素等细菌毒素的检测。乳胶凝集试验敏感度虽然不及反向间接血凝试验,但由于操作简单,反应快速,而被临床广泛应用。协同凝集试验快速、简便、敏感性高,结果易于观察,已广泛用于细菌的快速鉴定和分群(型),如链球菌、脑膜炎奈瑟菌、伤寒沙门菌、痢疾志贺菌。亦用于直接检测传染病早期血液、脑脊液和其他分泌物中可能存在的微量抗原,如取流脑患者的脑脊液,直接检测脑膜炎奈瑟菌。

2.免疫荧光技术

是用荧光素标记的抗体检测抗原或抗体的免疫学标记技术,也称荧光抗体技术,常用的方法有直接法、间接法和免疫荧光菌球法,该技术既保持了血清学的高特异性,又大大提高了检测的敏感性。直接法简便、快速、特异性强,已广泛用于临床细菌标本的快速鉴定,如检测链球菌、脑膜炎奈瑟菌、致病性大肠埃希菌、霍乱弧菌、痢疾志贺菌等。间接法的敏感性高于直接法,常用于检测链球菌、脑膜炎奈瑟菌、致病性大肠埃希菌、伤寒沙门菌等细菌。免疫荧光菌球法常用于检测肠道中的致病菌。

免疫荧光技术已用来检测沙眼衣原体、梅毒螺旋体、嗜肺军团菌等多种微生物的抗原或抗体,亦广泛用于疟疾、利什曼病、肺囊虫病、弓形虫病和血吸虫病等寄生虫病的血清学诊断。该技术在实际应用中存在的主要问题是非特异性荧光干扰及定量困难,因此,荧光显微镜滤光系统的正确设置以及严格执行操作规程十分重要。此外特异性荧光强度的判断无客观标准,实验时必须设置阴、阳性对照。

3.酶联免疫吸附试验

是临床细菌检验中应用最为广泛的免疫学技术,具有高度的特异性和敏感性,不需特殊设备,结果观察简便,其方法主要有双抗体夹心法和竞争法。双抗体夹心法常用于检测某种细菌抗原或鉴定菌型。竞争法用于测定细菌抗原及血清中的抗体。

4.免疫印迹技术

由十二烷基硫酸钠聚丙烯酰胺凝胶电泳、转印与标记技术相结合完成对标本中细菌蛋白的检测。该技术综合了凝胶电泳的高分辨率和酶联免疫吸附试验的高敏感性和特异性,是有效的分析手段,既可用于分析抗原组分,也可用于疾病诊断。

除上述方法外,对流免疫电泳、发光免疫技术等亦用于临床标本中细菌的鉴定。

(四)细菌的分子生物学技术检测和鉴定

分子生物学技术的不断发展与完善,为微生物的鉴定提供了新的实验手段,使诊断更加快速、简便和准确。然而随着广泛应用,其局限性亦显现出来,如假阳性结果出现,原因包括阴性标本的污染、竞争和交叉反应等;假阴性结果,由于扩增体系中可能存在酶的抑制剂。此外,分子诊断试剂盒往往病原谱较窄、费用高。目前在分子生物学领域建立的细菌快速检测技术主要包括:

1.核酸杂交技术

是应用放射性核素或生物、地高辛、辣根过氧化物酶等非放射性物质标记的已知序列核酸单链作为探针,在一定条件下,按照碱基互补原则与待测标本的核酸单链退火形成双链杂交体。然后,通过杂交信号的检测,鉴定血清、尿、粪或活检组织等中有无相应的病原体基因及其分子大小。常用的 DNA 探针杂交方法包括液相、固相和原位杂交。核酸探针已在很多实验室常规用以分枝杆菌属的菌种鉴定,大多数实验室采用放射性或荧光标记的探针结合核酸扩增的检测方法,这一技术提供了快速、准确的诊断。DNA 探针用于检测无可靠培养方法的临床标本时具有突出的优点,如针对荚膜组织胞质菌、皮炎芽生菌、粗球孢子菌和新生隐球菌标本或培养物的检测探针,与传统方法相比具有独特的优点。

2.靶核酸扩增技术

是一种选择性 DNA 或 RNA 片段在体外的扩增技术,体外数小时即可扩增同一基因序列上百万倍。具有快速、灵敏和特异性强的特点,包括任意引物 PCR、广范围 PCR、多重 PCR 等。目前主要用于特殊耐药基因,如耐甲氧西林、金黄色葡萄球菌、mecA 序列等的检测。缺点是假阳性率高,检测成本高,需要检测人员具有较高的素质,对实验室的硬件设施也有较高要求。为保证检测质量,必须进行质量控制,运行成本较高,基层医院尚难推广。

3.生物芯片技术

是近年来生命科学领域中迅速发展起来的一项高新技术。通过微加工技术和微电子技术,在固体芯片表面构建微型生物化学分析系统,以实现对细胞、蛋白质、DNA 以及其他生物组分的准确、快速、大信息量的检测。常用的生物芯片分为两大类:基因芯片和蛋白芯片。基因芯片是建立在基因探针和杂交测序技术上的一种高效、快速的核酸序列分析手段。病原性细菌诊断芯片可以在一张基因芯片上同时对多个标本进行多种病原菌的检测,仅用极少量的生物分子,并能快速、准确地获取样品中的生物信息,效率提高百倍至千倍。基因芯片技术克服了传统核酸杂交等技术的复杂、自动化程度低、检测目的分子数量少、低通量等不足,被认为是继基因克隆技术、基因测序技术和 PCR 技术后的又一次革命性的突破。蛋白芯片是按特定排列方式,在经过特殊处理的固相材料表面固定许多抗原、抗体、配体等蛋白质分子,检测相应的抗体、抗原及蛋白质。

(五)其他检测技术

1.动物实验

主要用于病原菌的分离和鉴定,其次用于测定某些细菌的毒力,制备免疫血清,建立致病菌的动物模型,生物制品或药品的安全、毒性、疗效试验。如结核分枝杆菌的致病性只有动物实验才能确定,白喉棒状杆菌毒力试验、大肠埃希菌肠毒素检测,亦需通过动物实验进行。然而,由于成本高,需要特定场所以及检测周期长或已有更好的分子生物学方法替代等原因,除一些研究机构外,实验室很少应用此技术。

2.显色培养基

是利用微生物自身代谢产生的酶与相应底物反应显色的原理,检测微生物的培养基。利用显色培养基进行微生物的筛选分离,即是一种分离培养基,也可以用于细菌的快速鉴定。目前在实验室应用较为广泛,如 MRSA 筛选培养基等。

3.毒素检测

细菌内毒素的测定主要用于诊断患者是否发生革兰阴性细菌感染以及检测注射液和生物制品有无内毒素污染。外毒素的检测主要用于鉴定待检菌,区分产毒株与非产毒株。

二、革兰阳性球菌

1.葡萄球菌属

(1)葡萄球菌属是从临床标本检出的革兰阳性球菌中最为常见的一群细菌,分为凝固酶阴性和凝固酶阳性两类。凝固酶阳性葡萄球菌有金黄色葡萄球菌、中间型葡萄球菌和猪葡萄球菌施氏葡萄球菌等,其中金黄色葡萄球菌(SA)是致病菌,常引起毛囊炎、脓肿、蜂窝织炎、肺炎、服毒血症、败血症、食物中毒、假膜性肠炎、剥脱性皮炎和中毒性休克等。凝固酶阴性葡萄球菌(ENS)有表皮葡萄球菌、腐生葡萄球菌、人葡萄球菌、溶血葡萄球菌、模仿葡萄球菌、头状葡萄球菌、孔氏葡萄球菌木糖葡萄球菌、沃氏葡萄球菌、耳葡萄球菌等。表皮葡萄球菌(SE)和腐生葡萄球菌可引起尿路感染、败血症和心内膜炎等各种机会感染,属条件致病菌。临床使用的各种导管、人工瓣膜及其他侵袭性检查治疗用品受表皮葡萄球菌污染的频率很高。另外,即使在理想的消毒条件下,仍有 3%～5% 的血培养中混有污染菌,主要来源就是皮肤寄生的凝固酶阴性葡萄球菌。近年来凝固酶阴性葡萄球菌引起的感染逐渐上升,且耐药菌株不断增加,临床需密切注意。

(2)根据美国临床实验室标准化研究所(CLSI/NCCLS)推荐的抗菌药物选择方法,临床实验室葡萄球菌属药敏试验一般选择下列抗生素:A 组:苯唑西林、青霉素、阿奇霉素(或红霉素或克拉霉素)、克林霉素、复方新诺明;B 组:达托霉素、利奈唑胺、万古霉素、泰利霉素、多西环素、四环素、利福平;C 组:环丙沙星(或左氧氟沙星或氧氟沙星)、莫西沙星、庆大霉素、氯霉素、奎奴普汀/达福普汀;U 组:洛美沙星、诺氟沙星、呋喃妥因。一般不必选择青霉素、苯唑西林以外的 β-内酰胺类抗生素。这是因为:青霉素敏感的葡萄球菌对其他青霉素类、头孢菌素类和碳青霉烯类也是敏感的;青霉素耐药而苯唑西林敏感的菌株对青霉素酶不稳定的青霉素类耐药,但对其他青霉素酶稳定的青霉素类、β-内酰胺类和 β-内酰胺酶抑制剂复合物、第一代头孢菌素类和碳青霉烯类是敏感的;苯唑西林耐药的葡萄球菌对所有当前可用的 β-内酰胺类抗生素均耐药,通常还对氨基糖苷类、大环内酯类、克林霉素、四环素等多重耐药。因此,仅测试青霉素和苯唑西林就可以推知一大批 β-内酰胺类抗生素的敏感性与耐药性,不必常规测试其他青霉素类、β-内酰胺酶抑制剂复合物、头孢菌素类和亚胺培南。对 MRS 轻度感染可用利福平、复方磺胺甲恶唑和环丙沙星,而严重的全身感染只能用万古霉素。

2.链球菌属

(1)链球菌是革兰阳性球菌中另一类常见细菌。根据其溶血性状分为 α、β、γ 三种。α-溶血性链球菌(草绿色链球菌)为口腔、消化道及女性生殖道正常菌群。

30%~40%亚急性心内膜炎由草绿色链球菌引起。变异链球菌可致龋齿;血液链球菌、温和链球菌、格氏链球菌、口腔链球菌和中间型链球菌常分离自深部脓肿,特别是肝和脑的脓肿。β-溶血性链球菌分为多种血清群,致病者主要是 A 群和 B 群,C、D、G 群也有致病性。A 群链球菌(化脓性链球菌)可引起化脓性感染如皮肤软组织感染、疖肿、脓肿、丹毒、淋巴管炎、淋巴结炎、伤口感染、扁桃体炎、蜂窝织炎、中耳炎、肺炎、心内膜炎、脑膜炎等;产生红疹毒素的菌株可致猩红热;某些 A 群化脓性链球菌还可引起变态反应性疾病,包括风湿热、急性肾小球肾炎等。B 群链球菌(无乳链球菌),寄居于女性生殖道和人体肠道,可引起产妇的感染及新生儿的败血症、脑膜炎和肺炎。C 群链球菌可引起脑膜炎、肾炎、心内膜炎、蜂窝织炎和持续性败血症等。γ-链球菌不溶血,一般无致病力,偶尔引起细菌性心内膜炎及尿路感染等。

(2)肺炎链球菌是大叶性肺炎、支气管肺炎的病原菌,还可引起化脓性脑膜炎、心内膜炎、中耳炎、菌血症等。一直以来,肺炎链球菌对青霉素具有高度的敏感性,临床上把青霉素用作治疗肺炎链球菌感染的首选药物。目前这一传统治疗经验受到了挑战。近年来出现耐青霉素及多重耐药的肺炎链球菌(PRP),由于青霉素结合蛋白 PBPs 改变(以 PBP-2b 突变多见),导致其与青霉素结合力下降,须引起高度重视。现在认为,青霉素敏感的肺炎链球菌对氨苄西林、阿莫西林、阿莫西林/克拉维酸、氨苄西林/舒巴坦、头孢克洛、头孢唑啉、头孢地尼、头孢吡肟、头孢拉定、头孢噻肟、头孢丙烯、头孢曲松、头孢呋辛、头孢泊肟、头孢唑肟、厄他培南、亚胺培南、氯碳头孢和美洛培南等均敏感,所以不需要再测定这些药,而青霉素中介或耐药的肺炎链球菌,这些药的临床有效率较低。

(3)牛链球菌可引起人心内膜炎、脑膜炎和菌血症并与结肠癌有相关。

(4)猪链球菌是人畜共患菌,患者因接触病患猪感染,未发现人与人传播,引起人脑膜炎和败血症,并造成死亡。

3.肠球菌属

(1)肠球菌曾被归入 D 群链球菌,但种系分类法证实它不同于链球菌属细菌,现单列为肠球菌属。临床上常见的是粪肠球菌和屎肠球菌是目前医院内感染重要病原菌。肠球菌最常引起泌尿系感染,其中绝大部分为医院内感染,多数与尿路的器械操作、留置导管和尿道结构异常有关。其次可引起腹部及盆腔的创伤和外科感染。肠球菌引起的菌血症常发生于有严重基础疾患的老年人、免疫功能低下患者以及长期住院接受抗生素治疗的患者,原发感染灶常为泌尿生殖道、腹腔化脓性感染、胆管炎和血管内导管感染等。呼吸系统的肠球菌感染比较少见。由于头孢菌素、氨基糖苷类(与青霉素类或万古霉素协同除外)、克林霉素、甲氧苄啶-磺胺甲噁唑等对肠球菌属无效,而以上药物是医院内感染治疗的最常用药物,从呼吸道标本分离出肠球菌,多是因为长期使用(以上)抗生素造成肠道菌群失调、菌群定殖移位所致。因此,在临床诊断和治疗前应认真评估分离菌的临床意义。

(2)所有肠球菌属对于头孢菌素、氨基糖苷类(高水平耐药筛选除外)、克林霉素和复方新诺明是天然耐药,即使在体外显示活性,但临床上无效。肠球菌属药敏试验临床微生物实验室选择药物通常为:A 组:青霉素、氨苄西林;B 组:达托霉素、万古霉素,奎奴普汀/达福普汀,利奈唑胺;C 组:四环素类和红霉素、氯霉素、利福平、高浓度的庆大霉素和链霉素;U 组:为环丙沙星、左氧氟沙星、诺氟沙星,呋喃妥因等。近年来不断上升的肠球菌感染率与广泛使用抗生素出现的耐药性以及广谱抗生素的筛选有密切关系。对肠球菌的耐药性应高度警惕,避免高耐药、多重耐药菌株出现和播散。

(3)肠球菌的耐药性分为天然耐药和获得性耐药。对于一般剂量或中剂量氨基糖苷类耐药和对万古霉素低度耐药常是先天性耐药,耐药基因存在于染色体。近年来获得性耐药株不断增多,表现为对氨基糖苷类高水平耐药和对万古霉素、林可霉素高度耐药。目前,肠球菌的耐药问题包括:

①耐青霉素和氨苄西林的肠球菌。氨苄西林和青霉素的敏感性可用来预测对

阿莫西林、氨苄西林/舒巴坦、阿莫西林/克拉维酸、赈拉西林和哌拉西林/他唑巴坦的敏感性。

②氨基糖苷类高水平耐药（HLAR）的肠球菌。临床微生物实验室一般应用大剂量的庆大霉素和链霉素筛选,其他氨基糖苷类不需进行测试,因为它们对肠球菌的活性并不优于庆大霉素和链霉素,敏感结果预示氨苄西林、青霉素或万古霉素与这种氨基糖苷类抗生素具有协同作用,耐药结果（HLAR）则预示它们之间不存在协同作用。

③耐万古霉素的肠球菌（VRE）。1988 年首次报道出现 VRE,目前国内三级甲等以上医院 VRE 已占分离肠球菌的 1%～5%。肠球菌对万古霉素的耐药可分为低水平耐药（MIC 为 8～32mg/L）和高水平耐药（MIC 64mg/L）。根据肠球菌对万古霉素和替考拉宁（壁霉素）的不同耐药水平及耐药基因,VRE 分为四种表型,分别是 VanA、VanB、VanC 和 VanD。其中 VanA、VanB 和 VanD 均为获得性耐药:VanA 对万古霉素和替考拉宁均呈高水平耐药;VanB 对万古霉素低水平耐药,对替考拉宁敏感;VanD 对万古霉素耐药,对替考拉宁敏感。VanC 为天然耐药,对万古霉素低水平耐药。最近又有获得性 VanE 型 VRE 的报道。对 VanA 型、青霉素敏感或低耐药的非 HLAR 菌株,可用青霉素＋庆大霉素。对 VanB 非 HLAR 的菌株,用替考拉宁＋庆大霉素;同时有 HLAR 的菌株,用替考拉宁、新生霉素＋喹诺酮类。对多重耐药的 VRE 菌,目前尚无有效的治疗方法,堪称超级细菌。

（4）由于屎肠球菌的耐药性明显强于粪肠球菌,而鹑鸡肠球菌和铅黄肠球菌对万古霉素低水平天然耐药,因此临床应要求微生物实验室将肠球菌鉴定到种。

4.微球菌属

主要包括藤黄微球菌、里拉微球菌,南极微球菌和内生微球菌。为条件致病菌,当机体抵抗力降低时感染本菌可致病,如引起脓肿、关节炎、胸膜炎等疾病。

三、革兰阴性球菌

（一）奈瑟菌属

主要致病菌包括:脑膜炎奈瑟菌和淋病奈瑟菌。脑膜炎奈瑟菌通常寄居于宿主的鼻咽腔内、口腔黏膜上,通过呼吸道分泌物或空气微颗粒传播。它是流行性脑脊髓膜炎的病原体,多为隐性感染,当宿主抵抗力降低时,先引起呼吸道感染,细菌进入血液时导致菌血症,大量繁殖入侵淋巴结到达脑脊膜,即发生急性化脓性脑膜炎。发病高峰为冬末春初,感染者多为学龄儿童、青少年。治疗药物首选为青霉素。

1.淋病奈瑟菌

淋病奈瑟菌（简称淋球菌）是常见的性传播疾病——淋病的病原菌,主要通过性接触直接侵袭感染泌尿生殖道、口咽部和肛门直肠的黏膜。淋病的临床类型可分为：

(1)单纯淋病:大部分患者表现为本型。男性感染后 7d 内发生急性尿道炎,表现为尿频、尿急、尿痛,尿道口有脓性分泌物,不及时治疗可继发附睾炎、前列腺炎和尿道狭窄。妇女的原发部位是子宫颈内膜,表现为子宫颈红肿、阴道分泌物增多和排尿困难。在女性单纯淋病患者中,无症状和轻微症状患者较多,故易忽略,不能及时就医而继发合并症,以及成为传染源而继续感染他人。

(2)盆腔炎性疾病:单纯淋病女性患者如不及时治疗可发生盆腔炎性疾病。本病是造成女性生殖系统损害的严重并发症,表现为子宫颈内膜炎、输卵管炎、盆腔炎和输卵管脓肿等。

(3)口咽部和肛门直肠淋病:前者表现为轻度咽炎,后者表现为里急后重、局部灼痛和脓血便。

(4)结膜炎:多见于新生儿,因分娩时接触患淋病产妇的产道分泌物所致,不及时治疗可导致失明。

(5)播散性淋病:1%～3%的淋病患者可发展为播散性淋病,尤其见于补体功能缺陷的患者,表现为畏寒、发热、皮肤病变和多关节肿痛,少数患者可发生化脓性关节炎和脑膜炎。

2.淋病的实验室检测

主要有分泌物的涂片检查、淋病奈瑟菌的分离培养及药敏试验、淋球菌 β-内酰胺酶测定等。淋球菌分离培养是目前世界卫生组织推荐的筛查淋病患者的唯一方法。目前,质粒介导对青霉素和四环素的耐药性在淋病奈瑟菌中已愈来愈多见。虽然大多数淋病奈瑟菌对大观霉素、第三代头孢菌素和氟喹诺酮类抗菌药物等很敏感,但对于本菌的临床分离株应强调做药敏试验,有助于临床合理用药。

(二)卡他莫拉菌

主要寄居在人的鼻咽部,是导致中耳炎、鼻窦炎、慢性阻塞性肺炎的病原体,对免疫缺陷者可致菌血症、心内膜炎,甚至脑膜炎等。

四、需氧革兰阳性杆菌

1.棒状杆菌属

主要致病菌为白喉棒状杆菌。白喉杆菌通过呼吸道传染,引起白喉,是一种急性呼吸道疾病。除好发于咽喉部、气管鼻腔等处外,亦可偶发于眼结膜、阴道及皮肤等处。白喉杆菌在侵犯部位的局部增殖,产生大量的外毒素,外毒素具有强烈的细胞毒作用,能抑制敏感细胞蛋白合成,引起局部黏膜上皮细胞坏死。浸出液中纤维蛋白将炎性细胞、茹膜坏死细胞和菌体凝结在一起,形成白色膜状物,称为伪膜或假膜,与黏膜紧密相连,不易拭去。若假膜延伸至喉内或假膜脱落造成气管阻塞,可造成呼吸道阻塞,严重者可因窒息死亡,是白喉早期致死的主要原因。白喉杆菌产生的外毒素由局部进入血液造成毒血症,侵害心肌和外周神经,引起心肌炎和软腭麻痹等白喉的各种临床症状。本病死亡率较高,死亡的病例50%以上是由于心肌炎发展至充血性心力衰竭所致。近几年来,白喉发病率有升高趋势。调查人群在感染或计划免疫后对白喉是否产生免疫力,可用白喉外毒素做皮内试验,又称锡克试验。治疗白喉患者最重要的制剂是白喉抗毒素,另外,青霉素和红霉素可用于消除上呼吸道的白喉杆菌或排除携带者。

其他棒状杆菌:棒状杆菌属是一群革兰阳性杆菌,除白喉棒状杆菌以外的其他棒状杆菌统称为类白喉棒状杆菌,多数不致病,有一些可能是条件致病菌。如溃疡棒状杆菌可引起渗出性咽炎、白喉样疾病及其他组织感染;解脲棒状杆菌可从膀胱炎和尿道结石患者尿中分离到;JK棒状杆菌可引起败血症、心内膜炎、皮肤与软组织感染等;干燥棒状杆菌可引起心瓣膜置换术后心内膜炎及外伤后深部组织感染。红霉素、青霉素、第一代头孢菌素或万古霉素可用于治疗类白喉杆菌感染。

2.加德纳菌属

加德纳菌属只有阴道加德纳菌(GV)一个种。阴道加德纳菌是细菌性阴道炎(BV)的病原菌之一。BV的临床特征是阴道排出物增多,并有种恶臭气味,症状可不典型。其诊断依据是①阴道排出物增多,稀薄、均质、灰白色,有恶臭味,pH>4.5;②有线索细胞,即阴道上皮细胞被革兰阴性小杆菌覆盖;③胺实验阳性:10%KOH滴到阴道分泌物上,立即出现鱼腥味和氨味。

3.李斯特菌属

与人类疾病有关的主要是单核细胞增生李斯特菌和伊氏李斯特菌。由李斯特菌引起的人类疾病称"李斯特菌病",单核细胞增生李斯特菌主要通过污染的食品感染人,很可能是细菌通过胃肠道黏膜的屏障进入血流,有暴发流行以及散发两种。单核细胞增生李斯特菌还可通过胎盘和产道感染新生儿,引起新生儿、婴儿化脓性脑膜炎、败血症性肉芽肿等,死亡率为23%～70%。妊娠妇女感染后可引起流产。偶尔还可引起成人心内膜炎、败血症、结膜炎等。有报告表明,单核细胞增生李斯特菌的易感人群是孕妇和她们的孕体、老人,以及免疫抑制状况的人(如AIDS患者)。

4.丹毒丝菌属

丹毒丝菌属主要致病菌为:猪红斑丹毒丝菌。红斑丹毒丝菌病是一种急性传染病,主要发生于家畜、家禽,人也可感染发病。猪红斑丹毒丝菌,主要通过受损的皮肤感染人,引起类丹毒,大多发生于手部,始于伤口,随后局部皮肤红肿有水瘤,局部淋巴结肿大,有时伴有关节炎,也可引起急性败血症或心内膜炎。人类感染多发生在兽医,屠宰,工人和渔业工人身上。

5.芽孢杆菌属

常见菌种为:炭疽芽孢杆菌,蜡样芽胞杆菌等。

(1)炭疽芽孢杆菌:炭疽芽孢杆菌引起的炭疽病遍及世界各地,四季均可发生。人类炭疽根据感染的途径不同,分为体表、肠道及吸入性感染,可分别引起皮肤炭疽,肠炭疽,肺、纵隔炭疽。其各自的临床特征:

①皮肤炭疽:较多见,约占95%以上,多发于暴露的皮肤部位。1~2天出现症状,开始似蚊虫叮咬一样的痒,然后出现斑疹、疱疹、严重水肿,继而形成无痛性溃疡,中心有血性渗出物并结成黑痂。常伴有局部淋巴结肿大、发热、头痛,并发败血症,可发生中毒性休克。

②肺炭疽:感染后12小时就可出现症状。初期类似感冒,然后突然高热、寒战、胸痛、出血、咳血性痰,很快出现呼吸衰竭,中毒性休克死亡。

③肠炭疽:感染后一般12~18小时出现症状。主要为急性胃肠炎表现,恶心、呕吐、腹痛、发热、血性水样便,因中毒性休克死亡。这三型炭疽均可并发败血症和炭疽性脑膜炎。患者病后可获得持久免疫力,再次感染甚少。

(2)蜡样芽孢杆菌:蜡样芽孢杆菌广泛分布于土壤、水、尘埃、淀粉制品、乳及乳制品中,可引起食物中毒,并可致败血症。蜡样芽孢杆菌引起的食物中毒有两种类型:一是腹泻型,胃肠炎症状,潜伏期平均为10~12小时。病程一般为2小时;二是呕吐型,于进餐后1~6小时发病,病程平均不超过10小时。由蜡样芽孢杆菌引起的眼内炎是一种严重的疾病,对眼有穿透性损伤或血源性扩散,且进展的非常迅速。蜡样芽孢杆菌还可引起其他部位的感染,有一种烧伤感染会致命。

6.诺卡菌属

与人类疾病关系最大的有星形诺卡菌和巴西诺卡菌,多为外源性感染。星形诺卡菌主要通过呼吸道引起原发性、化脓性肺部感染,可出现类似结核的症状,进一步可通过血流向其他组织器官扩散,进而引起脑膜炎、腹膜炎等。星形诺卡菌肺炎患者的痰标本呈肺结核样的乳酪样痰。巴西诺卡菌常通过损伤的皮肤侵犯皮下组织产生慢性化脓性肉芽肿,表现为脓肿和多发性瘘管,故称为足菌肿,好发于腿和足部。诺卡菌病的治疗首选磺胺类,可单独使用,也可与四环素、链霉素、氨苄西林等联用。

7.分枝杆菌属

目前属内有150个种和亚种,分为:结核分枝杆菌、非结核分枝杆菌(NTM)、麻风分枝杆菌和腐物寄生性分枝杆菌。广泛分布于土壤、水、人体和动物体内,主要引起肺部病变,尚可引起全身其他部位的病变,常见的有淋巴结炎、皮肤软组织和骨髓系统感染,对严重细胞免疫抑制者还可引起血源性播散。

(1)结核分枝杆菌:结核分枝杆菌是人类分枝杆菌病最主要的病原体,因其胞壁含有大量脂质成分,抵抗力强,能耐低温、耐干燥,在干燥的痰中可存活 6～8 个月,含有结核分枝杆菌痰液的尘埃可保持 8～10 天的传染性。该菌对湿热敏感,60℃半小时、80℃以上 5 分钟以内可死亡,在煮沸条件下可完全杀菌,所以对于痰液污染物可通过焚烧灭菌。另外,结核分枝杆菌对紫外线抵抗力差,日光直射 4 小时即可死亡。虽然在 70%～75%乙醇中数分钟即被杀死,但由于乙醇能使痰中的蛋白质凝固,因此不宜用于痰的消毒。对人类致病的结核分枝杆菌包括人结核分枝杆菌、牛结核分枝杆菌、非洲分枝杆菌,统称为"结核分枝杆菌复合群"。不同结核分枝杆菌复合群引起的临床症状相似,治疗也相同。我国以人结核分枝杆菌感染的发病率最高,主要通过呼吸道、消化道和损伤的皮肤等多途径感染机体,引起多种脏器组织的结核病。其中以肺结核最为多见,开放性肺结核患者咳嗽时排出颗粒形成气溶胶,当易感者吸入气道达肺中后引起感染。原发病灶多见与肺尖、肺下叶的上部接近胸膜处,多能自愈,形成纤维化或钙化灶。机体内有潜在感染灶的人,一般来讲,有 10%可能复发,在感染的最初几年危险性最高。在 AIDS 患者中,肺结核多为原发性,进展迅速,经血流播散,局部的纤维化和干酪样病变较少。93%的从未经治疗患者中分离到的结核分枝杆菌对抗结核药物敏感,对两药或三药治疗方案反应良好。但由于发生基因突变,目前 2/3 以上的临床分离菌株对多种抗结核药物产生耐药性。

据国家最新统计资料显示,肺结核已成为目前我国最多发的传染病之一,仅次于乙型肝炎,呈三高一低的趋势,即患病率高、死亡率高、耐药性高、递降率低。目前对于结核的治疗必须坚持以下原则:结核分枝杆菌的自发性耐药突变相当多,如果对这些患者仅用一种抗结核药物,则会很快对这种药物产生耐药,造成治疗失败。因此,至少要 2～3 种以上的药物联合治疗,防止耐药菌株出现,即使痰中检测不出抗酸杆菌后仍需继续治疗;尽管治疗前药敏试验对于结核的初始治疗作用不大,但为了公众的利益必须进行。

(2)麻风分枝杆菌:麻风分枝杆菌是麻风病的病原菌。麻风病是由于细胞免疫缺陷,使感染的麻风分枝杆菌大量繁殖形成局部肉芽肿所致,可影响皮肤、外周神经,表现为皮肤感觉缺失和周围神经增厚。从鼻肉芽肿上脱落的菌体是传播的主要原因,可因密切接触引起感染。麻风杆菌在体外不能培养。

(3)非结核分枝杆菌:属于环境分枝杆菌,主要来源于污水、土壤、气溶胶。流行病学显示 NTM 的感染率日趋上升。非结核分枝杆菌感染具有以下特点:①多发生于机体免疫力低下时,为机会性感染,患者多为老年基础肺疾病者、使用激素、免疫抑制剂者、AIDS 患者等;②该菌的致病力较结核分枝杆菌低,它所导致的疾病往往进展缓慢、病程较长,且病灶范围小,症状轻;③多合并有人类免疫缺陷病毒感染,NTM 是 AIDS 的主要机会致病菌,最常见的感染是鸟-胞内分枝杆菌;④可与结核分枝杆菌合并感染,多见于有空洞的结核患者身上;⑤对抗结核药具天然的耐药性,临床疗效不佳;⑥肺部症状与 X 线表现程度不符,肺结核分枝杆菌引起的肺部感染症状较轻,但胸片可表现为广泛的病灶。

五、肠杆菌

肠杆菌科细菌是在人类和动物肠道内寄居的一大群形态相似、葡萄糖发酵、氧化酶试验阴性、硝酸盐还原的革兰阴性杆菌,大多数是肠道的正常菌群,可随人和动物的排泄物广泛分布于土壤、水等自然界中。在细菌寄居部位改变、宿主机体免疫力降低或肠道菌群失调等特定条件下可成为条件致病菌。临床上常见的与医院感染相关的条件致病菌有枸橼酸杆菌属、克雷伯菌属、肠杆菌属、泛菌属、沙雷菌属、变形杆菌属、普罗威登菌属和摩根菌属。此外,有些肠杆菌科细菌对人类致病性较强,主要有鼠疫耶尔森菌、致病性大肠埃希菌、志贺菌属和沙门菌属细菌。

1.埃希菌属

埃希菌属包括大肠埃希菌、蟑螂埃希菌、弗格森埃希菌、赫尔曼埃希菌和伤口埃希菌等 5 种,其中大肠埃希菌是最常见的临床标本分离菌,也是肠道革兰阴性杆菌的主要成员,参与维持肠道微生态平衡,并能合成维生素 B 和维生素 K 供人体需要。大肠埃希菌还是水的卫生学指标:生活饮用水的总大肠菌落数每升不得超过 3 个。

(1)鉴定要点:大肠埃希菌培养营养要求不高,在普通培养基上生长良好,形成较大的圆形、光滑、湿润、灰白色菌落。在肠道选择培养基上发酵乳糖,pH 值降低,呈现颜色,如在麦康凯平板上呈红色。典型的大肠埃希菌基本生化特征为双糖铁产酸,产酸、产气、枸橼酸盐利用试验阴性,脲酶试验阴性、吲哚试验阳性、动力试验阳性。致病性大肠埃希菌通过生化反应和血清分型可鉴别。

(2)临床意义:大肠埃希菌是医院感染的主要病原菌之一,所致疾病可分为两类。

①肠道外感染:常引起人类泌尿系统感染、菌血症、胆囊炎、肺炎和新生儿脑膜炎等。该菌对一般抗生素敏感,但易产生超广谱 β-内酰胺酶,对所有一、二、三代头孢菌素,氨曲南,青霉素类抗生素均耐药。

②肠道内感染:主要为腹泻,包括肠毒性大肠埃希菌引起霍乱样肠毒素腹泻(水泻)和旅游者腹泻;肠致病型大肠埃希菌主要引起婴儿腹泻;肠侵袭型大肠埃希菌可侵入结肠黏膜上皮,引起志贺样腹泻(黏液脓血便);肠出血型大肠埃希菌如O157:H7,可致出血性大肠炎和致死性的溶血性尿毒综合征;肠凝聚型大肠埃希菌可引起所有年龄人的急性和慢性腹泻,主要症状为水泻、呕吐。

2.沙门菌属

沙门菌属是肠杆菌科中最复杂的菌属,有的对人致病,有的对动物致病,有的是人畜共患病病原菌。细菌 DNA 的 GC 比为 $50\%\sim53\%$。目前公认的分类方法是将沙门菌属分为 6 个亚属:亚属1、亚属2、亚属3、亚属4、亚属5、亚属6。临床标本分离的沙门菌株 99% 以上均是亚属中的菌种,如伤寒沙门菌、猪霍乱沙门菌、副伤寒沙门菌、鸡沙门菌等。

(1)鉴定要点:沙门菌属为兼性厌氧菌,培养营养要求不高,在普通培养基上均可生长,在肠道选择培养基上不发酵乳糖。其在麦康凯和 SS 平板上菌落呈无色、薄而透明、光滑稍隆起,直径为 $1\sim3$ mn,有些菌株能产生硫化氢。SS 平板上菌落中心呈黑色。典型沙门菌基本生化特征为氧化酶试验阴性,双糖铁产碱性/产酸,H2S 试验阳性,脲酶试验阴性,吲哚试验阴性,动力试验阳性。V-P 试验阴性。最终可采用血清凝集试验确定沙门菌属菌型。

(2)临床意义:几乎所有的沙门菌都可对人或动物致病,其致病力与内毒素,肠毒素和侵袭力有关,通过污染食品和水源引起沙门菌病,表现出相应的临床症状。沙门菌感染类型有 4 种,胃肠炎是最为常见的临床感染之一,表现为轻型或暴发型腹泻,伴有低热、恶心和呕吐。菌血症或败血症多由猪霍乱沙门菌引起,表现为寒战、高热等,常伴有局部病灶,如胆囊炎、骨髓炎等。往往有血液培养阳性而粪便培养阴性的结果出现。肠热症主要是由伤寒沙门菌和副甲、乙、丙沙门菌所引起的伤寒和副伤寒的总称,常表现为发热、血液培养或肥达反应阳性;约有 3% 伤寒沙门菌感染后可成为携带者,症状消失后 1 年仍可从大便中检出相应的沙门菌。

3.志贺菌属

适合均属时肠杆菌科主要的致病菌之一,包括痢疾志贺菌、福氏志贺菌、鲍特志贺菌和宋内志贺菌四种。

(1)鉴别要点:志贺菌属培养营养要求不高,能在普通培养基上生长良好。在倡导选择培养基 SS 和 MAC 平板上不发酵乳糖,菌落无色半透明、光滑、边缘整齐、中等大小,但宋内志贺菌落较大,且为粗糙型。典型的志贺菌基本生化特征为双糖铁产碱/产酸,产气、枸橼酸盐利用试验阴性、脲酶试验阴性、动力试验阴性、V-P 试验阴性。最终鉴定需做全面生化反应和血清学试验。志贺菌属与肠侵袭型大肠埃希菌生化特征上难以鉴别,血清学上也有交叉反应,主要通过醋酸钠、葡萄糖铵利用和粘质酸盐产酸等试验区别。前者均为阴性,后者均为阳性。

(2)临床意义:志贺菌属是人类细菌性痢疾最常见的病原菌,气致病物质主要是内毒素和侵袭力,临床类型有以下几种:

①急性细菌性痢疾,临床可表现为典型症状、非典型症状和中毒性症状。典型症状表现为急性发热、腹痛、腹泻、黏液脓血便、里急后重;非典型临床症状不典型,

在流行病学上有重要意义；中毒型小儿多见，胃肠道症状不明显，主要出现全身中毒症状，如血压降低、循环差、惊厥等。

②慢性细菌性痢疾，大多是因为急性期治疗不当，或有营养不良、佝偻病、肠寄生虫病以及平素不注意饮食卫生等多种原因造成。常常表现为不典型的痢疾症状，腹痛、腹泻、腹胀等。当受凉或进食生冷食物，可引起急性发作，此时会腹泻、腹痛和拉脓血便。时好时坏，虽然治疗，效果也不佳，迁延不愈。

③携带者。

六、结核分枝杆菌

结核分枝杆菌，俗称结核杆菌，是引起结核病的病原菌。可侵犯全身各器官，但以肺结核为最多见。结核病至今仍为重要的传染病。估计世界人口中 1/3 感染结核分枝杆菌。全球现有 6 亿人，感染有结核杆菌。大多数的受感染者没有病症，称为潜伏结核感染，但其中约 5～10％的潜伏感染者会发展至活动性结核；若无适当治疗，一个活动病例平均每年可使 10～15 人新受感染，病例本人的死亡率则超过 50％。若潜伏感染者同时罹患免疫抑制，如艾滋病，每年就有 10％的病发概率。据统计全球有 880 万新发结核病例，160 万结核死亡病例。大多数结核病例在发展中国家，其中非洲的人均发病率最高，在 28％；但半数以上的病例在 6 个亚洲国家：印度、中国、印度尼西亚、孟加拉、巴基斯坦、菲律宾（以上依照总病例数排序；若依人均发病率排序，则为菲律宾、印度尼西亚、孟加拉、巴基斯坦、印度、中国）。在撒哈拉以南非洲及某些已发展国家，患结核病的人数有上升趋势，因为不少人的免疫系统因抑制免疫力药物、物质滥用或艾滋病而受损。艾滋病的蔓延及忽视结核病控制工作令结核病再次成为一种主要的传染病。此外，多抗药性结核及广泛抗药性结核正在蔓延。世界卫生组织在曾宣布结核病是一件全球健康紧急事件，而"终止结核伙伴"提出"全球结核病防治计划"，其中一个目标是把结核病死亡人数及流行程度降下来。

1.致病性

结核分枝杆菌不产生内、外毒素。其致病性可能与细菌在组织细胞内大量繁殖引起的炎症，菌体成分和代谢物质的毒性以及机体对菌体成分产生的免疫损伤有关。

2.致病物质

与荚膜、脂质和蛋白质有关。

（1）荚膜：荚膜的主要成分为多糖，部分脂质和蛋白质。其对结核分枝杆菌的作用有：

①荚膜能与吞噬细胞表面的补体受体 3（CR3）结合，有助于结核分枝杆菌在宿

主细胞上的粘附与入侵。

②荚膜中有多种酶可降解宿主组织中的大分子物质,供入侵的结核分枝杆菌繁殖所需的营养。

③荚膜能防止宿主的有害物质进入结核分枝杆菌,甚至如小分子 NaOH 也不易进入。故结核标本用 4% NaOH 消化时,一般细菌很快杀死,但结核分枝杆菌可耐受数十分钟。结核分枝杆菌入侵后荚膜还可抑制吞噬体与溶酶体的融合。

(2)脂质:据实验研究细菌毒力可能与其所含复杂的脂质成分有关,特别是糖脂更为重要。

①索状因子:是分枝菌酸和海藻糖结合的一种糖脂。能使细菌在液体培养基中呈弯曲索状排列。此因子与结核分枝杆菌毒力密切相关。它能破坏细胞线粒体膜,影响细胞呼吸,抑制白细胞游走和引起慢性肉芽肿。若将其从细菌中提出,则细菌丧失毒力。

②磷脂:能促使单核细胞增生,并使炎症灶中的巨噬细胞转变为类上皮细胞,从而形成结核结节。

③硫酸脑苷脂:可抑制吞噬细胞中吞噬体与溶酶体的结合,使结核分枝杆菌能在吞噬细胞中长期存活。

④蜡质 D:是一种肽糖脂和分枝菌酸的复合物,可从有毒株或卡介苗中用甲醇提出,具有佐剂作用,可激发机体产生迟发型超敏反应。

(3)蛋白质:有抗原性,和蜡质 D 结合后能使机体发生超敏反应,引起组织坏死和全身中毒症状,并在形成结核结节中发挥一定作用。

3.所致疾病

结核分枝杆菌可通过呼吸道、消化道或皮肤损伤侵入易感机体,引起多种组织器官的结核病,其中以通过呼吸道引起肺结核为最多。因肠道中有大量正常菌群寄居,结核分枝杆菌必须通过竞争才能生存并和易感细胞粘附。肺泡中无正常菌群,结核分枝杆菌可通过飞沫微滴或含菌尘埃的吸入,故肺结核较为多见。

(1)肺部感染由于感染菌的毒力、数量、机体的免疫状态不同,肺结核可有以下两类表现。

①原发感染:多发生于儿童。肺泡中有大量巨噬细胞,少数活的结核分枝杆菌进入肺泡即被巨噬细胞吞噬。由于该菌有大量脂质,可抵抗溶菌酶而继续繁殖,使巨噬细胞遭受破坏,释放出的大量菌在肺泡内引起炎症,称为原发灶。初次感染的机体因缺乏特异性免疫,结核分枝杆菌常经淋巴管到达肺门淋巴结,引起肺门淋巴结肿大,称原发复合征。此时,可有少量结核分枝杆菌进入血液,向全身扩散,但不一定有明显症状(称隐性菌血症);与此同时灶内巨噬细胞将特异性抗原递呈给周围淋巴细胞。感染 3~6 周,机体产生特异性细胞免疫,同时也出现超敏反应。病

灶中结核分枝杆菌细胞壁磷脂,一方面刺激巨噬细胞转化为上皮样细胞,后者相互融合或经核分裂形成多核巨细胞,另一方面抑制蛋白酶对组织的溶解,使病灶组织溶解不完全,产生干酪样坏死,周围包着上皮样细胞,外有淋巴细胞、巨噬细胞和成纤维细胞,形成结核结节(即结核肉芽肿)是结核的典型病理特征。感染后约5％可发展为活动性肺结核,其中少数患者因免疫低下,可经血和淋巴系统,播散至骨、关节、肾、脑膜及其他部位引起相应的结核病。90％以上的原发感染形成纤维化或钙化,不治而愈,但病灶内常仍有一定量的结核分枝杆菌长期潜伏,不但能刺激机体产生免疫也可成为日后内源性感染的渊源。

②原发后感染:病灶亦以肺部为多见。病菌可以是外来的(外源性感染)或原来潜伏在病灶内(内源性感染)。由于机体已有特异性细胞免疫,因此原发后感染的特点是病灶多局限,一般不累及邻近的淋巴结,被纤维素包围的干酪样坏死灶可钙化而痊愈。若干酪样结节破溃,排入邻近支气管,则可形成空洞并释放大量结核分枝杆菌至痰中。

国外报道各种类型肺结核,400A痰标本检出L型。近年来有学者注意到病灶中见有形态不典型的抗酸菌却未见典型结核结节,称之为"无反应性结核"。用结核分枝杆菌L型感染实验动物,也见有同样情况。这是由于结核分枝杆菌L型缺少细胞壁脂质成分,不能刺激结节形成,而仅有淋巴结肿大和干酪样坏死。单从病理变化判断,常被误认为慢性淋巴结炎。有学者对155例曾诊断为慢性淋巴结炎蜡块标本作回顾性研究,用卡介苗抗体作免疫酶染色,68.9％阳性,抗酸染色60％为抗酸颗粒。说明病例中很大一部分与结核分枝杆菌L型有关。临床上对此应予注意,以防漏诊与误诊。

(2)肺外感染部分患者结核分枝杆菌可进入血液循环引起肺内、外播散,如脑、肾结核,痰菌被嚼入消化道也可引起肠结核、结核性腹膜炎等。国外有报道332例血标本仅2例培养出结核分枝杆菌,但将此标本注入豚鼠皮下12％感染结核。说明结核分枝杆菌在血中播散的大多不是一般细菌型,而是一种不易生长的L型。近年有不少肺外结核的新报道,结核分枝杆菌的检出率L型多于细菌型:如儿童结核性脑膜炎10例脑脊液培养,9例培养出L型,细菌型仅1例。老年性前列腺肥大排尿困难,术后病理切片抗酸菌L型占61.2％,无1例为典型抗酸杆菌。慢性前列腺炎常规培养阴性者,近1/3检出抗酸菌L型。不育症男子精液检查单见抗酸杆菌7％,单见抗酸L型14％,电镜检查见L型吸附于精子头、尾。以结核分枝杆菌L型感染小鼠,73％睾丸间质炎症中见有抗酸菌L型。

4.实验室诊断

(1)结核菌素试验:结核菌素试验是应用结核菌素进行皮肤试验来测定机体对结核分枝杆菌是否能引起超敏反应的一种试验。

①结核菌素试剂:以往用旧结核菌素(OT)。系将结核分枝杆菌接种于甘油肉汤培养基,培养4~8周后加热浓缩过滤制成。稀释2000倍,每0.1mL含5单位。目前都用纯蛋白衍化物(PPD)。PPD有两种:人结核分枝杆菌制成的PPD-C和卡介苗制成的BCG-PPD。每0.1mL含5单位。

②试验方法与意义:常规试验分别取2种PPD 5个单位注射两前臂皮内,48~72小时后红肿硬结超过5mm者为阳性,≥15mm为强阳性,对临床诊断有意义。若PPD-C侧红肿大于BCG-PPD侧为感染。反之,BCG-PPD侧大于PPD-C侧,可能系卡介苗接种所致。

阴性反应表明未感染过结核分枝杆菌,但应考虑以下情况:a.感染初期,因结核分枝杆菌感染后需4周以上才能出现超敏反应;b.老年人;c.严重结核患者或正患有其他传染病,如麻疹导致的细胞免疫低下;d.获得性细胞免疫低下,如艾滋病或肿瘤等用过免疫抑制剂者。为排除假阴性,国内有盼单位加用无菌植物血凝素(PHA)针剂,0.1mL含10μg作皮试。若24小时红肿大于PHA皮丘者为细胞免疫正常,若无反应或反应不超过PHA皮丘者为免疫低下。

(2)结核菌γ干扰素释放试验:细胞免疫介导的结核菌γ干扰素释放试验(TIGRA,又称IFNGRA或GRA)是近年来采用酶联免疫吸附测定(ELISA)或酶联免疫斑点(ELISPOT)法定量检出受检者全血或外周血单个核细胞对结核分枝杆菌特异性抗原的IFN-γ检测释放反应,用于结核菌潜伏感染的诊断。IFN-γ为Th1细胞分泌的一种细胞因子,不但能够反映机体结核的Th1细胞免疫情况,还与体内结核菌的抗原含量密切相关。被结核分枝杆菌抗原致敏的T细胞再遇到同类抗原时能产生高水平的IFN-γ,因此被用于结核潜伏感染的诊断。

目前美国FDA已批准的基于ELISA的QuantiFERON-TB(GIT-G)和欧洲使用的基于ELISPOT的T-Spot.TB,都是以早期分泌性抗原靶-6(ESAT-6)和培养滤液蛋白-10(CFP-10)为抗原的。其中,QFT-G又出现了一种用试管的改良方法,称为QFT-GIT(QFT-inTube)。ESAT-6和CFP-10都是从短期培养的滤液中分离的低分子量蛋白质,具有良好的免疫原性,而且它们是选自结核分枝杆菌基因组差异区1(RD1)基因编码的结核杆菌特异性蛋白。某些TIGRA试验除了上述2种抗原外,还常用TB7.7抗原。TB7.7是结核分枝杆菌基因组差异区13(RD13)基因编码的结核杆菌特异性抗原。这3种抗原在BCG和绝大部分环境分枝杆菌中都缺失(除外堪萨斯分枝杆菌、海水分枝杆菌和苏加分枝杆菌),因此避免了与卡介苗和大多数非结核分枝杆菌抗原的交叉反应。

TIGRA 的敏感性和特异性都强于 TsT,特别是在 HIV 感染者、自身免疫性疾病、老人和幼儿等免疫力低下人群的检测中。全球有约 1300 万人共同感染了 HIV 和结核杆菌。感染 HIV 的 LTBI 由于免疫缺陷,更容易从潜伏感染发展为活动性肺结核。有学者对 BCG 计划接种区域的 100 个 HIV 共感染患者用 T-Spot.TB 检测,结果显示 T-Spot.TB 对于有过 BCG 接种历史的 HIV 共感染的 LTBI 检测比 TsT 更敏感快速,而且特异性高。Balcells 等发现,QFT-G 比 TST 在诊断 HIV 的 LTBI 时更少受免疫抑制的影响。Stephan 等发现,QFT-G 和 T-Spot.TB 在检测 HIV 患者的 LTBI 时比 TST 更敏感。QFT-G 和 T-Spot.TB 的协同性很差,对于不同 CD4 细胞数量的患者有不同的结果。Aichelburg 等发现,QFTGIT 可以用于 HIV-1 感染者的活动性肺结核检测。

肿瘤坏死因子 α(TNF-α)是一种促炎细胞因子,在多种自身免疫性疾病中起重要的病理作用。但是,抗 TNF-α 的治疗会导致潜伏性肺结核转变为活动性肺结核,而自身免疫性疾病患者由于免疫抑制。TST 容易产生假阴性。研究显示,QFT-G 和 T-Spot.TB 在免疫介导炎症疾病(IMID)患者中检测 LTBI 的敏感性和特异性都比 TST 高。终末期肾病(ESRD)患者感染结核分枝杆菌的概率比健康人高 10～25.3 倍。有学者比较了 QFT-G、T-Spot.TB 和 TsT 在 ESRD 患者中 LTBI 的诊断,结果显示 QFT-G 和 T-Spot.TB 的结果较类似,但 TsT 和 QFT-G.T-Spot.TB 的实验结果相差较远。T-Spot.TB 的检出率比 QFT-G 高(分别为 46.9% 和 40.0%)。然而,也有研究显示 QFT-G 由于有许多不确定性结果,因此不能用于类风湿性关节炎 LTBI 的检测。

Bergamini 等应用 QFT-G、QFT-GIT 和 T-Spot.TB 技术对 496 个 0～19 岁的儿童和青少年 LTBI 进行检测,结果发现 2 种 QFT 检测得出的结果更相似,QFT 相对于 T-Spot.TB 在 4 岁以下儿童中得到的非确定性结果更多。有学者研究显示,QFT-GIT 比 TsT 在诊断接种过 BCG 的儿童中 LTBI 的特异性更强。

上述研究表明,TIGRA 在 HIV 共感染、自身免疫性疾病和免疫力低下的儿童中,对 LTBI 的检出率更高。但是,TIGRA 存在无法区分活动期和潜伏期结核、需要抽血获取淋巴细胞、要求专业的操作人员和具备相应条件的实验室、样品必须在采集后 8 小时内完成等缺点,现阶段仍未能完全取代 TsT。另外,现阶段研究的样本都非常小,也没有诊断 LTBI 的金标准。因此,对于 TIGRA 还有待进一步研究。

(3)微生物学检查法:结核病的症状和体征往往不典型,虽可借助 X 线摄片诊断,但确诊仍有赖于细菌学检查。

①标本:标本的选择根据感染部位。可取痰、支气管灌洗液、尿、粪、脑脊液或胸、腹水。其他肺外感染可取血或相应部位分泌液或组织细胞。

②直接涂片镜检:标本直接涂片或集菌后涂片,用抗酸染色。若找到抗酸阳性

菌即可初步诊断。抗酸染色一般用 Ziehl-Neelsen 法。为加强染色,可用 IK 法染色。将苯酚复红染色过夜,用 0.5％盐酸乙醇脱色 30 秒,则包括大多结核分枝杆菌 L 型也可着色。为提高镜检敏感性,也可用金胺染色,在荧光显微镜下结核分枝杆菌呈现金黄色荧光。

③浓缩集菌:先集菌后检查,可提高检出率。培养与动物试验也必须经集菌过程以除去杂菌。脑脊液和胸、腹水无杂菌,可直接离心沉淀集菌。痰、支气管灌洗液、尿、粪等污染标本需经 4％ NaOH(痰和碱的比例为 1∶4,尿、支气管灌洗液和碱的比例为 1∶1)处理 15 分钟,时间过长易使结核分枝杆菌 L 型与非结核分枝杆菌死亡。尿标本先加 5％鞣酸、5％乙酸各 0.5mL 于锥形量筒内静置,取沉淀物处理。处理后的材料再离心沉淀。取沉淀物作涂片染色镜检。若需进一步作培养或动物接种,应先用酸中和后再离心沉淀。

④分离培养:将经中和集菌材料接种于固体培养基,器皿口加橡皮塞于 37℃ 培养,每周观察 1 次。结核分枝杆菌生长缓慢,一般需 2～4 周长成肉眼可见的落菌。液体培养可将集菌材料滴加于含血清的培养液,则可于 1～2 周在管底见有颗粒生长。取沉淀物作涂片,能快速获得结果,并可进一步作生化、药敏等测定和区分结核分枝杆菌与非结核分枝杆菌。国内学者已证明结核分枝杆菌 L 型可存在于血细胞内或粘附于细胞表面。这种患者往往血沉加快,用低渗盐水溶血后立即接种高渗结核分枝杆菌 L 型培养基能提高培养阳性率。

⑤动物试验:将集菌后的材料注射于豚鼠腹股沟皮下,3～4 周后若局部淋巴结肿大,结核菌素试验阳转,即可进行解剖。观察肺、肝、淋巴结等器官有无结核病变,并作形态、培养等检查。若 6～8 周仍不见发病,也应进行解剖检查。

(4)快速诊断:一般涂片检查菌数需 $5 \times 10^{3 \sim 4}$/mL,培养需 1×10^2/mL,标本中菌数少于此数时不易获得阳性结果,且培养需时较长。目前已将聚合酶链反应(PCR)扩增技术应用于结核分枝杆菌 DNA 鉴定,每 mL 中只需含几个细菌即可获得阳性,且 1～2d 得出结果。操作中需注意实验器材的污染问题,以免出现假阳性。细菌 L 型由于缺壁并有代偿性细胞膜增厚,而一般常用的溶菌酶不能使细胞膜破裂释出 DNA,以致造成 PCR 假阴性。用组织磨碎器充分研磨使细胞破裂后,则可出现阳性。目前有条件的单位使用 BACTEC 法,以含 ^{14}C 棕榈酸作碳源底物的 7H12 培养基,测量在细菌代谢过程中所产生的 ^{14}C 量推算出标本中是否有抗酸杆菌,5～7d 就可出报告。

近年来国内外研究证明临床各种类型的肺结核患者中 40％左右分离出 L 型。经治疗的结核患者细菌型消失,L 型常持续存在。有空洞患者痰中已不排细菌型者,8％左右仍可检出 L 型。故有学者建议将多次检出 L 型亦作为结核病活动判断标准之一,细菌型与 L 型均转阴才能作为痰阴性。

5.防治原则

(1)预防:近年来国际组织提出控制结核病主要方法有:①发现和治疗痰菌阳性者②新生儿接种卡介苗。约 80% 获得保护力。

卡介苗是活疫苗,疫苗内活菌数直接影响免疫效果,故目前已有冻干疫苗供应。新的核糖体 RNA(rRNA)疫苗已引起关注,但尚处在试验阶段。

(2)治疗:治疗原则可以被概括为早期治疗,适量、联合、足疗程的规律用药及分段治疗,治疗上通常只要口服抗结核药物,但疗程需时至少六个月,有时长达一年,使用的药物与疗程长短需要依照抗药性与患者对药物的反应与副作用来调整。

在中国大陆地区,常用疗法如下:①标准疗法为每日服用 INH + RFP 或 EMB,疗程 9～12 个月;②两阶段疗法,头 3～4 个月联合应用3～4 种杀菌药物,称为强化治疗阶段,后 12～18 个月;③联用两种抗结核药物;④短程疗法:例如 DOTS。

常用的抗结核药物:异烟肼(INH)、利福平(RIF)、吡嗪酰胺(PZA)、乙胺丁醇等。潜伏的结核病通常使用单一药物,而活性的结核病最适宜同时服用数种药物,减少病菌产生抗药性的风险。治好潜伏的结核病是为了防止将来演变为活性结核病。美国疾病控制与预防中心(CDC)不建议医疗人员使用利福平加上吡嗪酰胺去医治潜伏的结核病,不过这两种药物仍可同时用于治疗活性结核病。

七、非发酵菌

非发酵菌的完整提法是"不发酵葡萄糖的革兰阴性杆菌",指的是一群因缺乏糖酵解的酶类,而只能在有氧的环境中以有氧方式,而不能以厌氧或兼性厌氧方式进行代谢的需氧菌。非发酵菌的类别很多,其中与临床感染关系密切的有假单胞菌属、不动杆菌属、产碱杆菌属、莫拉菌属等。除了铜绿假单胞菌和其他几种极少见的菌种,非发酵菌的毒力一般较低,主要引起体弱者或免疫力低下者的医院内感染。但是,由于严重疾病患者在住院患者中的比例日益增高,特别是一些恶性肿瘤患者以及导管插入术、介入治疗、长期抗生素、激素治疗等因素日益普遍,导致非发酵菌已成为多种感染性疾病的重要病原菌。尤其是像铜绿假单胞菌、嗜麦芽窄食单胞菌、鲍曼不动杆菌等多是多重耐药菌株,造成临床治疗困难。

大多数非发酵菌在不同环境中都有其自然定植部位,可成为人类感染的潜在传染源,如医院环境中的各种水源,包括洗刷间、水房、消毒液、雾化器等;各种仪器、用具表面,包括体温计、拖把、毛巾、纱布等;以及身体的某些潮湿部位,如腹股沟、腋窝等。

1.假单胞菌属

(1)目前属内有 180 多个种和 15 个亚种,常见于医源性感染,以本属中的铜绿假单胞菌最多见和致病力最强,是医院内感染主要的病原菌。铜绿假单胞菌的感染多发生于烧伤、囊性纤维化、急性白血病、器官移植患者,以及年老体弱、免疫力差的患者,感染多位于潮湿部位,可引起伤口感染、烧伤后感染、败血症、肺部感染、尿路感染、化脓性中耳炎、眼部感染(可导致角膜穿孔)等各种化脓性感染以及婴儿腹泻等,还可通过血源性感染导致心内膜炎、脑膜炎、脑脓肿、骨和关节感染等,且大多数心内膜炎需手术置换瓣膜,否则感染难以清除。铜绿假单胞菌耐药性强,天然耐受第一、二代头孢菌素、第一代喹诺酮类抗生素、复方新诺明,除产生多种 β-内酰胺酶外,还与其外膜通透性低以及主动泵出机制等有关。铜绿假单胞菌还常在感染的部位形成生物膜(BF),具有更强的抗生素抗性(与浮游细菌相比,形成 BF 的细菌对抗生素的抗性可提高 10～1000 倍)。铜绿假单胞菌慢性感染的囊性纤维化患者的呼吸道分泌物中常可见一种异常的黏液样形态的铜绿假单胞菌,这是由于其产生的大量多糖(藻酸盐)包围菌体所致,而藻酸盐的产生导致诊断、治疗的困难。因此,临床上感染的铜绿假单胞菌常难以完全清除。

(2)荧光假单胞菌和恶臭假单胞菌可见于水和土壤中,是人类少见的条件致病菌。其中荧光假单胞菌能在 4℃生长,是血制品的常见污染菌;恶臭假单胞菌可引起皮肤、泌尿道感染和骨髓炎等。

按 CLSI/NCCLS 推荐,经美国 FDA 通过的假单胞菌抗生素体外药物敏感试验选择的抗生素分为 4 组:A 组首选药物及常规试验报告的药物为:头孢他啶、庆大霉素、哌拉西林、妥布霉素;B 组与 A 组平行做药敏试验,但应选择性报告的药为:头孢吡肟、替卡西林、哌拉西林/他唑巴坦、氨曲南、亚胺培南、美罗培南、阿米卡星、环丙沙星、左氧氟沙星;D 组或 U 组,作为补充,或仅用于尿路感染的抗生素为:洛美沙星或诺氟沙星、氧氟沙星。值得注意的是,在长期应用各种抗生素治疗过程中,铜绿假单胞菌可能发生耐药突变,因此初代敏感的菌株在治疗 3～4 天以后,测试重复分离菌株的药敏试验是必要的。

2.伯克霍尔德菌属

目前属内有 60 多个种,临床最多见为洋葱伯克霍尔德菌,本菌的 7 个基因型很难分开,通常称洋葱伯克霍尔德菌复合群,可从各种水源和潮湿表面分离到,为条件致病菌,在医院环境中常污染自来水、体温表、喷雾器、导尿管等,因而引起多种医院感染,包括心内膜炎、败血症、肺炎、伤口感染、脓肿等,在慢性肉芽肿和肺囊性纤维化的患者中常引起高死亡率和肺功能的全面下降。本菌对氨基糖苷类抗生素耐药,对复方新诺明多敏感。根据 CLSI/NCCLS 推荐,洋葱伯克霍尔德菌药敏选药 A 组为:甲氧苄啶-磺胺甲噁唑;B 组为:头孢他啶、米诺环素、美洛培南、替卡西林/克拉维酸、左氧氟沙星;C 组为:氯霉素。

3.窄食单胞菌属

目前属内有 8 个种,临床常见菌为嗜麦芽窄食单胞菌,也称嗜麦芽寡养单胞菌,旧称嗜麦芽假单胞菌。分布广泛,可引起条件感染,是目前医院获得性感染的常见病原菌之一,可致多种疾病,包括肺炎、菌血症、心内膜炎、胆管炎、脑膜炎、尿路感染和严重的伤口感染等。本菌对临床常用的大多数抗生素天然耐药,包括碳青霉烯类的亚胺培南(泰能)、美洛培南等,但对复方新诺明几乎 100% 敏感。因此,复方新诺明是临床治疗嗜麦芽窄食单胞菌感染的首选抗生素,也可以根据药敏试验的结果选择。根据 CLSI/NCCLS 推荐,嗜麦芽窄食单胞菌药敏选药:A 组为:复方新诺明;B 组为:替卡西林/克拉维酸、头孢他啶、米诺环素、左氧氟沙星;C 组为:氯霉素。

4.不动杆菌属

本菌属目前可分为 21 个基因种,在自然环境广泛分布,存在于正常人体的皮肤、呼吸道、胃肠道、生殖道,是机会致病菌,在非发酵菌中出现的频率仅次于铜绿假单胞菌而占第 2 位。临床标本中常能分离到的不动杆菌属细菌有醋酸钙不动杆菌、溶血不动杆菌、鲍曼不动杆菌等,最常见的是鲍曼不动杆菌。由于醋酸钙不动杆菌、溶血不动杆菌和鲍曼不动杆菌的表型试验不易区分,很多临床实验室将它们统称为"醋酸钙-鲍曼不动杆菌复合群",对氨基青霉素类、第一代和第二代头孢菌素、第一代喹诺酮类抗生素均天然耐药。洛菲不动杆菌的耐药性相对要差得多。由于不动杆菌能获得多重耐药性(在医院感染病原菌耐药性的传递中发挥重要作用)和能够在大多数环境表面生存,所以由不动杆菌引起的医院内感染近 10 年来增高的趋势明显,且多是多重耐药菌株。最常见的分离部位是呼吸道、尿道和伤口,所致的疾病包括肺炎、心内膜炎、脑膜炎、皮肤和伤口感染、腹膜炎、尿路感染等。

5.产碱杆菌属

目前属内有 15 个种和 8 个亚种,有临床意义的主要有木糖氧化产碱杆菌和粪产碱杆菌。通常是人和动物肠道的正常寄生菌,在皮肤和黏膜也能分离到本菌,水和土壤中等潮湿环境中均有本属细菌的存在。在很多临床标本中也可以分离到,为条件致病菌,主要引起肺炎、菌血症、脑膜炎、尿路感染等。

6.无色杆菌属

属内包括 6 个种和 2 个亚种,临床常见木糖氧化无色杆菌,是条件致病菌,可从医院环境和临床标本中分离到,包括血液、痰、尿等标本,可引起医院内感染和暴发流行,主要引起囊性纤维化患者呼吸道感染。

7.苍白杆菌属

目前属内有 13 个种,临床常见的有:人苍白杆菌、中间苍白杆菌、嗜血苍白杆菌和假中间苍白杆菌等。可从各种环境和人体部位中分离到,在常规培养基上生长良好,人苍白杆菌主要引起菌血症、眼内炎、脑膜炎、坏死性筋膜炎、胰腺脓肿和足刺伤后引起的骨软骨炎等。对氨基糖苷类、喹诺酮类、复方新诺明等敏感,对其他抗生素多耐药。

8.金黄杆菌属

目前属内有 40 多个种,临床常见菌种有:脑膜败血性金黄杆菌(现在命名为脑膜败血性伊丽莎白菌)、产吲哚金黄杆菌。金黄杆菌属为环境菌群,在医院主要存在于有水的环境和潮湿表面,常污染医疗器械和材料引起医源性感染。可以引起术后感染和败血症,也可以导致新生儿脑膜炎,感染与各种插管有关。金黄杆菌属对多种抗菌药物如氨基糖苷类、四环素类、氯霉素天然耐药,但对通常用于治疗阳性菌感染的抗菌药物如利福平、万古霉素、红霉素、克林霉素、复方新诺明敏感。但产吲哚金黄杆菌对万古霉素、克林霉素、红霉素、替考拉宁耐药。

9.莫拉菌属

隶属于莫拉菌科,目前属内有 21 个种。莫拉菌属是黏膜表面的正常菌群,致病力低,通常位于呼吸道,较少位于生殖道。医学上重要的莫拉菌是腔隙莫拉菌,能引起眼部和上呼吸道感染;非液化、奥斯陆、亚特兰大、苯丙酮酸等莫拉菌偶尔可引起败血症、脑膜炎、肺炎、肺脓肿及泌尿道感染。多数莫拉菌对青霉素敏感,临床分离株一般可不做药敏试验,但随着耐药菌株的日益增加,β 内酰胺酶检测还是很有必要的。

10.丛毛单胞菌属

属内有 21 个种,临床常见菌为土生丛毛单胞菌和睾酮丛毛单胞菌,可从血液、脓液、尿液、胸腹水和呼吸道分泌物等临床标本中分离出,是条件致病菌,可引起菌血症、尿路感染及肺部感染等。

11.希瓦菌属

目前属内有 50 个种。海藻希瓦菌和腐败希瓦菌与临床关系较密切,常引起败血症、肺炎、关节炎、腹膜炎、脓胸、软组织和眼睛等部位的感染。

另外,还有食酸菌属、根瘤菌属、巴尔通体属、甲基杆菌属、黄单胞菌属、鞘氨醇单胞菌属等。

八、弧菌属和气单胞菌属

1.弧菌属

(1)弧菌属目前共有 90 个种,其中从临床分离的有 12 个种。包括 O1 群、

O139群和非O1群霍乱弧菌、副溶血弧菌、拟态弧菌、河流弧菌、豪氏弧菌等。其中,以霍乱弧菌和副溶血弧菌最为重要。根据菌体抗原,O1群霍乱弧菌分为小川型、稻叶型和彦岛型;根据生物学特性,O1群霍乱弧菌又分为古典生物型和埃尔托(EITor)生物型。霍乱弧菌是引起烈性传染病霍乱的病原菌,通过侵袭力和霍乱肠毒素致病,可引起严重的呕吐和腹泻,患者腹泻粪便呈米泔水样。1817年以来,霍乱弧菌曾引起7次世界大流行,前6次均为O1群霍乱弧菌古典生物型引起,第7次为EITor生物型引起;1992年10月在孟加拉和印度流行的霍乱为O139血清群引起。治疗霍乱需补充水和电解质,纠正脱水,用抗生素的目的是缩短腹泻时间以减少脱水。多数弧菌对四环素敏感,但也有多重耐药现象。

(2)副溶血弧菌主要引起肠道感染,进食副溶血弧菌污染的海产品可导致急性胃肠炎和食物中毒。其他能引起伤口感染、中耳炎和败血症等肠外感染的弧菌有解藻酸弧菌、辛辛那提弧菌、创伤弧菌、弗氏弧菌、河流弧菌、麦氏弧菌和皇室鱼弧菌。凡在流行季节有腹泻症状并有食用海产品史或与海水、海洋动物接触后发生伤口感染的患者,均应高度怀疑弧菌属细菌的感染。

2.气单胞菌属

(1)目前该菌属共有23个种,和12个亚种,广泛存在于淡水、海水、土壤、鱼类和脊椎动物肠道中,人类接触后可引起感染,是人类急性腹泻的重要病原菌。特别是5岁以下的儿童易发生气单胞菌性腹泻,大多数病例属于这一年龄段。除了胃肠炎,气单胞菌还与伤口感染、骨髓炎、腹膜炎、败血症、呼吸道感染等有关。临床常见的有嗜水气单胞、豚鼠气单胞菌和维氏气单胞菌、杀鲑气单胞菌等。

(2)患严重气单胞菌性腹泻的患者可给予特殊抗菌治疗。嗜水气单胞菌对头孢噻吩、氨苄西林、羧苄西林耐药,对四环素敏感性不定,对广谱头孢菌素大多敏感。嗜水气单胞菌通常对复方新诺明、氟喹诺酮、氨基糖苷类抗生素敏感。

九、革兰阴性苛养菌

是一类在人工培养时需要特殊营养物或条件,临床分离较少见,但可导致人类或动物严重感染的革兰阴性菌。

1.嗜血杆菌属

(1)主要寄居于人和动物的咽喉和口腔黏膜,少数见于消化道和生殖道,能引起原发性化脓性感染及严重的继发感染。本属细菌对营养要求严格,人工培养时必须供给新鲜血液才能生长而得名。目前嗜血杆菌属包括21个菌种,其中寄居于人体的主要有流感嗜血杆菌、副流感嗜血杆菌、溶血嗜血杆菌、副溶血嗜血杆菌、杜克雷嗜血杆菌,现将嗜沫嗜血杆菌、副嗜沫嗜血杆菌、惰性嗜血杆菌归凝聚杆菌属。

(2)流感嗜血杆菌有荚膜的b血清型流感嗜血杆菌(大多属于生物型1)致病

性最强,主要引起细菌性脑膜炎,特别是 6～7 个月幼儿发病率高,也是败血性急性会厌炎的主要病原菌,细菌也可随血液引起化脓性关节炎、骨髓炎、蜂窝组织炎、心包炎、亚急性心内膜炎和败血症。肺炎主要由有荚膜非 b 型流感嗜血杆菌引起。无荚膜菌株多引起慢性支气管炎、中耳炎、鼻窦炎等。流感嗜血杆菌还可引起尿路感染和腹膜炎。

(3)副流感嗜血杆菌主要引起咽炎和心内膜炎,脑脓肿和新生儿脑膜炎。

(4)埃及嗜血杆菌可引起急性化脓性结膜炎,有高度传染性,夏季好发。

(5)溶血嗜血杆菌、副溶血嗜血杆菌、副溶血嗜沫嗜血杆菌全部是呼吸道正常菌群,很少与感染有关。

(6)杜克雷嗜血杆菌是软下疳的病原菌,软下疳是以生殖器浅表溃疡并伴有腹股沟淋巴结炎的性传播疾病,50% 患者有单侧腹股沟淋巴结炎。

(7)治疗嗜血杆菌感染通常首选青霉素类。对流感嗜血杆菌的耐药监测通常只需检测 β-内酰胺酶,以及氯霉素,而不需要检测对其他抗生素敏感性。β-内酰胺酶阳性提示对青霉素、氨苄西林和阿莫西林均耐药。在进行 β-内酰胺酶试验时,每一个平板中应取 1 个以上的菌落进行检测(推荐进行 10 个菌落的检测),这一点至关重要,因为可以从同一个患者样本中同时分离出 β 内酰胺酶阳性或阴性的菌株。对血液及脑脊液分离株,常规必须报告氨苄西林、一种三代头孢菌素、氯霉素和美罗培南的药敏结果。

(8)需注意的是:有 2%～4% 的流感嗜血杆菌由于染色体介导的青霉素结合蛋白(PBP)的改变,β-内酰胺酶阴性而氨苄西林耐药(BLNAR 株),这类菌株对超广谱和广谱头孢菌素的敏感性也降低,应认为耐阿莫西林/克拉维酸、氨苄西林/舒巴坦、头孢克洛、头孢呋辛等,即使一些 BLNAR 株体外药敏试验结果显示为敏感。

2.鲍特菌属

与产碱杆菌属同属于产碱杆菌科,目前属内包括 8 个种,与人类关系密切的主要有:百日咳鲍特菌、副百日咳鲍特菌和支气管败血鲍特菌。人类是百日咳鲍特菌、副百日咳鲍特菌的唯一宿主,支气管败血鲍特菌存在于多种动物体内,偶尔与人类感染有关。百日咳鲍特菌引起百日咳,通过飞沫传播,传染性强,无免疫力者的感染率可达 90%,主要感染未经免疫接种的幼儿,感染源则多为未经确诊的成人感染者,疾病全程常为 3 个月,故名百日咳。近年来发现许多 AIDS 患者由此菌所致的严重上呼吸道感染。百日咳鲍特菌营养要求较高,初代培养需特殊鲍-金培养基。副百日咳鲍特菌也与人类的百日咳类似疾患有关,只是程度较轻,淋巴细胞升高不显著。曾有支气管败血鲍特菌引起败血症、脑膜炎、腹膜炎、肺炎的报道,此类患者多有严重的基础疾患。

3.放线杆菌属

目前属内有 20 个种和亚种,是人类口腔的正常菌群,引起人的感染主要是内源性的。常见临床常见伴防线放线杆菌现划归凝聚杆菌属,称伴防线凝聚杆菌、人放线杆菌和脲放线杆菌等。伴防线凝聚杆菌,是引起成人和青少年牙周病的主要病因,也是青年性局限性牙周炎最常见病因(特征性疾患)。伴防线凝聚杆菌还可引起心内膜炎、软组织感染和其他感染。本菌常对四环素、氯霉素、复方新诺明敏感,对克林霉素和氨基糖苷类耐药,某些菌株对青霉素、氨苄西林、红霉素等也耐药。

4.心杆菌属

心杆菌属只有两个种,人心杆菌是心杆菌属内唯一的种,是人的鼻腔和咽喉部的正常菌群,也存在于泌尿生殖道,可引起细菌性心内膜炎,也可从牙周炎患者标本中分离到。大部分菌株从血液中分离,但亦曾自脑脊液或阴道分泌物中分离出来。对各种抗生素均较敏感。1994 年首次报道因产 β-内酰胺酶而耐青霉素的菌株。

5.艾肯菌属

艾肯菌属只有 1 个种,即侵蚀艾肯菌,是人类黏膜表面的常居菌之一。本菌是机会致病菌。近年来侵蚀艾肯菌引起的感染增多,且常有诱因,如免疫力低下、黏膜表面外伤导致防御能力破坏,使其进入周围组织而发生感染。可引起心内膜炎、脑膜炎、骨髓炎、脓性关节炎、肺炎及手术后软组织脓肿等。通常与链球菌、肠杆菌科细菌等一起引起混合感染,此类感染常发生在头颈部或腹部。在人咬伤感染标本中常分离到此菌。

6.金氏杆菌属

金氏杆菌属隶属于奈瑟菌科,已知该属包括 4 个种,即金氏金氏杆菌、口金氏杆菌及反硝化金氏杆菌和饮剂金氏杆菌。金氏金氏杆菌是人类呼吸道黏膜的正常菌群之一,条件致病菌,可引起心内膜炎、骨髓炎和败血症,主要分离自血液,从骨、关节、咽喉部位也有分离到,口金杆菌可从牙斑中分离到。

7.萨顿菌属

包括产吲哚萨顿菌原名为产吲哚金氏杆菌和鸟萨顿菌两个种。萨顿菌属存在于人和动物的口腔和肠道内,也存在于海水中,可引起人类呼吸道感染、眼部感染及心内膜炎等。

8.链杆菌属

只有 1 个菌种,即念珠状链杆菌,寄居于野生动物或啮齿类动物的鼻咽部或口咽部,通过鼠咬伤(引起"鼠咬热")或污染水或食物而传染给人(引起"哈佛里尔热")。症状表现为突然寒战、发热、皮肤溃疡、皮疹、局部淋巴结肿大,并伴有严重的多发性关节炎等合并症。念珠状链杆菌可在感染的血液、滑膜积液、脓肿吸出物中分离到。体外试验表明该菌常对青霉素、氨苄西林等广谱青霉素、红霉素、克林霉素、利福平、亚胺培南、万古霉素等多敏感,对诺氟沙星、复方新诺明耐药。

9.军团菌属

军团菌属是 1976 年美国费城退伍军人集会时发生的一种引起呼吸道疾病暴发流行的致病菌。军团病在世界各地均有发病,但主要在经济发达国家流行,国内多属散发报道。军团菌广泛存在于自然界的水和土壤中,在空调设备冷凝水中、热水管道、淋浴喷头处检出率高,并以气溶胶的方式被吸入,引起呼吸道感染。但近年来,军团菌的临床谱已扩大,实际上可累计全身任何器官系统。住院患者多有免疫损害,对军团菌比较敏感。如果免疫抑制患者,包括血液透析、肾脏移植、心脏移植以及其他手术患者,有发热和肺部浸润,有对青霉素、头孢菌素、氨基糖苷类无应答的肺炎,或严重肺炎而没有其他显而易见的其他可替代诊断的肺炎,应高度怀疑军团菌病,而且是这些患者发病和死亡的主要原因。另外,吸烟也是军团菌病的一个易感因素。目前属内有 53 个种和 3 个亚种,多数病例是由嗜肺军团菌所致。需使用缓冲活性酵母浸出液进行分离培养。临床观察表明青霉素、头孢菌素、氨基糖苷类抗生素即使体外实验敏感,应用于临床时效果欠佳,故不宜采用。体外试验中常对红霉素、阿奇霉素、多西环素、复方新诺明、利福平、喹诺酮类药物敏感。

十、人畜共患病原菌

1.布鲁菌属

人畜共患病的重要病源。易感染牛、羊、猪等家畜。布鲁菌以皮肤接触感染为主,人类对布鲁菌普遍易感,当与病畜接触或食用病畜肉、乳及乳制品后可引起感染,表现为反复波浪式发热。因此,人类布鲁菌病又称波浪热,易转为慢性或反复发作,引起关节和神经系统症状。本属包括 9 个种,侵犯人的主要有马尔他也称羊布鲁菌,其次是牛布鲁菌和猪布鲁菌。布鲁菌对人有极强的致病性,常导致实验室获得性感染,所有标本都应在生物安全 2 级(BSL-Ⅱ)以上水平实验室中处理,并在生物安全柜中进行。布鲁菌系细胞内致病菌,所以临床治疗应选择细胞穿透力强的药物现推荐用多西环素与利福平至少治疗 6 周。

2.巴斯德菌属

本菌属细菌常寄生于哺乳类动物的上呼吸道和肠道黏膜(少见于人类),属内包括 24 个种和 3 个亚种,其中临床最常见的为多杀巴斯德菌,是动物病原菌,人类可因猫或狗咬伤而感染,也可因接触病畜或尸体而感染;所致疾病可为伤口感染、肺部感染、菌血症、脑膜炎、脑脓肿、肾脏感染、骨髓炎、阑尾脓肿、腹膜炎、产褥热、败血症和肝脓肿等。

3.弗朗西斯菌属

目前属内有 3 个种和 6 个亚种,本属中的土拉热弗朗西斯菌是引起土拉热弗菌病(旧称野兔热)的病原菌,是流行于野兔和啮齿动物中的自然疫源性疾病。其感染力较强,人与动物接触时若皮肤有损伤、食入、吸入或节肢动物叮咬等,本菌可侵入人体内。本病潜伏期为 3～5 天,起病急骤、高热、剧烈头痛、关节痛、甚至发生衰竭与休克,全身中毒症状,接触或被叮咬的皮肤局部溃疡淋巴结肿大、坏死,临床表现多样化,有肺型、溃疡腺型、中毒型、胃肠型、眼腺型等。

十一、弯曲和螺旋形革兰阴性杆菌

1.弯曲菌属

(1)目前弯曲菌属共有 18 个菌种和亚种。其中,空肠弯曲菌是散发性肠炎最常见的病因之一,引起婴幼儿和成人腹泻。它在动物中广泛传播,并已在各种家禽、家畜和野生鸟类中分离出来。由于鸟类体温接近这种微生物的最佳生长温度,因此,自然界鸟类是空肠弯曲菌的主要寄生体。

(2)弯曲菌的传播途径主要以食物和水的传播为多见,人通常因摄入被污染的水和食物而感染。多数散在的感染病例可能与吃了未煮熟的家禽有关。弯曲菌属所致腹泻潜伏期为 2～5 天,明显长于其他肠道细菌感染。该菌亦可导致败血症、其他临床感染及胎儿感染。大肠弯曲菌也可引起肠道感染。胎儿弯曲菌胎儿亚种主要与菌血症和肠外感染有关,引起深部组织感染性疾病。还能引起脓毒性流产、脓毒性关节炎、脓肿、脑膜炎、心内膜炎细菌性动脉瘤、血栓性静脉炎、腹膜炎和输卵管炎等。简明弯曲菌寄生于人类牙龈缝中,可引起牙周炎和牙周组织变性。

(3)空肠弯曲菌对多种抗生素敏感,包括红霉素、四环素、氨基糖苷类抗生素、氯霉素、氟喹诺酮和克林霉素,红霉素和阿奇霉素是首选。大肠弯曲菌普遍耐红霉素和四环素。空肠弯曲菌和大肠弯曲菌产生 β-内酰胺酶,对阿莫西林、氨苄西林和替卡西林耐药,但对加棒酸的复合制剂敏感。胎儿弯曲菌一般选用红霉素、阿莫西林、氨基糖苷类抗生素和氯霉素。患弯曲菌结肠炎的儿童尽早治疗是有益的。对于高热、血性腹泻或每天腹泻 8 次以上的患者或持续腹泻(>1 周)的患者要给予抗菌治疗。

2.螺杆菌属

属内 31 个种,与临床相关的主要是幽门螺杆菌。幽门螺杆菌与胃炎、消化性溃疡及胃肠道肿瘤的发生有关,是引起消化性溃疡的主要病因,而肠道寄生的螺杆菌可通过摄食被污染的家禽而传染人类,主要引起胃肠炎、菌血症、蜂窝织炎、单侧关节炎和脑膜炎。

由幽门螺杆菌感染引起消化性溃疡的患者应进行抗菌治疗。由于幽门螺杆菌寄生在黏液层下的胃上皮细胞表面,因此即使体外药敏试验显示敏感,体内用药效果也难令人满意。现多用药物联合治疗。具体治疗方案采用铋剂加两种抗生素,常用阿莫西林、甲硝唑、克拉霉素、四环素等。

3.弓形菌属

与人类感染有关的主要是嗜低温弓形菌和布氏弓形菌引起急性胃肠炎,布氏弓形菌还可引起肠外感染,包括菌血症、心内膜炎、腹膜炎等。

十二、厌氧菌

(1)厌氧菌主要分为两大类。一类是革兰阳性有芽孢厌氧梭菌,它们的抵抗力强,分布广泛,引起的感染有破伤风、气性坏疽肉毒素中毒等严重疾患,并已应用类毒素与抗毒素进行特异治疗;另一类是无芽孢的革兰阳性和革兰阴性的球菌和杆菌,多系人体的正常菌群,常位于口腔、肠道、上呼吸道以及泌尿生殖道等部位,所引起的疾病属条件致病的内源性感染。

(2)目前医院常规细菌培养方法不能检出厌氧菌感染,常用抗生素(尤其是氨基糖苷类)多无效,是某些感染性疾病迁延不愈和反复发作的重要原因之一。临床遇到以下情况是应高度怀疑厌氧菌感染,及时做厌氧菌检查:

①感染局部产生大量气体,造成组织肿胀和坏死,皮下有捻发音。

②发生在黏膜附近的感染,口腔、肠道、鼻咽腔、阴道等黏膜,均有大量厌氧菌寄生,这些部分及其附近有破损,极易发生厌氧菌感染。

③深部外伤如枪伤后,人被动物咬伤后的继发感染,均可能是厌氧菌感染。

④分泌物有恶臭,或为暗血红色,并在紫外光下发出红色荧光,分泌物或脓汁中有黑色或黄色硫磺样颗粒,均可能是厌氧菌感染。

⑤分泌物有恶臭、呈脓性并含有坏死组织,涂片经革兰染色,镜检发现有细菌,而常规培养阴性;或在液体及半固体培养基深部长的细菌,均可能为厌氧菌感染。

⑥长期应用氨基糖苷类抗生素治疗无效的病例,可能是厌氧菌感染。

⑦最近有流产史者,以及胃肠手术后发生的感染。

⑧常规血培养阴性的细菌性心内膜炎,并发脓毒性血栓静脉炎或伴有黄疸的菌血症等,很可能是厌氧菌感染。厌氧菌感染以颅内、胸腔、腹腔、盆腔为多见,占这些部位感染的 $70\%\sim93\%$,$1/3\sim2/3$ 为混合感染。

(一)有芽孢革兰阳性杆菌——梭状芽孢杆菌属

1.产气荚膜梭菌

梭菌感染占厌氧菌感染的 $10\%\sim20\%$,最常见者为产气荚膜梭菌,可致肌肉坏死(气性坏疽)、坏死性胆囊炎、败血症、流产后血管内溶血、胸膜厌氧感染等。某些型别可引起食物中毒和坏死性肠炎。在美国,多年来产气荚膜梭菌是居沙门菌、葡萄球菌之后食物中毒第三位的病原菌。产气荚膜梭菌还与抗生素相关性腹泻有关。值得注意的事,此菌系胃肠道和皮肤的正常菌群,培养阳性结果的临床意义必须结合临床症状才能确定。

2.破伤风梭菌

又称破伤风杆菌。本菌的芽孢在自然界广泛存在,患者常有刺伤或深部伤口而感染,新生儿破伤风则由脐带感染(俗称脐带风)。它产生的毒性仅次于肉毒梭菌的外毒素,对中枢神经系统有特殊的亲和力,尤其是对脑干神经和脊髓前脚运动神经细胞,引起肌肉痉挛性收缩,表现为"角弓反张"等典型症状。

3.肉毒梭菌

肉毒梭菌可产生极其强烈的外毒素——肉毒毒素,它能与胆碱能神经结合,阻断乙酰胆碱在外周神经末梢的释放,导致肌肉迟缓性麻痹。人食入毒素后,潜伏期18～72小时,患者出现急性松软性瘫痪,起于面肌(包括眼皮),然后头部、咽部、唇至胸、横膈、四肢,常因呼吸衰竭而死亡。

4.艰难梭菌

本菌与假膜型肠炎、抗生素相关性肠炎有关。在自然界广泛存在,约有3%正常人的粪便中可分离出此菌,但住院患者粪便中的分离率达到13%～30%,因此认为与医院感染及抗生素的应用有关,是引起医院内成人腹泻的主要原因。临床表现可从无症状到抗生素相关性腹泻、非特异性结肠炎、假膜性结肠炎和中毒性巨结肠。

5.临床标本中的其他梭菌

正常存在于大肠,居临床标本中梭菌的第二位,主要引起外伤所致的腹内感染,其临床重要性在于此菌耐受青霉素、克林霉素和其他抗生素。诺维梭菌和败毒梭菌也是气性坏疽的常见病原菌。

(二)临床常见无芽孢革兰阴性厌氧杆菌

1.拟杆菌属

是临床标本中分离最多的无芽孢革兰阴性厌氧杆菌。拟杆菌常寄生于人的口腔、肠道和女性生殖道,是一种条件致病菌,主要引起内源性感染,可见于女性生殖系统感染、脓胸、颅内感染以及菌血症等。现有78个种和5个亚种,在临床标本中以脆弱拟杆菌最多见,约占临床厌氧菌分离株的25%,占拟杆菌分离株的50%,居临床厌氧菌分离株的首位。

2.梭杆菌

目前有21个种和7个亚种,存在于正常人的胃肠道、上呼吸道,泌尿生殖道和肠道,通常可引起牙髓炎,侵入血流可致人的严重感染,如菌血症、败血症等。其中以具核梭杆菌最为常见,可引起厌氧性胸膜炎、吸入性肺炎、肺脓肿、脑脓肿、慢性鼻窦炎、骨髓炎、化脓性关节炎、肝脓肿以及腹腔内感染等。血液病患者或化疗过程中白细胞减少者的感染有较高的死亡率。死亡梭杆菌可引起人胃肠和泌尿生殖道的软组织感染。坏死梭杆菌的毒力很强,可在儿童和青年人中引起严重的感染,感染源多来自于咽扁桃体炎,有时并发单核细胞增多症,它是青年人扁桃体周围脓肿最常分离到的厌氧菌。

3.普雷沃菌属

是近年来从拟杆菌属中分出的一个新菌属,包括 43 个种和 1 个亚种,最常见的是产黑色素普雷沃菌。主要集聚于正常人体的口腔、女性生殖道等,是这些部位的正常菌群之一。它是临床上较常见的一种条件致病菌,可引起这些部位的内源性感染,女性生殖道及口腔感染多见,与结缔组织的分解有关。

(三)临床常见无芽孢革兰阳性厌氧杆菌

1.丙酸杆菌属

与临床关系密切的主要是痤疮丙酸杆菌的优势菌群,存在于正常皮肤的毛囊和汗腺中,与痤疮和酒渣鼻有关。在做血液、腰穿或骨髓穿刺液培养时,本菌是常见的污染菌之一。此外,痤疮丙酸杆菌在植入修复物或器械引起的感染中也起重要作用。

2.真杆菌属

有 56 个种和亚种,是人和动物口腔与肠道的正常菌群,对机体有营养、生物拮抗和维持肠道微生态平衡等功能。临床常见的是迟缓真杆菌和黏液真杆菌,可与其他厌氧菌或兼性厌氧菌造成混合感染,引起心内膜炎等疾病。

3.双歧杆菌属

包括 46 个种和亚种,是人和动物肠道的重要生理菌群,在口腔和阴道中也有双歧杆菌栖居,在体内起到调节和维持人体微生态平衡的重要作用。其生理学功能主要体现在:

(1)含有的许多糖代谢酶,大大提高人类和动物对某些食物的利用率。

(2)具有磷蛋白磷酸酶,帮助提高蛋白消化率。

(3)双歧杆菌中的酶具有血管活性功能,能发挥降血压和降血脂的效应。

(4)能合成各种维生素。

(5)对多种细菌有拮抗作用,抑制外来细菌的生长和繁殖。

(6)在肠道内通过诱导免疫反应,提高肠道浆细胞产生能力达到防病效果。

(7)通过激活吞噬细胞活性增强免疫,抑制和分解致癌剂,抑制癌基因的活化和靶向性定植肿瘤组织,并竞争营养而达到抗肿瘤作用。

4.乳杆菌属

是消化道、阴道的正常共生菌,对致病菌的繁殖有抑制作用,细菌性阴道炎的一个重要表现就是乳酸杆菌的数量显著减少。它也广泛存在于乳制品中。乳酶生是一种活的乳酸菌制剂,在肠道中可分解糖类生成的乳酸,增加肠道酸度从而抑制肠道病原菌的繁殖,防止蛋白质水解,可用于治疗消化不良和婴儿腹泻等。另外,乳酸杆菌与龋齿的形成关系密切。

(四)厌氧球菌

1.消化链球菌属

消化链球菌属通常寄生于人的体表及与外界相通腔道里,是条件致病菌,可从多种临床标本分离到,厌氧消化链球菌属占 20%～35%,居第二位,仅次于脆弱拟杆菌。引起人体各部组织和器官的感染,以混合感染居多,可与金黄色葡萄球菌或溶血性链球菌协同引起严重的创伤感染,即厌氧链球菌肌炎。该菌常可引起细菌性心内膜炎,主要由原发病灶口腔、牙周和尿道感染引起。

2.消化球菌属

通常寄生在人的体表和与外界相同的腔道中,是人体正常菌群成员之一。在临床上可引起人体各部组织和器官的混合感染,也可单独感染。

3.韦荣球菌属

韦荣球菌常寄生于人类和啮齿动物的口腔、上呼吸道、胃肠道及女性生殖道,是这些部位正常菌群组成成分之一。可引起脓肿、肺部感染、牙周炎、慢性鼻窦炎、腹膜炎和伤口感染等,偶尔引起骨髓炎和心内膜炎。致病力不强,大多见于混合感染。

十三、L 型细菌

在体内或体外,人工诱导或自然情况下,细菌的细胞壁可被破坏,细菌的形态呈现高度多形性改变,1935 年由 Lister 研究所首先发现,称之为 L 型细菌。形成 L 型是含细胞壁微生物的通性,是细菌适应环境变化的一项重要的生存手段。细菌细胞壁缺陷主要是肽聚糖的缺陷,凡能破坏肽聚糖结构或抑制其合成的物质都能损伤细菌的细胞壁而形成 L 型细菌,如抗生素、噬菌体、溶菌酶、紫外线、抗体或补体作用等等。

细菌致病因素多数与细胞壁有关,变成 L 型后,一方面,致病性随之减弱;另一方面,其抗原性下降,提示在体内可逃避免疫攻击而得以长期存活,使疾病迁延。某些 L 型细菌的黏附力也增强,有些还能引发免疫性疾患。细菌 L 型回复后其致病力增强,细菌型与 L 型之间可呈动态平衡。当应用作用于细胞壁的抗生素治疗后可出现 L 型,临床症状缓解,但在急性发作或复发时出现大量回复菌。一般认为,L 型与某些慢性和反复发作性感染有关,如尿路感染、风湿热、类风湿性关节炎、亚急性细菌性心内膜炎、慢性葡萄球菌感染、沙门菌感染、脑膜炎、结核病等。

研究已经证实细菌 L 型与泌尿系统感染关系密切,尤其是慢性肾盂肾炎时,细菌培养阳性率偏低,L 型是造成漏检的原因之一。在血液中检出的 L 型细菌种类甚多,在无症状者血液中检出细菌 I 型时要排除污染和一过性菌血症,若能二次重复分离出同样的细菌 L 型可作为诊断依据。还发现细菌 L 型与妇科疾病,如子宫颈炎、不孕症、流产等有关。

临床用药时,不仅要考虑到细菌的药敏,也要考虑到 L 型的药敏。药敏试验表明,L 型对作用于细胞壁合成的青霉素类耐药,对作用于核酸与蛋白质合成的药物较敏感(编码其耐药性的基因多位于染色体上不易丢失)。由于临床分离的 L 型细菌细胞壁缺陷程度不同,且常不稳定,许多病例分离出的 L 型细菌对作用细胞壁的先锋霉素也敏感。故建议临床最好将作用于细胞壁以及胞质的两类抗生素联合使用。

第二节　真菌检验

在临床医学中,致病真菌按其侵犯部位不同,习惯将其分为浅部真菌和深部真菌两类。浅部真菌主要侵犯皮肤、毛发和指甲(趾甲),引起浅部真菌病。深部真菌一般侵犯皮下组织和内脏,引起全身性感染的致病真菌或条件致病真菌。真菌的形态可分为单细胞和多细胞两类,单细胞真菌主要为酵母菌和酵母样菌(如念珠菌),菌体呈圆形或椭圆形,其形成的菌落为酵母型或类酵母型。多细胞真菌由菌丝和孢子组成,菌丝分枝交织成团形成菌丝体,并长有各种孢子,被称为丝状真菌,俗称霉菌。有些真菌可因环境条件改变(如温度、营养等)而两种形态发生互变,称为双相型真菌。双相型真菌在 35～37℃ 条件下孵育,在培养基上可形成酵母样菌落,在 22～28℃ 条件下孵育在培养基上则形成丝状型菌落。

(1)真菌和其他病原微生物一样,可以引起各种类型的疾病。近 20 年来的统计资料显示,临床真菌性疾病有不断增加的趋势。这与广谱抗生素、激素、免疫抑制剂、抗肿瘤药物的使用增多,以及器官移植、导管手术、AIDS 等密切相关。除个别例外情况,人类的真菌感染多起源于外环境,通过吸入、摄入或外伤植入而获得。少数真菌可对正常人致病,大部分只在某些特殊条件下致病。目前认为,任何一种可以在宿主体温(37℃)和低氧化还原状态(受损组织的一种状态)下生存的真菌均属于潜在性人类致病菌。

(2)真菌在临床上最常见、危害最大的致病形式是病原真菌向组织内侵入、增殖引起的真菌感染,也可以通过释放各种毒素引起真菌中毒症。致病性真菌则通过刺激人体免疫系统产生变态反应而引起真菌过敏症。真菌感染性疾病根据真菌侵犯人体的部位分为四类:浅表真菌病、皮肤真菌病、皮下组织真菌病和系统性真菌病。前二者合称为浅部真菌病,后二者合称为深部真菌病。

(3)临床最常见的是肺部真菌感染,感染的途径可有以下三种:

①吸入性感染:如曲霉菌、隐球菌、组织胞质菌、球孢子菌等往往通过吸入真菌孢子而发生感染。

②内源性感染:念珠菌、放线菌可寄生于人的上呼吸道,当机体抵抗力下降而发生感染。

③血行感染:皮肤等肺外部位的真菌感染,可通过血液循环播散到肺。

(4)直接镜检是临床真菌病诊断的首选方法。许多真菌标本不需染色即可直接镜检,如癣病标本多用 KOH 湿片检查法,有些真菌标本需作染色(乳酸酮棉蓝染色、革兰染色、墨汁染色等)后观察。直接镜检阳性的意义:

①有诊断意义,如浅部真菌病、隐球菌病、皮肤黏膜假丝酵母菌病等;②代表组织相,直接镜检看到的真菌形态就是该真菌的组织形态,如假丝酵母的菌丝、浅部真菌的厚膜孢子等;③确定某些致病性真菌属或种,如皮肤癣菌、曲霉菌等;④判断某些真菌种的致病性等。

(5)由于真菌感染的不断增多且真菌容易出现耐药性,抗真菌药物敏感试验的重要性也日趋明显。但由于真菌的形态、生长速度、最佳培养条件等多不相同,因此抗真菌药敏试验很难取得一致性结果。抗真菌药物主要分成以下几类:

①多烯类抗生素,如两性霉素 B、制霉菌素等。两性霉素对大多数深部致病真菌具有活性,如组织胞质菌、新型隐球菌、念珠菌、申克孢子丝菌等。但对皮肤和毛发癣菌大多耐药。②唑类,包括酮康唑、伊曲康唑、氟康唑、克霉唑、益康唑等。酮康唑对念珠菌、球孢子菌属等有抗菌活性,对毛发癣菌亦具抗菌活性;氟康唑对念珠菌、隐球菌具有较高抗菌活性。对此类药物的耐药是一种渐进的现象,即耐药是微小突变不断积累的结果,在此类药物的选择压力下,氟康唑的抑菌圈都会逐渐减小。因此,需要在治疗过程中不断监测其耐药性的变化。③抗代谢类如氟胞嘧啶,为窄谱抗生素,对念珠菌、新型隐球菌等有较高抗菌活性,对其他真菌抗菌作用差,易产生耐药性,故常和两性霉素 B 联合使用。④吗啉类,如阿莫罗芬。⑤烯丙胺类,如萘替芬、布替萘酚。⑥棘白菌素类,如卡泊芬净。⑦其他类,包括灰黄霉素、多氧菌素、贝那米星等。

在临床医学中,致病真菌按其侵犯部位不同,习惯将其分为浅部真菌和深部真菌两类。浅部真菌主要侵犯皮肤、毛发和指甲(趾甲),引起浅部真菌病。深部真菌一般侵犯皮下组织和内脏,引起全身性感染的致病真菌或条件致病真菌。真菌的形态可分为单细胞和多细胞两类,单细胞真菌主要为酵母菌和酵母样菌(如念珠菌),菌体呈圆形或椭圆形,其形成的菌落为酵母型或类酵母型。多细胞真菌由菌丝和孢子组成,菌丝分枝交织成团形成菌丝体,并长有各种孢子,被称为丝状真菌,俗称霉菌。有些真菌可因环境条件改变(如温度、营养等)而两种形态发生互变,称为双相型真菌。双相型真菌在35～37℃条件下孵育,在培养基上可形成酵母样菌落,在22～28℃条件下孵育在培养基上则形成丝状型菌落。常见的有组织胞质菌、皮炎芽生菌、马尔尼菲青霉菌、粗球孢子菌、申克孢子丝菌等。

一、浅部感染真菌

浅部感染真菌(皮肤癣菌又称皮肤丝状菌)包括毛癣菌属、表皮癣菌属、小孢子菌属,每属有若干菌种。该组真菌的一个突出特点是亲角质性,所引起的毛发、甲、皮肤角质层的真菌感染称为皮肤癣菌病,在临床上一般根据感染的部位来命名,如头癣、甲癣、足癣等。通常小孢子菌不侵犯甲,表皮癣菌不侵犯毛发。其鉴定主要根据菌落的形态及镜下结构。

二、深部感染真菌

1.念珠菌属

念珠菌又称为假丝酵母菌,种类颇多,其中临床上常见的有:白色念珠菌、热带念珠菌、季也蒙念珠菌、克柔念珠菌、近平滑念珠菌等。

由念珠菌引起的感染通常称为念珠菌病,几乎可引起人体任何器官或系统感染,念珠菌病可发生于表皮和局部或深层和播散性。播散性感染时由于原始感染部位念珠菌通过血流播散引起的。白色念珠菌是临床常见的致病念珠菌,其构成比例大于50%,但在逐年下降,相反由热带念珠菌、近平滑念珠菌、光滑念珠菌和克柔念珠菌引起的感染发生率在逐年提高。

2.隐球菌属

隐球菌属代表菌种为新型隐球菌,广泛分布于自然界,在鸽粪中大量存在,也可以存在于人体表口腔和肠道中。可侵犯人和动物,一般为外源性感染,也可致内源性感染,对人类而言,它通常是条件致病菌。新型隐球菌首先经呼吸道进入人体,由肺经血播散时刻侵犯所有脏器组织。新型隐球菌好发于细胞免疫功能低下者,如艾滋病、糖尿病、恶性肿瘤患者、器官移植以及大剂量使用糖皮质激素者。

3.酵母属

酵母属临床常见酿酒酵母,在环境中普遍存在,也是胃肠道和皮肤的正常菌群。免疫功能低下者,由于各种原因可致真菌血症、败血症、心内膜炎、腹膜炎、肝脓肿及播散性感染。

4.红酵母属

红酵母菌泛存在于空气、土壤、湖泊、乳制品和海水,能定植于人类或温血动物,被认为是最常见的污染真菌。胶红酵母能从人皮肤、肺、尿液和粪便等标本中分离出,对长期腹膜透析者可引起真菌性腹膜炎。也有报道可引起真菌血症,心内膜炎和脑膜炎等。

5.马尔菲尼青霉菌

马尔菲尼青霉菌是青霉菌属中唯一的双相型真菌,引起马尔菲尼青霉菌病,最初通过吸入而致肺部感染,随后进入血液引起菌血症,并随血流播散引起其他部位感染。通常侵犯淋巴系统、肝脏脾脏和骨骼。感染人类可引起皮肤结节、皮下脓肿及周围淋巴结肿大,常见于青年,起病急,病情凶险,不及时治疗预后不良。尤其见于 HIV 感染者,也可见于其他免疫抑制患者。

6.粗球孢子菌

粗球孢子菌为双相型真菌,可引起粗球孢子菌病,通过呼吸道进入人体,引起肺部感染,主要侵犯气管和支气管组织,随后经血流向其他组织器官扩散,引起皮肤感染,以及骨、关节、淋巴结、肾上腺和中枢神经系统感染。

7.荚膜组织胞质菌

荚膜组织胞质菌为双相型真菌,又称小孢子型组织胞质菌。本菌在寄生时呈圆形小体,周围有一层荚膜。这种小体常存在于网状内皮组织内。此菌可引起深部真菌病,主要侵犯网状内皮系统和淋巴系统,但也侵犯皮肤和黏膜,以及其他内脏和肺等器官,为慢性肉芽肿性感染,称为组织胞质菌病。约 95% 的患者无临床症状或有自限性,发病的严重程度与直接感染和吸入量有关。除人类可感染外,犬、鼠也可感染。多见于热带地区,此菌所致深部真菌病多为外源性的,但也有内源性的。根据临床症状及预后的不同,可分以下五型:原发性组织胞质菌病,局限性皮肤黏膜组织胞质菌病,播散性组织胞质菌病,再感染组织胞质菌病,流行性组织胞质菌病。

8.申克孢子丝菌

申克孢子丝菌为双相型真菌,申克孢子丝菌菌在自然环境中主要存在于植物表面,易从皮肤损伤的局部侵入,引起孢子丝菌病,是皮肤、皮下发生慢性结节或溃痛为特点的真菌病,病原菌也可侵入肺部和脑脊液。感染后局部形成急性或慢性肉芽肿样疾病,临床上可分为以下几种类型:皮肤型(淋巴管炎型、固定型、黏膜型、血源型),非皮肤型(病变发生在骨、眼等处),一般不侵犯肺及中枢神经系统。

三、条件致病真菌

1.青霉菌属

青霉菌是实验室常见的污染菌之一,少数是致病菌(如马尔菲尼青霉菌),有一些是条件致病菌。因此,临床上分离出此类真菌,在确定其临床意义时应多方面考虑。青霉菌常继发于白血病、淋巴瘤等,可引起呼吸道及肺部感染,青霉可在肺组织内形成分枝、分隔菌丝,呈放射状生长,能侵犯血管引起栓塞或出血症状。青霉也可因变态反应引起过敏性鼻炎及哮喘。许多种青霉还可产生真菌毒素,引起人和动物的真菌中毒症。马尔菲尼青霉菌是其中唯一已知的人和动物致病菌。

2.曲霉菌属

曲霉菌广泛地分布于自然界,属条件致病菌,也是实验室常见的污染菌之一。曲霉菌引起的疾病统称为曲霉菌病。目前,在免疫低下患者的条件性系统性真菌感染中,发病率仅次于念珠菌,其中又以烟曲霉菌最为常见,是肺曲霉菌病的主要病原菌,发生肺结核样症状。曲霉菌引起的疾病主要有直接感染、变态反应、曲霉菌毒素中毒等。根据感染途径、临床表现的不同,曲霉菌病有多种形式,如眼曲霉病、过敏性支气管曲霉病、侵袭性曲霉病、系统性曲霉病等。黄曲霉菌、黑曲霉菌、杂色曲霉菌等可产生毒素,可致癌(如黄曲霉毒素可致肝癌、肺癌),或可引起中毒性白细胞减少症等。

3.接合菌

接合菌是真菌中的一个门,种类众多,引起的疾病统称为接合菌病,主要由其中的毛霉科的毛霉菌、根霉菌、犁头霉菌引起。

毛霉菌属是毛霉菌目、毛霉菌科中最大的一个属,广泛存在于自然界中,实验室常见的污染菌之一,常引起食物的腐败,是人类接合菌病的条件致病菌。临床最常见总状毛霉菌。对于有慢性消耗性疾病如糖尿病、淋巴瘤、白血病或器官移植,长期应用化疗、激素、抗生素、免疫抑制剂等药物治疗的患者有较强的侵袭力。临床常见的是眼眶及中枢神经系统的毛霉菌病,也可见到肺部、胃肠道、皮肤黏膜及全身播散性毛霉菌病。根据侵犯人体的部位不同分为5型:脑型(或称鼻脑型)、皮肤型、肺型、胃肠型、全身型。很容易引起死亡,应予高度重视。

根霉菌属:根霉菌属引起的感染称接合菌病,最常见的是少根根霉菌,容易侵入鼻带膜及其下面的组织,引起局部蜂窝织炎改变,易侵犯血管,引起栓塞。可侵入脑组织中,引起脑的病变。患者常有糖尿病、酸中毒。

犁头霉菌广泛存在于自然界中,实验室常见的污染菌之一,引起人类接合菌病,侵犯肺部、鼻脑、皮肤、胃肠道、肾或脑膜等,最常见的是伞枝犁头霉菌。

4.着色霉属

着色霉菌通常通过伤口进入皮肤,引起着色芽生菌病,其临床表现为下肢丘疹和疣状、菜花样损害,也可扩散至脑部,引起脑暗色丝孢霉菌病。

5.镰刀菌属

镰刀菌属广泛分布于植物和土壤,是常见的污染粮食和饲料的真菌。镰刀菌可引起眼内炎、角膜炎、溃疡、甲真菌病、足菌肿、创伤感染,以及关节炎、肺炎、心内膜炎、脑脓肿、肺部感染及真菌血症等。

第三节 病毒检验

一、呼吸道病毒

呼吸道病毒包括正黏病毒科中的流感病毒、副黏病毒科中的副流感病毒、呼吸道合胞病毒、麻疹病毒、腮腺炎病毒以及腺病毒、鼻病毒、风疹病毒、冠状病毒等。这些病毒主要以呼吸道为侵入门户，引起呼吸道局部病变或伴有全身症状。据统计，在急性呼吸道感染中90%以上是由病毒引起。对于大部分正黏病毒和副黏病毒感染的诊断是通过临床观察或细胞培养，血清学方法只能起到辅助作用。

二、肠道病毒

是一大群寄居于人消化道并在肠道细胞内增殖的病毒，迄今已发现72个型别。主要有脊髓灰质炎病毒、柯萨奇病毒、埃可病毒以及新型肠道病毒68～71型等。临床表现多样。经粪-口途径传播。病毒经消化道侵入，先在肠道细胞内增殖，但所致疾病多在肠道外，包括中枢神经损害、心肌损害及皮疹等。急性胃肠炎病毒感染的症状相似，多产生急性呕吐和腹泻，但通常较轻且是自限性的，并不引发炎症，也不发生出血性腹泻。

三、肝炎病毒

是一组以肝细胞为主要感染靶细胞的病毒。迄今为止，肝炎病毒大致分为甲、乙、丙、丁、戊、己、庚型肝炎病毒共7型。近来还发现一种新型肝炎病毒——输血传播肝炎病毒。各型肝炎病毒的中毒特征及临床表现等均不相同。另外，还有一些DNA病毒，如单纯疱疹病毒、巨细胞病毒、EV病毒、腺病毒等；某些RNA病毒，如黄热病毒、腮腺炎病毒等，也能引发肝炎，但都属于继发性感染，不被列入肝炎病毒之列。

四、逆转录病毒

即人类免疫缺陷病毒（HIV）。

（1）HIV在体内的潜伏期为1～10年，平均5～8年，感染HIV在10年内发展为艾滋病的患者在发病后5年内死亡。艾滋病患者的特征是B淋巴细胞相对正常，T淋巴细胞显著减少，辅助性T细胞（CD4$^+$细胞的减少，抑制性T细胞CD8$^+$细胞）增加或正常，CD4$^+$/CD8$^+$下降。

（2）HIV感染后的临床疾病谱非常广。由于免疫功能遭受破坏，艾滋病患者易患各种机会性感染,主要的病原体有卡氏肺孢子虫、鸟型分枝杆菌、CMV 等。

（3）HIV 在室温可保存活力达 7d。HIV 对理化因素的抵抗力较弱,耐碱、不耐酸,56℃ 30 分钟可使病毒的酶破坏,但不能完全灭活血清中的 HIV；60℃ 3 小时可使病毒感染性消失。HIV 对射线有抵抗力。对化学试剂敏感,0.5％次氯酸钠、70％乙醇、0.1％含氯石灰、5％苯酚、0.3％过氧化氢或 0.5％来苏处理 5 分钟,对病毒均有灭活作用。

（4）HIV 的传染源是 HIV 携带者和艾滋病患者。从其血液、精液、阴道分泌物、乳汁、唾液、脑脊液、骨髓、皮肤及中枢神经组织标本中均可分离到 HIV 病毒。传播方式主要有三种：①通过同性或异性间的性接触传播；②输入含 HIV 的血液或血制品、器官或骨髓移植、人工授精、静脉药瘾者共用污染的注射器及针头；③母婴垂直传播,包括经胎盘、产道或经哺乳等方式引起的传播。日常生活接触不传播 HIV,即以下行为不传播 HIV：握手、接吻、共餐、生活在同一间房或办公室、共用电话、接触门把、便具、汗液、泪液及蚊子或其他昆虫叮咬。

（5）检测 HIV 的方法有很多,包括检测 HIV 抗体,HIV 抗原和 HIV RNA,检测抗体是临床实验室常规使用的诊断方法,其他方法一般仅用作抗体检测方法的验证和补充。检测 HIV 抗体的方法有多种,根据方法学分类有酶联法、快速法和简单法。根据检测的程序分类有初筛方法和确认方法,确认试验又有蛋白质（免疫）印迹法、间接免疫荧光法和放射免疫沉淀法等。

五、虫媒病毒

又称节肢动物媒介病毒,是指一大类通过吸血的节肢动物（蚊、蜱等）叮咬人、家畜及野生动物而传播疾病的病毒,具有自然疫源性。现已发现对人致病的达 100 多种。在我国主要有属于黄热病毒科的流行性乙型脑炎病毒、森林脑炎病毒和登革病毒,以及属于布尼雅病毒科的新疆出血热病毒。

六、出血热病毒

出血热是临床上以发热和出血为主症的一类疾病的统称。它可由多种病因引起,可能的病原体包括病毒、衣原体（鹦鹉热）弓形体、立克次体（斑点热、斑点伤寒、Q 热）、细菌（各种败血症）、真菌（念珠菌病、组织胞质菌病）、螺旋体（钩端螺旋体、回归热螺旋体）、原虫（恶性症疾、钩虫病）等。病毒性出血热特指其中的某些由节肢动物或啮齿动物传播的病毒感染。在我国已发现的出血热病毒有汉坦病毒、新疆出血热病毒、登革病毒。

七、疱疹病毒

现已发现 100 多种疱疹病毒。根据其生物学特性分为 3 个亚科:①α 疱疹病毒:如单纯疱疹病毒(HSV)、水痘-带状疱疹病毒(VZV),宿主范围广,能迅速繁殖,细胞病变作用强,可在神经组织中建立潜伏感染;②β 疱疹病毒:如巨细胞病毒(CMV)、疱疹病毒 6 型(HHV-6)和疱疹病毒 7 型(HHV-7),宿主范围较窄,生长周期较长,可在涎腺、肾、单核吞噬系统细胞中潜伏存在;③γ 疱疹病毒如 EB 病毒(EBV)、疱疹病毒 8 型(HHV-8),宿主范围很窄,属于自然宿主,感染的靶细胞主要是 B 细胞或 T 细胞,可在淋巴细胞内长期潜伏。疱疹病毒感染机体后,由于细胞的敏感性和机、体的免疫力不同,可引起多种感染形式,如增殖性感染、潜伏感染、整合感染以及先天性感染等。

八、人乳头瘤病毒

HPV 的宿主范围极窄,仅在有一定分化程度的上皮角蛋白细胞内增殖,在基底干细胞内呈潜伏状态,与人类皮肤和黏膜的良性与恶性肿瘤关系较为密切。共有 62 型,其中与人类疾病关系密切的有 2、3、6、11、16、18 等型。其中 HPV 6、11 型引起的生殖器尖锐湿疣,传染性强,在性传播性疾病中有重要地位。本病的传播途径主要是性接触传染,约 2/3 与尖锐湿疣患者有性接触的人可发生本病,婴幼儿尖锐湿疣近年来也在增多,主要是分娩过程中感染或出生后与母亲密切接触而感染。临床表现多样,常在皮肤黏膜交界部位出现多发性乳头瘤样或疣状损害。位于温度较低、干燥部位的生殖器疣,表现为小而扁平疣状;湿热、湿润部位的常呈丝状或乳头瘤状,易融合成大团块。小的湿疣可有患处瘙痒不适、疼痛感。

九、狂犬病病毒

此病毒是一种嗜神经元性病毒,目前全世界绝大部分地区均有流行,对狂犬病的控制是目前 WHO 优先考虑的任务之一。病毒的动物感染范围较广,有野生动物如狼、狐狸、浣熊、蝙蝠等,以及家畜如狗、猫等。人主要是被病兽或带毒动物咬伤而受感染,亦可因破损皮肤黏膜接触含病毒材料而致感染。潜伏期一般为 1~3 个月,亦有短至 1 周或长达数年才出现症状者。典型临床表现是神经兴奋性增高,吞咽或饮水时喉头肌肉痉挛,甚至听到水声或其他轻微刺激均可引起痉挛发作,又称恐水病。最后因脑实质损伤导致呼吸和循环衰竭而死亡,病死率高。人被动物咬伤后要立即用洁尔灭或清水反复冲洗伤口,再用 75% 乙醇或碘酒涂擦,并及早接种狂犬疫苗。

十、人细小病毒 B19

骨髓的红系前体细胞表面的 P 抗原是 HPV B19 的受体。P 抗原,即红细胞糖苷脂(Gb4),不仅存在于红细胞,也可存在于其他细胞膜上,如血小板、单核巨噬细胞、粒细胞、肝、滑膜液和胎盘内皮等多种细胞。HPVB19 常通过呼吸道、密切接触和宫内感染,可引起儿童及成人的无症状感染、传染性红斑和关节炎,也可引起溶血性贫血患者一过性再生障碍性贫血危象和免疫缺陷患者的慢性贫血,有时引起血小板减少和血小板减少性紫癜。HPV B19 宫内感染可导致胎儿水肿、流产等。

第四节 螺旋体、支原体、衣原体、立克次体检验

一、螺旋体

螺旋体的基本结构与细菌相似,有细胞壁、核质,对抗生素敏感,分类学上归于细菌范畴。对人和动物致病的有 3 个属:疏螺旋体属,其中对人致病的有回归热螺旋体和伯氏螺旋体;密螺旋体,对人致病的有梅毒螺旋体、雅司螺旋体和品他螺旋体等;钩端螺旋体。螺旋体所致疾病主要涉及性传播和自然疫源性疾病。不同种螺旋体所致疾病的种类、传染源、传播途径及临床症状等均不相同,应根据各自的不同特征,在临床不同病期采集合适标本,采用有效检测方法才能确诊,这对预防和治疗螺旋体引起的传染性疾病有着重要意义。

1.梅毒螺旋体(TP)

亦称苍白螺旋体,是性传播性疾病(STD)梅毒的病原体。在自然情况下只感染人类,即人是梅毒的唯一传染源。梅毒患者的早期损害如硬下疳、扁平湿疣和黏膜白斑最具传染力,其皮肤、黏膜的溃烂或破损区及渗出物中有大量病原体,与之直接接触可传染梅毒。主要的传播途径是性接触传播(约占 95％以上),其次是胎盘垂直传播及密切接触等,输入梅毒患者的血液亦可致感染。临床上以早期梅毒(一、二期梅毒)最多见,占 87％。目前梅毒在我国再次流行,在报告的 STD 病例中处于第 4 位。它是性病中危害较严重的一种,几乎可侵犯全身各组织和器官,应采取措施予以控制和治疗,防止疾病的进一步扩散。

2.非性病密螺旋体

(1)非性病密螺旋体是一组对人致病、但不引起发生 STD 的密螺旋体。主要有:苍白螺旋体细长亚种,俗称雅司螺旋体,是雅司病的病原体,见于南北回归线之间潮湿而温暖的地区,可累及皮肤和骨髓,临床表现与梅毒相似。苍白螺旋体皮下亚种引起地方性非性病性梅毒,在非洲、中东、东南亚等地流行,侵犯皮肤、黏膜和

骨髓,但先天性感染及心血管、神经系统受累极为罕见。品他螺旋体引起品他病,仅累及皮肤,主要流行于中南美洲。

(2)以上三种非性病性螺旋体病的传染源均为人,青少年多见,非性传播,主要通过直接接触感染的皮肤受损处传播,苍蝇也可作为媒介在人与人之间传播。它们的微生物学检验方法与梅毒螺旋体相同,常规方法难以将它们区分开来,需结合流行病学及临床表现加以区分。

3.钩端螺旋体

钩端螺旋体可分为致病性钩端螺旋体和非致病性钩端螺旋体两大类。致病性钩体能引起人、动物和家畜的钩端螺旋体病,此病是一种典型的人畜共患性疾病。人类接触带菌的野生动物和家畜或它们污染的水源、土壤等时钩体经皮肤进入人体而导致感染,也可通过胎盘感染而导致流产。对青霉素敏感。钩体病为急性传染病,临床表现差异很大,轻型病例表现为突然发作的低热、肌肉疼痛,眼结膜充血等,持续1～14d;重者暴发严重的肝、肾损害疾病。

4.伯氏疏螺旋体(Bb)

(1)又称莱姆螺旋体,可引起由硬蜱传播的自然疫源性疾病莱姆病。临床上主要表现为皮肤慢性移行性红斑,以及神经系统、心脏、关节等多脏器、多系统损伤。该病好发于春夏季,在美洲、欧洲、澳洲及我国东北林区都有发现,黑龙江省海林县林区是我国的高发区,患者多有蜱叮咬史,目前在我国10多个省区已分离到Bb。

(2)Bb对四环素高度敏感,对氨苄西林、头孢曲松、亚胺培南等高度敏感,对氨基糖苷类、利福平、环丙沙星多耐药。

5.其他疏螺旋体

(1)回归热是一种以周期性反复发作为特征的急性传染病。引起该病的疏螺旋体有两种:一是回归热螺旋体,以体虱为传播媒介,引起流行性回归热,目前该病在世界范围内已基本消灭;另一是赫姆疏螺旋体以软蜱为传播媒介,引起地方性回归热,我国主要见于南疆、山西等地,比较少见。两者临床表现基本相同,为急起急退的发热、全身肌肉酸痛、肝脾肿大,前者更重。

(2)奋森螺旋体正常情况下与梭杆菌等寄居于人类口腔牙跟部。机体抵抗力下降时可引起奋森咽峡炎、牙跟炎、溃疡性口腔炎等,对青霉素、四环素多敏感。

二、支原体

支原体是一类没有细胞壁的原核细胞微生物,通常被划分为远离一般细菌的范畴。支原体科分为支原体属和脲原体属。支原体属有122个种和4个亚种,脲原体属有7个种,临床以肺炎支原体和解脲脲原体最常见。支原体对干扰细胞壁合成的抗生素,如青霉素类、头孢菌素类、多肽类等耐药,但对干扰蛋白质合成的抗生素,如大环内酯类的红霉素、阿奇霉素、四环素类、氯霉素等多敏感。

1.肺炎支原体(MP)

肺炎支原体是引起非典型性肺炎最常见的病原体。支原体肺炎的发病率可占到所有肺炎病例的 20%～30%。易感对象主要是青少年。但近年来发现 65 岁以上老年人群发生的社区获得性肺炎中有 15% 是 MP 引起的,5 岁以下的婴幼儿也可发生感染,且这些人群一旦发病,症状往往更为严重。MP 感染可发生在一年中的任何季节,没有明显的季节流行特征。MP 没有细胞壁,因此对 β-内酰胺类抗生素天然耐药,磺胺类一般对其也没有作用,治疗的首选药物为大环内酯类,也可选用四环素类(老年人)和喹诺酮类。

2.解脲脲原体(UU)、人型支原体(Mh)和生殖支原体(Mg)

Uu、Mh 和 Mg 主要引起人类泌尿生殖系统的感染,如非淋菌尿道炎(NGU)、阴道炎、宫颈炎、绒毛膜羊膜炎、自然流产、早产、前列腺炎、附睾炎、不育症等。

三、衣原体

衣原体是一类专性细胞内寄生、有独特发育周期、能通过细菌滤器的原核细胞型微生物。由于它具有一些与细菌类似的生物学特性,现归属于广义的细菌范畴。衣原体广泛寄生于人类、鸟类及哺乳动物。不同衣原体所致疾病不同,有些只引起动物疾病,如沙眼衣原体中的鼠亚种和鹦鹉热衣原体中的大多数菌株;有些只引起人类疾患,如沙眼衣原体中的沙眼亚种和性病淋巴肉芽肿亚种以及肺炎衣原体;有些是人兽共患病原体,如鹦鹉热衣原体中的部分菌株。肺炎衣原体、沙眼衣原体和鹦鹉热衣原体一般对四环素和大环内酯类抗生素均敏感,沙眼衣原体对磺胺类多敏感,而其他二者耐药。

1.沙眼衣原体(CT)

沙眼衣原体分为三个生物变种,即沙眼生物变种、性病淋巴肉芽肿生物变种(LGV)和鼠生物变种。沙眼衣原体除引起沙眼外、还可引起泌尿生殖系感染、性病淋巴肉芽肿及其他器官疾病。主要有新生儿包涵体结膜炎、新生儿肺炎、NGU、附睾炎、前列腺炎、宫颈炎、输卵管炎、直肠炎等,且在女性可易致不育和异位妊娠等严重后果。

2.肺炎衣原体(衣原体 TWAR 株)

肺炎衣原体主要引起青少年急性呼吸道感染,可引起肺炎、咽炎、鼻窦炎、心包炎、心肌炎和心内膜炎等。

四、立克次体

立克次体是一类严格细胞内寄生的原核细胞型微生物。其生物学形状与细菌类似,革兰染色阴性,具有细胞壁,有 DNA 和 RNA,对多种抗生素敏感。其共同特点是:大多是人畜共患病;所致疾病多数为自然疫源性疾病,与节肢动物关系密切,或为寄生宿主,或为储存宿主,或同时为传播媒介;专性细胞内寄生;多形态性,主要为球杆状,大小介于细菌和病毒之间。

立克次体属常见菌种有:斑疹伤寒立克次体、普氏立克次体、恙虫病立克次体等。四环素、利福平、氟喹诺酮类(恙虫病立克次体除外)和某些大环内酯类抗生素在体外抗立克次体有效,而青霉素类、头孢菌素类、氨基糖苷类、磺胺类等无效。

普氏立克次体和斑疹伤寒立克次体分别是流行性斑疹伤寒和地方性斑疹伤寒的病原体,两者所致的斑疹伤寒症状相同,主要症状为高热、头痛、皮疹,有的伴有神经系统心脑血管系统等症状和其他实质器官损害。恙虫病立克次体是恙虫病的病原体,引起发热头痛等全身中毒症状,全身淋巴结肿大及各组织器官的血管炎病变。外斐试验是临床上诊断立克次体病常用的血清学试验。

第五节　寄生虫检验

医学寄生虫学是研究和人类疾病有关的寄生虫与人体相互作用导致的寄生虫病的发生、发展和转归的学科。

寄生虫是一种致病性的低等真核生物,目前发现的寄生虫有 340 多种。人体各部位感染的寄生虫主要包括:①脑、脊髓:猪囊尾蚴、血吸虫、弓形虫、溶组织内阿米巴、锥虫、疟原虫、广州管圆线虫;②眼:结膜吸吮线虫、弓形虫、裂头蚴、盘尾丝虫;③皮肤、肌肉:疥螨、蚊、虱、蚤、螨、猪囊尾蚴、罗阿丝虫;④血液、淋巴系统:丝虫、血吸虫、疟原虫、锥虫、利什曼原虫、弓形虫、巴贝虫;⑤肺:肺孢子菌、溶组织内阿米巴、钩虫幼虫、蛔虫幼虫、卫氏并殖吸虫;⑥肝脏、胆管:华支睾吸虫、血吸虫、疟原虫、溶组织内阿米巴、利什曼原虫、细粒棘球蚴;⑦消化道:蛔虫、钩虫、鞭虫、蛲虫、血吸虫、绦虫、线虫、猪巨吻棘头虫、结肠小袋纤毛虫、溶组织内阿米巴、蓝氏贾第鞭毛虫、蝇蛆;⑧泌尿生殖系统:阴道毛滴虫、埃及血吸虫、阴虱、螨、蝇蛆。

一般通过询问病史、体格检查、影像学诊断和化学诊断进行寄生虫感染的临床诊断。但是由于寄生虫病的症状和体征特异性较差所以经常被误诊,因此实验室根据寄生虫的形态、生活史、致病特点、流行规律和免疫遗传、分子生物学特征等,利用各种检测技术对寄生虫感染进行病原诊断,为临床提供及时、有效、准确的诊断依据显得尤为重要。

1.病原学检查

在寄生虫感染中,检出寄生虫病原体是确诊的依据。根据寄生虫的种类、在人体发育阶段和寄生部位的不同,通过直接或者间接的方法采集相应的标本(血液、尿液、粪便、阴道分泌物、肺泡灌洗液、组织活检或者骨髓穿刺），直接或者通过沉淀、染色、培养等方法处理标本后，肉眼和（或）借助显微镜，根据标本来源、寄生虫的形态学特征和生活史及结合临床资料来做出综合判断，此种方法简单但是对于检验医师的临床、寄生虫知识和经验要求较高，需要多次送检标本和对检验医师长时间的培训。

2.免疫学检查

在感染早期、轻度感染、单性感染、隐性感染时期，仅通过病原学检查难以做出及时的诊断，通过检测特异性抗体、循环抗原、免疫复合物可以做出快速的诊断。根据反应原理分为皮内反应和血清学实验，除血清外也可以检测粪便、尿液、唾液、分泌物等。免疫学诊断具有高度的及时性、特异性、敏感性和可重复性，也具有简便、经济、快速、大量等特点适用于流行病学调查。

3.分子生物学诊断

根据碱基互补原理设计 DNA 探针检测寄生虫基因中特异性 DNA 片段，也可检测某个蛋白的 mRNA 预测虫体的存活与否。分子生物学的特点是高效、快速、及时、分辨率高、可以鉴定到种属。

随着自然环境改变、虫体的改变及两者相互作用，目前寄生虫感染又有改变，虫体的耐药性也逐年上升，这是当今医学界关注的热点问题。生物化学、免疫学、细胞生物学、分子生物学的理论和技术成就的发展为寄生虫病的诊疗提供了新的理论依据和技术支持，为寄生虫检验的效率、范围提供了新的发展方向。检验过程要做到操作的标准化和规范化，更应该做好全面质量控制为临床提供真实可靠的结果，同时应注意防止实验室人员感染。

一、疟原虫

疟原虫寄生在人体的血液中，经按蚊叮咬传播，有四个种，即恶性疟原虫、间日疟原虫、三日疟原虫和卵形疟原虫，分别引起恶性疟疾、间日疟、三日疟和卵形疟。我国主要感染为恶性疟疾和间日疟。

（一）病原学

寄生在人体的四种疟原虫的生活史基本相同，都需要中间宿主（人）和终宿主（按蚊），现在以间日疟原虫为例叙述。

按蚊叮咬人体时，子孢子随唾液进入人体血液，侵入肝细胞发育为红外裂殖体，内含众多裂殖子，当肝细胞胀破时裂殖子进入血流后侵入网织红细胞，生长发育为小滋养体，这时红细胞胞质少呈环状，核呈点状，故又称环状体。后胞质逐渐增多体积胀大被称为大滋养体。后核开始分裂称为早期裂殖体，当胞质也随之分裂包裹部分核时称为成熟裂殖体，其内含有 12～24 个裂殖子。当红细胞破裂后裂殖子释出,裂殖子再次侵入红细胞重复红细胞内裂体增殖过程。部分裂殖子侵入红细胞内发育,核增大不分裂最后形成雌或雄配子体,当按蚊叮咬人体时各期疟原虫进入蚊胃,配子体从红细胞内逸出发育为雌或雄配子,受精成为合子进而发育为动合子。动合子在蚊胃壁形成卵囊,在其内进行孢子增殖形成子孢子,卵囊破裂释放子孢子人血后集中于按蚊的唾液腺。当按蚊叮咬人体时开始新一轮的发育。

（二）致病性

(1)间歇性、定时性、发作性的寒战、高热、大汗,除三日疟的间歇周期为 72 小时外,其他疟疾的间歇周期均为 48 小时。恶性疟发热不规则,但间歇周期不变。

(2)疟疾的凶险发作:急起高热、剧烈头痛、呕吐、谵妄、抽搐、昏迷。严重者可发生脑水肿和呼吸衰竭。

(3)继发性贫血。

（三）实验室检查

1.血象

红细胞和血红蛋白在多次发作后下降,恶性疟尤重;白细胞总数初发时可稍增,后正常或稍低,白细胞分类单核细胞常增多,并见吞噬有疟色素颗粒。

2.疟原虫检测

近年来,分子生物学、血清学技术发展迅猛,但是确诊疟疾的"金标准"仍然是血液显微镜检查。显微镜检查是唯一可鉴别四种疟原虫的方法,厚膜血涂片的检查仍被认为是不可替代的疟疾诊断的金标准。四种疟原虫的形态学鉴定要点如下:

(1)恶性疟鉴定要点:红细胞不胀大;环状体纤细,一个红细胞内可有几个环状体,环状体内有 2 个核;环状体可贴在红细胞边缘;血片中没有其他发育期滋养体;配子体呈新月形或腊肠形;成熟裂殖体内含 6～32 个裂殖子;可出现薛氏点。

(2)间日疟鉴定要点:红细胞通常胀大;薛氏点明显;成熟环状体粗大;滋养体胞质有阿米巴样伪足;血片中可见各期的原虫形态;成熟裂殖体内含 12～24 个裂殖子。

(3)三日疟诊断要点:红细胞不涨大或略小;环状体可呈方形;胞质不活跃呈带状形;成熟滋养体呈菊花状,内含 6～12 个裂殖子;核可能出现在环状体边缘。

(4)卵形疟诊断要点:红细胞胀大;常见彗星状(也称齿轮状);环粗大;薛氏点明显;成熟滋养体类似三日疟原虫但更粗大;成熟裂殖体内含 4～12 个裂殖子。

3.血清学检测

(1)检测疟原虫抗原:可查出原虫血症者,故对临床诊断为现症患者以及从人群中追踪传染源、考核疗效均可使用。但是体内原虫一旦消失结果立刻转为阴性,方法有琼脂糖扩散试验、对流免疫电泳、酶联免疫吸附试验、直接荧光或酶免疫染色法等。WHO 推荐应用 Dipstick 方法,其原理是利用恶性疟原虫能够分泌一种稳定的水溶性抗原,富组蛋白Ⅱ(HRPⅡ),制备 HRPⅡ单克隆抗体滴于免疫层析条上,检测血中疟疾的存在。Dipstick 方法诊断疟疾的敏感性(84.2%～93.9%)和特异性(81.1%～99.5%)均较高;且具有操作简便、快速稳定、易学的特点,适用于大范围的开展。必须指出的是,应用 Dipstick 方法也有一定的局限性,即用此法难以检出尚处于潜伏期或血中仅含有成熟配子体的恶性疟原虫。

(2)检测疟原虫抗体:抗疟疾抗体一般在感染后 7 天即可检测到。可用于流行病学调查,追溯传染源;借助测定流行区人群抗体水平的高低,来推断疟疾的流行趋势;也可以对供血者进行检测,以预防疟疾输血感染,以及考核抗疟措施的效果等。此外对多次发作又未查明原因者,检测疟疾抗体有助于诊断。常用的有间接荧光抗体试验、间接血凝试验、酶联免疫吸附试验等。

4.分子生物学检测

(1)核酸探针检测:目前国内外已有几种不同的核酸探针,由于其独特的高特异性,敏感性远高于镜检,认为核酸探针非常有希望替代常规的显微镜检查,并且可在短时间内成批处理大量样本,可以定量及估算疟原虫血症水平,是疟疾流行病学调查及评价抗疟措施效果很有潜力的诊断工具。

(2)PCR 检测:在各种疟疾检测方法中,PCR 方法的敏感性和特异性是最高的。PCR 法敏感度高但是所需时间长,常需要 10～16 个小时才能得到结果。为进一步提高 PCR 技术的敏感性和特异性,以及便于在实际工作中推广,又出现了巢式 PCR、RT-PCR、PCR-ELISA 等方法的研究。而且 PCR 检测滤纸干血滴上的疟原虫技术也已成熟,从而便于以 PCR 技术监测边远地区的疟疾。但是它对实验技术和条件的要求较高,从而限制了其在现场的应用。考虑到目前多数疟区的条件,现场采血后还需要回到具有较好条件的实验室做进一步的分析处理。其中 RT-PCR 只要 3～5 个小时就能检测到寄生虫的 DNA,但是敏感度比巢式 PCR 低。

(3)环介导扩增试验(LAMP):能在封闭系统中进行等温分子扩增,耗时 1 个多小时就能达到与 PCR 法相似的准确度,且对实验室的要求也较低,准确性与巢式 PCR 相似,高于镜检。

(四)检验结果的解释和应用

有如下检测指标特点结合临床表现可用于判断疟疾感染。

(1)近期内曾在疟疾流行区生活,有蚊虫叮咬史或近期输血史。

(2)凶险发作时急起高热、剧烈头痛、呕吐、谵妄、抽搐、昏迷。

(3)血象:白细胞总数正常或减少,大单核细胞增高。红细胞和血红蛋白减少。

(4)血液或骨髓涂片(薄片或厚片):找到并鉴定疟原虫种。

(5)血清学检查中抗疟抗体或者抗原阳性。

二、裂体吸虫(血吸虫)

裂体吸虫属于吸虫纲、复殖目、裂体科、裂体属,又称血吸虫。寄生于人体的有6种,即日本血吸虫、埃及血吸虫、曼氏血吸虫、间插血吸虫、湄公血吸虫和马来血吸虫。在我国造成血吸虫病流行的主要是日本血吸虫。

(一)形态与生活史

1.成虫

虫体呈圆柱形,雌雄异体,在宿主体内呈雌雄合抱状态。雄虫较粗短,呈乳白色或灰白色。大小为(10~20)mm×(0.5~0.55)mm。背腹略扁平。自腹吸盘以下虫体两侧向腹面卷曲、形成一纵行的抱雌沟,雌虫即休息于此沟之中。雄虫睾丸常为7个,呈串珠状排列于腹吸盘后方的背侧。每个睾丸发出一输出管汇于输精管,向前通于储精囊,开口于腹吸盘下方的生殖孔。雌虫较细长,长圆柱形,前细后粗。大小为(12~28)mm×(0.1~0.3)mm,腹吸盘不及雄虫的发达。因肠管内含较多的红细胞消化后残留的物质,故虫体呈棕褐色。雌虫卵巢一个,长椭圆形,位于虫体中部,输卵管自卵巢后端发出,绕过卵巢向前与来自虫体后部的卵黄管相汇合成卵模,卵模外有梅氏腺包绕。长管状的子宫一端与卵模连接,另一端开口于腹吸盘下方的生殖孔。

2.虫卵

成熟虫卵呈椭圆形,淡黄色,大小为89μm×67μm。卵壳厚薄均匀,无小盖,一侧有一逗点状小棘。卵壳内侧有一薄层胚膜,内含一毛蚴。毛蚴与胚膜之间常可见油滴状毛蚴分泌物。

3.毛蚴

游动时是呈椭圆形,静止或固定后为梨形,灰白色,半透明,大小99μm×35μm。全身披有纤毛,前端略尖,前部中央有一袋状的顶腺,开口于顶端。顶腺两侧稍后各有一个长梨行的侧腺。

4.尾蚴

分体部和尾部,尾部又分尾干及尾叉。尾蚴外披一层多糖膜。体部前端有一头器,内有一单细胞头腺。口孔位于虫体前端正腹面,腹吸盘位于体后1/3处,有较强的吸附力。腹吸盘周围有5对左右对称的单细胞腺体,称钻腺,能分泌多种酶和蛋白质分子。5对钻腺分别由5对腺管向体前端分左右束开口子头器顶端。

5.童虫

尾蚴接触宿主并钻入皮肤、脱去尾部,进入血液。成熟前的阶段统称童虫。

血吸虫的生活史包括虫卵、毛蚴、母胞蚴、子胞蚴、尾蚴、童虫和成虫等阶段。日本血吸虫成虫寄生于人体和多种哺乳动物的门脉-肠系膜静脉系统。雌虫产卵于肠黏膜下层静脉末梢内。一部分虫卵经血流至肝组织内,另一部分虫卵经肠壁进入肠腔。组织内的虫卵部分随粪便排出体外,部分发育成含毛蚴的成熟虫卵。成熟虫卵必须入水才能孵出毛蚴。毛蚴在适宜条件下侵入其中间宿主钉螺,通过无性繁殖后产生成千上万条尾蚴。尾蚴在有水的条件下从螺体中逸出,与宿主皮肤接触并钻入皮肤,从而感染宿主。

(二)致病与诊断

血吸虫感染宿主过程中,尾蚴、童虫、成虫和虫卵均可造成损害。损害的主要原因是血吸虫不同虫期所释放的抗原均能诱导宿主的免疫应答。这些特异性免疫应答直接导致了宿主的一系列病理变化。

血吸虫病的诊断常用的有病原学诊断和免疫学诊断。病原学诊断有粪便直接涂片法、聚卵法、毛蚴孵化法等。毛蚴孵化法较直接涂片法虫卵检出率高,聚卵法适用于大规模普查。免疫学诊断包括循环抗原和抗体的检测,常用方法有环卵沉淀实验(COPT)、IHA、ELISA 和快速试纸条法等。

(三)流行与防治

日本血吸虫流行于亚洲的中国、菲律宾和印度尼西亚。我国又以长江流域及以南的部分省市流行较广。在血吸虫传播的各个环节中,含有血吸虫卵的粪便污染的水体,水体中存在钉螺和人群接触疫水是 3 个重要环节。

血吸虫的防治应做好消灭传染源,切断传播途径和保护易感人群。吡喹酮是治疗血吸虫病的首选药物。灭螺是切断血吸虫传播的关键。改善公共卫生,加强健康教育引导人们改变自己的行为和生产、生活方式对预防血吸虫感染具有十分重要的作用。

三、华支睾吸虫(肝吸虫)

华支睾吸虫的成虫寄生于肝脏的胆管内,可引起华支睾吸虫病(肝吸虫病或亚洲肝吸虫病)。首次发现该虫是 1874 年在印度一华侨尸体的胆管内,我国则于1908 年首次在潮州、汉口、上海和广州发现。

(一)形态与生活史

成虫体形狭长,背腹扁平,前端较细,后端钝圆,状如葵花子,平均大小为(10~25)mm×(3~5)mm。口吸盘位于虫体前端,腹吸盘略小,位于虫体前 1/5 处,消化道简单,口位于口吸盘中央,食管短,肠支沿虫体两侧直达后端。本虫为雌雄同体,2 个睾丸呈分支状,前后排列于虫体后 1/3 处。2 个细小、分叶的卵巢位于睾丸之前。椭圆形受精囊在卵巢与睾丸之间,子宫呈管状,从卵模开始,盘绕而至腹吸盘前缘的生殖腔。卵黄腺呈滤泡状,分布于虫体中部的两侧。虫卵黄褐色,平均大小(27~35)μm×(12~20)μm。卵的一端稍窄且有一小盖,卵盖周围的卵壳增厚形成肩峰,其后端可见小疣,卵内含一毛蚴。

华支睾吸虫生活周期包括成虫、虫卵、毛蚴、胞蚴、雷蚴、尾蚴、囊蚴及后尾蚴等阶段。虫卵在水中被第一中间宿主淡水螺吞食后,在螺体内通过无性生殖发育成成熟的尾蚴。尾蚴从螺体内逸出,在适宜条件下再感染第二中间宿主淡水鱼或虾,经历 20～35d,尾蚴发育成囊蚴。囊蚴被终宿主,人或肉食哺乳动物吞食后,在宿主消化液的作用下,囊内幼虫在十二指肠内破囊而出,幼虫经不同途径到达肝胆管内并发育成成虫。成虫寄生于人和肉食哺乳动物的肝胆管内,也可移居至大的胆管、胆总管和胆囊内,偶见于胰腺管内。

(二)致病与诊断

华支睾吸虫病主要危害患者的肝脏,其病变的轻重与感染的虫数和机体的反应有关。成虫寄生在肝胆管内破坏胆管上皮和黏膜下血管,摄取患者的血液。虫体在胆管内分泌各种代谢产物和机械刺激,引起胆管及组织的超敏反应和炎症反应,造成胆管局限性扩张及胆管上皮增生。可出现胆管炎、胆囊炎或阻塞性黄疸,甚至胆汁性肝硬化。

华支睾吸虫病的临床症状不够典型,应注意询问病史,当怀疑华支睾吸虫感染时应进一步进行粪便检查和免疫学检查。一般华支睾吸虫感染 1 个月后即可在粪便中发现虫卵。常用的检查方法有直接涂片法、定量透明法和集卵法。涂片法检出率不高,定量透明法适用于大规模调查,集卵法检出率较高,包括漂浮集卵法和沉淀集卵法。免疫学检查常用方法有皮内试验(IDT)、间接血凝试验(IHA)、间接荧光抗体试验(IFAT)、酶联免疫吸附试验(ELISA)、金标快速免疫诊断。

(三)流行与防治

华支睾吸虫主要分布在亚洲,如日本、朝鲜、印度、菲律宾、越南和老挝等。我国主要在广东、广西、福建、江西、湖南、湖北、江苏、安徽、四川、贵州、河南、河北、山东、辽宁、黑龙江、云南、台湾、浙江、吉林等地流行。其地区流行的关键因素是当地人群的饮食习惯。该病为人兽共患疾病,犬猫等动物感染更广。

目前治疗华支睾吸虫病的常用药物是吡喹酮和阿苯达唑。预防华支睾吸虫感染应注意经口传染这一环节,防止食入活囊蚴。

四、卫氏并殖吸虫(肺吸虫)

卫氏并殖吸虫又名肺吸虫,主要寄生于人的肺脏,引起该脏器的特殊病变。

(一)形态与生活史

成虫体肥厚,活体红褐色,背面略隆起,腹面扁平。体长平均 7.5～12mm,宽4～6mm。体表面布满小棘。口、腹吸盘等大,腹吸盘位于虫体腹面中部稍前。消化器官包括口、咽、食管及 2 支弯曲的肠管。该虫雌雄同体,卵巢与子宫并列于腹吸盘之后,2 个分支的睾丸并列于体后 1/3 处。虫卵呈椭圆形,金黄色,大小平均为(80~118)μm×(48~60)μm,卵盖大,略倾斜,卵细胞未分裂时居中央,周围有10 余个卵黄细胞。

卫氏并殖吸虫的终宿主是多种肉食性哺乳动物和人。成虫主要寄生于肺部,虫卵随痰吐出或随粪便排出。虫卵入水后,约经 3 周发育出毛蚴,侵入第一中间宿主淡水螺等,经胞蚴、母雷蚴、子雷蚴发育成成熟尾蚴。这些尾蚴逸出体外,再侵入第二中间宿主溪蟹等,发育为囊蚴。人或其他终末宿主因食入含活囊蚴的溪蟹、喇蛄而感染。囊蚴在宿主消化道内发育成童虫。童虫在各脏器和组织间来回移行,最终进入肺发育成成虫。由于机体的抵抗力等因素影响,童虫沿途停留于各器官组织之中未能到达肺部,以致部分虫体未发育成熟便死于途中。

(二)致病与诊断

卫氏并殖吸虫的童虫或成虫均可致病,主要是由童虫、成虫在脏器组织间移行寄生所致机械损伤及其代谢产物等抗原物质所致的免疫病理反应所致。病程早期由于虫体移行引起穿破性组织损坏。中期由于出血和炎症反应,脏器表面广泛性炎症及粘连,局部逐渐形成囊肿或虫卵结节。患者有发热、腹痛,嗜酸粒细胞增多等症状。晚期由于虫体死亡或转移,囊肿内容物经支气管排除或吸收,肉芽组织填充,最后病灶纤维化形成瘢痕。

病原学诊断:①痰或粪便找到虫卵即可确诊。②手术摘除皮下结节,找到童虫或典型的病理变化即可确诊。

免疫学诊断:①皮内实验适用于普查。②酶联免疫吸附试验较敏感,特异,阳性率可达 94%~100%。③循环抗原检测,敏感性和特异性高,可作早期诊断和疗效考核。

(三)流行与防治

卫氏并殖吸虫分布广泛,主要流行于亚洲的日本、朝鲜、菲律宾、马来西亚、泰国、印度和中国。俄罗斯、非洲和南美也有报道。我国主要分布在黑龙江、辽宁和台湾等省和地区,与居民生吃或半生吃溪蟹和喇蛄的生活习惯相关。防治应加强宣传教育,不生吃溪蟹和喇蛄,首选治疗药物为吡喹酮。

参考文献

1.王治国,费阳,康凤凤.临床检验质量指标.北京:人民卫生出版社,2016.

2.周庭银,王华梁,陈曲波.临床免疫检验标准化操作程序.上海:上海科学技术出版社,2019.

3.张曼.医学检验结果导读.北京:化学工业出版社,2015.

4.陈鸣,陈伟.检验数据临床解读(第2版).北京:人民军医出版社,2014.

5.尚红.全国临床检验操作规程(第4版).北京:人民卫生出版社,2015.

6.王治国.临床检验质量控制技术(第3版).北京:人民卫生出版社,2014.

7.曹元应.临床医学检验诊断学.广州:世界图书出版社,2014.

8.胡丽华.临床输血学检验技术.北京:人民卫生出版社,2015.

9.徐克前.临床生物化学检验.北京:人民卫生出版社,2014.

10.连国军,曹建明.卫生理化检验学.杭州:浙江大学出版社,2014.

11.祁宏英.现代医学检验与临床.石家庄:河北科学技术出版社,2013.

12.王兰兰.医学检验项目选择与临床应用(第2版).北京:人民卫生出版社,2013.

13.唐中,周京国.医学检验项目与临床应用.成都:四川大学出版社,2012.

14.刘馨,关有良,刘洪新.医学检验的临床分析.北京:人民军医出版社,2011.

15.巫向前.临床病例检验结果剖析.北京:人民军医出版社,2013.

16.刘成玉.临床检验基础.北京:人民卫生出版社,2012.

17.王建中.临床检验诊断学图谱.北京:人民卫生出版社,2012.

18.张秀明.临床检验标本采集手册.北京:人民军医出版社,2011.

19.刘兴欣.医学检验的全过程管理.检验医学与临床,2013,10:1330-1331.

20.冯铁成.临床医学检验质量控制措施的分析.世界最新医学信息文摘,2015,82:122-123.